Ferri 临床诊疗指南
——妇产科疾病诊疗速查手册

Ferri's Clinical Advisor
Manual of Diagnosis and Therapy in Obstetrics and Gynecology

原　　　著	Fred F. Ferri
丛 书 主 审	王福生
分 册 主 审	乔　杰
丛 书 主 译	张　骅　徐国纲
分 册 主 译	梁华茂

北京大学医学出版社

Ferri LINCHUANG ZHENLIAO ZHINAN——FUCHANKE JIBING
ZHENLIAO SUCHA SHOUCE
图书在版编目（CIP）数据

Ferri 临床诊疗指南 . 妇产科疾病诊疗速查手册 /
（美）弗雷德·费里（Fred F. Ferri）原著；梁华茂主译 . —
北京：北京大学医学出版社，2021.8
　书名原文：Ferri's Clinical Advisor 2021
　ISBN 978-7-5659-2421-7

　Ⅰ. ① F… 　Ⅱ. ①弗… ②梁… 　Ⅲ. ①妇产科病－诊疗
Ⅳ. ① R

　中国版本图书馆 CIP 数据核字（2021）第 094742 号

北京市版权局著作权合同登记号：图字：01-2021-1812

Elsevier (Singapore) Pte Ltd.
3 Killiney Road, #08-01 Winsland House I, Singapore 239519
Tel: (65) 6349-0200; Fax: (65) 6733-1817

Ferri 临床诊疗指南——妇产科疾病诊疗速查手册

主　　译：梁华茂
出版发行：北京大学医学出版社
地　　址：（100191）北京市海淀区学院路 38 号　北京大学医学部院内
电　　话：发行部 010-82802230；图书邮购 010-82802495
网　　址：http://www.pumpress.com.cn
E-mail：booksale@bjmu.edu.cn
印　　刷：北京信彩瑞禾印刷厂
经　　销：新华书店
责任编辑：高　瑾　梁　洁　　责任校对：靳新强　　责任印制：李　啸
开　　本：889 mm×1194 mm　1/32　　印张：15.75　　字数：504 千字
版　　次：2021 年 8 月第 1 版　2021 年 8 月第 1 次印刷
书　　号：ISBN 978-7-5659-2421-7
定　　价：79.00 元
版权所有，违者必究
（凡属质量问题请与本社发行部联系退换）

译者名单

主　审　乔　杰

主　译　梁华茂

副主译　张春妤　姚　颖　陈　扬

译　者（按姓名汉语拼音排序）

蔡雨晗　北京大学第三医院

陈　扬　北京大学第三医院

方章兰　重庆大学附属肿瘤医院

顾珣可　北京大学第三医院

何子凝　北京大学第三医院

黄翠玉　北京大学第三医院

李璐瑶　北京大学第三医院

李　楠　解放军总医院第二医学中心

李泽丽　北京大学第三医院

梁华茂　北京大学第三医院

刘　岗　苏州工业园区星海医院

刘凯雄　福建医科大学附属第一医院

刘孜卓　天津医科大学总医院

卢艳慧　解放军总医院第二医学中心

孟　浩　解放军总医院第二医学中心

聂禹菲　北京大学第三医院

潘宁宁　北京大学第三医院

苏　俊　浙江大学医学院附属杭州市第一人民医院

孙晓乐　北京大学第三医院

王广涵　北京大学第三医院

王润生　解放军总医院第二医学中心

王行雁　北京大学第三医院

王彦洁　北京大学第三医院

吴鹭龄　福建省福州肺科医院

吴文娟　苏州工业园区星海医院

吴　郁　北京大学第三医院

薛世民　榆林市第二医院

杨　光　解放军总医院第二医学中心

姚　颖　北京大学第三医院

翟　哲　哈尔滨医科大学附属第四医院

张春妤　北京大学第三医院

张黎明　襄阳市中心医院

张铁山　襄阳市中心医院

张　曦　北京大学第三医院

赵生涛　中国人民解放军联勤保障部队第 920 医院

宗　璇　北京大学第三医院

原著者名单

Allison Dillon

Thomas H. Dohlman

Stephen Dolter

David J. Domenichini

Kathleen Doo

James H. Dove

Andrew P. Duker

Shashank Dwivedi

Evlyn Eickhoff

Christine Eisenhower

Amani A. Elghafri

Pamela Ellsworth

Alan Epstein

Patricio Sebastian Espinosa

Danyelle Evans

Mark D. Faber

Matthew J. Fagan

Ronan Farrell

Timothy W. Farrell

Kevin Fay

Mariam Fayek

Jason D. Ferreira

Fred F. Ferri

Heather Ferri

Barry Fine

Staci A. Fischer

Tamara G. Fong

Yaneve Fonge

Michelle Forcier

Frank G. Fort

Glenn G. Fort

Justin F. Fraser

Gregory L. Fricchione

Michael Friedman

Daniel R. Frisch

Anthony Gallo

Mostafa Ghanim

Irene M. Ghobrial

Katarzyna Gilek-Seibert

Richard Gillerman

Andrew Gillis-Smith

Dimitri Gitelmaker

Alla Goldburt

Danielle Goldfarb

Jesse Goldman

Corey Goldsmith

Maheswara Satya Gangadhara Rao Golla

Caroline Golski

Helen B. Gomez

Avi D. Goodman

Paul Gordon

John A. Gray

Simon Gringut

Lauren Grocott

Stephen L. Grupke

Juan Guerra

Patan Gultawatvichai

David Guo

Priya Sarin Gupta

Nawaz K. A. Hack

Moti Haim

Sajeev Handa

M. Owais Hanif

Nikolas Harbord

Sonali Harchandani

Erica Hardy

Colin J. Harrington

Taylor Harrison

Brian Hawkins

Don Hayes

Shruti Hegde

Rachel Wright Heinle

Dwayne R. Heitmiller

Jyothsna I. Herek

Margaret R. Hines

Ashley Hodges

Pamela E. Hoffman

R. Scott Hoffman

Dawn Hogan

N. Wilson Holland

Siri M. Holton

Anne L. Hume

Zilla Hussain

Donny V. Huynh

Terri Q. Huynh

Sarah Hyder

Dina A. Ibrahim

Caitlin Ingraham

Nicholas J. Inman

Louis Insalaco

Ashley A. Jacobson

Koyal Jain

Vanita D. Jain
Fariha Jamal
Sehrish Jamot
Robert H. Janigian
Noelle Marie Javier
Michael Johl
Christina M. Johnson
Michael P. Johnson
Angad Jolly
Rebecca Jonas
Kimberly Jones
Shyam Joshi
Siddharth Kapoor
Vanji Karthikeyan
Joseph S. Kass
Emily R. Katz
Ali Kazim
Sudad Kazzaz
Sachin Kedar
A. Basit Khan
Bilal Shahzad Khan
Rizwan Khan
Sarthak Khare
Hussain R. Khawaja
Byung Kim
Robert M. Kirchner
Robert Kohn
Erna Milunka Kojic
Aravind Rao Kokkirala
Yuval Konstantino
Nelson Kopyt
Lindsay R. Kosinski
Katherine Kostroun
Ioannis Koulouridis
Timothy R. Kreider
Prashanth Krishnamohan
Mohit Kukreja
Lalathaksha Kumbar
David I. Kurss
Sebastian G. Kurz
Michael Kutschke
Peter LaCamera
Ann S. LaCasce
Ashley Lakin
Jayanth Lakshmikanth
Uyen T. Lam
Jhenette Lauder
Nykia Leach
David A. Leavitt
Kachiu C. Lee

Nicholas J. Lemme
Beth Leopold
Jian Li
Suqing Li
Donita Dillon Lightner
Stanley Linder
Kito Lord
Elizabeth A. Lowenhaupt
Curtis Lee Lowery III
David J. Lucier Jr.
Michelle C. Maciag
Susanna R. Magee
Marta Majczak
Shefali Majmudar
Gretchen Makai
Pieusha Malhotra
Eishita Manjrekar
Abigail K. Mansfield
Stephen E. Marcaccio
Lauren J. Maskin
Robert Matera
Kelly L. Matson
Maitreyi Mazumdar
Nadine Mbuyi
Russell J. McCulloh
Christopher McDonald
Barbara McGuirk
Jorge Mercado
Scott J. Merrill
Jennifer B. Merriman
Rory Merritt
Brittany N. Mertz
Robin Metcalfe-Klaw
Gaetane Michaud
Taro Minami
Hassan M. Minhas
Jared D. Minkel
Farhan A. Mirza
Hetal D. Mistry
Jacob Modest
Marc Monachese
Eveline Mordehai
Theresa A. Morgan
Aleem I. Mughal
Marjan Mujib
Shiva Kumar R. Mukkamalla
Vivek Murthy
Omar Nadeem
Catherine E. Najem
Hussain Mohammad H. Naseri

Uzma Nasir

Adrienne B. Neithardt

Peter Nguyen

Samantha Ni

Melissa Nothnagle

James E. Novak

Chloe Mander Nunneley

Emily E. Nuss

Gail M. O'Brien

Ryan M. O'Donnell

Adam J. Olszewski

Lindsay M. Orchowski

Sebastian Orman

Brett D. Owens

Paolo G. Pace

Argyro Papafilippaki

Lisa Pappas-Taffer

Marco Pares

Anshul Parulkar

Birju B. Patel

Devan D. Patel

Nima R. Patel

Pranav M. Patel

Saagar N. Patel

Shivani K. Patel

Shyam A. Patel

Brett Patrick

Grace Rebecca Paul

E. Scott Paxton

Mark Perazella

Lily Pham

Long Pham

Katharine A. Phillips

Christopher Pickett

Justin Pinkston

Wendy A. Plante

Kevin V. Plumley

Michael Pohlen

Sharon S. Hartman Polensek

Kittika Poonsombudlert

Donn Posner

Rohini Prashar

Amanda Pressman

Adam J. Prince

Imrana Qawi

Reema Qureshi

Nora Rader

Jeremy E. Raducha

Samaan Rafeq

Neha Rana

Gina Ranieri

Bharti Rathore

Ritesh Rathore

Neha P. Raukar

John L. Reagan

Bharathi V. Reddy

Chakravarthy Reddy

Snigdha T. Reddy

Anthony M. Reginato

Michael S. Reich

James P. Reichart

Daniel Brian Carlin Reid

Victor I. Reus

Candice Reyes

Harlan G. Rich

Rocco J. Richards

Nathan Riddell

Giulia Righi

Alvaro M. Rivera

Nicole A. Roberts

Todd F. Roberts

Gregory Rachu

Emily Rosenfeld

Julie L. Roth

Steven Rougas

Breton Roussel

Amity Rubeor

Kelly Ruhstaller

Javeryah Safi

Emily Saks

Milagros Samaniego-Picota

Radhika Sampat

Hemant K. Satpathy

Ruby K. Satpathy

Syeda M. Sayeed

Daphne Scaramangas-Plumley

Aaron Schaffner

Paul J. Scheel

Bradley Schlussel

Heiko Schmitt

Anthony Sciscione

Christina D. Scully

Peter J. Sell

Steven M. Sepe

Hesham Shaban

Ankur Shah

Kalpit N. Shah

Shivani Shah

Esseim Sharma

Yuvraj Sharma

Lydia Sharp
Charles Fox Sherrod IV
Jessica E. Shill
Philip A. Shlossman
Asha Shrestha
Jordan Shull
Khawja A. Siddiqui
Lisa Sieczkowski
Mark Sigman
James Simon
Harinder P. Singh
Divya Singhal
Lauren Sittard
Irina A. Skylar-Scott
John Sladky
Brett Slingsby
Jeanette G. Smith
Jonathan H. Smith
Matthew J. Smith
U. Shivraj Sohur
Vivek Soi
Rebecca Soinski
Maria E. Soler
Sandeep Soman
Akshay Sood
C. John Sperati
Johannes Steiner
Ella Stern
Philip Stockwell
Padmaja Sudhakar
Jaspreet S. Suri
Elizabeth Sushereba
Arun Swaminathan
Joseph Sweeney
Wajih A. Syed
Maher Tabba
Dominick Tammaro
Alan Taylor
Tahir Tellioglu
Edward J. Testa
Jigisha P. Thakkar
Anthony G. Thomas
Andrew P. Thome
Erin Tibbetts
Alexandra Meyer Tien
David Robbins Tien
Helen Toma
Iris L. Tong
Brett L. Tooley

Steven P. Treon
Thomas M. Triplett
Hiresh D. Trivedi
Vrinda Trivedi
Margaret Tryforos
Hisashi Tsukada
Joseph R. Tucci
Sara Moradi Tuchayi
Melissa H. Tukey
Junior Uduman
Sean H. Uiterwyk
Nicole J. Ullrich
Leo Ungar
Bryant Uy
Babak Vakili
Emily Van Kirk
Jennifer E. Vaughan
Emil Stefan Vutescu
Brent T. Wagner
J. Richard Walker III
Ray Walther
Connie Wang
Danielle Wang
Jozal Waroich
Emma H. Weiss
Mary-Beth Welesko
Adrienne Werth
Matthew J. White
Paul White
Estelle H. Whitney
Matthew P. Wicklund
Jeffrey P. Wincze
John P. Wincze
Marlene Fishman Wolpert
Tzu-Ching (Teddy) Wu
John Wylie
Nicole B. Yang
Jerry Yee
Gemini Yesodharan
Agustin G. Yip
John Q. Young
Matthew H. H. Young
Reem Yusufani
Caroline Zahm
Evan Zeitler
Talia Zenlea
Mark Zimmerman
Aline N. Zouk

中文版丛书序

Ferri's Clinical Advisor 2021 一书的主编 Fred F. Ferri 博士是美国布朗大学（Brown University）阿尔伯特医学院的社区卫生临床医学教授，也是众多医学院的客座教授。在过去的 25 年里，他一直是美国最畅销的医学作家，著有 30 多部医学著作，许多著作被翻译成多种语言，在国际上享有盛誉。此外，他在布朗大学曾获得多项杰出的学术荣誉，包括布朗大学卓越教学奖和迪恩教学奖。由于 Fred F. Ferri 博士对患者的奉献精神，获得了美国医学会颁发的医生认可奖和美国老年医学会颁发的老年医学认可奖。

Ferri's Clinical Advisor 2021 一书详细描述了 988 种医学障碍和疾病，涉及呼吸、感染、心血管、消化、肾病、免疫与风湿、血液、肿瘤、内分泌与代谢、妇产科、骨科、神经、精神、急诊等 10 余个学科，涵盖的医学主题总数超过了 1200 个，包括数以千计的插图、流程图、表格，足以称为医学百科全书，具有很强的可读性、适用性和实用性。

张骅和徐国纲作为丛书主译携手国内数十家大学附属医院、教学医院团队，在翻译过程中查遗补漏、学术纠错、规范用语、润色文字，努力做到信、达、雅。

"独立之精神，自由之思想"是中国现代集历史学家、古典文学研究家、语言学家、诗人于一身的陈寅恪先生的信仰，亦是他一生的追求，这也应成为我们每一位医者的信仰。

寰视宇内，唯有书香。我想，当我们的大学培育出像本书众多审译者一样的具有"独立之精神，自由之思想"信仰之人渐多时，其国家乃具有向前发展之希望。

在中文版 Ferri 临床诊疗指南系列丛书即将出版之际，我愿本书能为广大医学界同仁的临床诊疗工作带来极大裨益和提升。

王福生

中国科学院院士
解放军总医院第五医学中心感染病诊疗与研究中心主任
国家感染性疾病临床医学研究中心主任

2021 年 2 月

译者序

　　Ferri's Clinical Advisor 是一本经典的医学专著，一直为世界各国的临床医生、医学生和患者提供准确、简明的专业指导。原著编写团队紧随医疗行业的发展，不断对学科内容进行优化补充。因该丛书专业内容更新及时、实用性强，被众多国外医学专业列为必需参考书。

　　妇产科分册采用结构化格式，按照以下体例进行介绍：①基本信息：包括定义、同义词、ICD-10CM 编码、流行病学和人口统计学、体格检查和临床表现以及病因学。②诊断：包括鉴别诊断、实验室检查和影像学检查。③治疗：包括非药物治疗、急性期治疗 / 常规治疗和慢性期治疗 / 长期管理。④重点和注意事项。该格式简明扼要，有利于读者快速有效地识别重要的临床信息，并为相关疾病的诊治提供实用的指导。

　　本书内容既涉及妇产科常见病、多发病，又有急危重症的诊治，选题广而不粗，精而不偏，既可作为我国住院医师规范化培训及专科医师规范化培训医生的掌中宝、案头书，又可供妇产科相关专业的全科医生等医疗工作者参考。感谢妇产科分册翻译团队在临床工作之余耐心、细致地完成了翻译、审校工作，在遵从原著的基础上，使中文版译著尽量做到文字通俗易懂，言简意赅，临床实用性强。本书提供了良好的知识框架，愿广大读者能够开卷有益，学以致用，不断精进临床技能，使更多患者受益。

　　最后，衷心感谢翻译团队所做出的贡献。

乔　杰
2021 年 3 月

中文版丛书前言

由美国布朗大学阿尔伯特医学院 Fred F. Ferri 教授主编的 *Ferri's Clinical Advisor 2021* 一书详细描述了 988 种医学障碍和疾病,涉及呼吸、感染、心血管、消化、肾病、免疫与风湿、血液、肿瘤、内分泌与代谢、妇产科、骨科、神经、精神、急诊等 10 余个学科,涵盖的医学主题总数超过了 1200 个,包括数以千计的插图、流程图、表格,具有很强的可读性、适用性和实用性。由于其为广而博的医学专著,且受限于篇幅,故书中对一些疾病知识点以高度总结的形式展示,同时也给读者留下了自我拓展的空间,并且在每一章后都有推荐阅读以飨读者。

本书的审译者来自国内数十家大学附属医院、教学医院。翻译之初我们统一规范了翻译的整体基本要求、版式规范要求、内容规范要求,并制订了英文图书审校四大原则(查遗补漏、学术纠错、规范用语、润色文字),努力做到信、达、雅。诸位同道在临床、科研工作之余,耐心、细致地完成了翻译、审校工作,但在翻译中,由于英语和汉语表达方式的差异,瑕疵在所难免,恳请各位读者不吝赐教,以便审译者不断改进与提高。希望本书的中文版能够帮助到每一位渴望提高医疗质量、造福患者的临床医生。

感谢北京大学医学出版社、爱思唯尔(Elsevier)出版集团及原作者 Fred F. Ferri 教授对我们的信任,授予我们翻译的机会,以及翻译过程中给予我们的持续帮助。

感谢翻译团队每一位成员的努力付出,也感谢我们的家人给予我们的理解与支持。

张　骅　徐国纲
2021 年 1 月

译者前言

Ferri's Clinical Advisor 自出版以来，原著编写团队不断在再版中对学科进展进行优化补充，因此极具可读性、适用性和实用性。*Ferri's Clinical Advisor 2021* 妇产科分册涵盖妇科、产科、生殖/避孕及乳腺等 68 种疾病，内容主要基于美国妇产科相关诊疗要点，从定义、流行病学、病因、诊断、鉴别诊断、检查、治疗方案、处理流程等方面对疾病的诊治进行总结，内容全面，框架简明，是妇产科临床医师和全科医生不可多得的临床参考书。

本书翻译人员主要来自北京大学第三医院妇产科，特别感谢包括哈尔滨医科大学、天津医科大学、重庆大学、浙江大学附属医院等众多妇产科同道的加盟。在翻译过程中，根据丛书主译张骅和徐国纲教授对翻译的整体要求和版式规范，我们遵循"查遗补漏、纠错、规范用语、润色文字"四大原则反复修改润色，努力做到信、达、雅，为读者提供高质量专业译著。每位译者在繁忙的临床工作之余，认真、细致、耐心地翻译每一个章节，经过反复修改和润色，力求既能体现原著的原意，又符合国人的阅读习惯。在此过程中，我们亦收获良多。虽然翻译团队已尽最大努力，但难免有不足之处，恳请读者不吝赐教，以帮助每一位译者不断进步，也希望妇产科分册能对每一位读者的临床工作有所帮助。

感谢北京大学医学出版社、爱思唯尔（Elesvier）出版集团及原著作者 Fred F. Ferri 教授对我们的信任，以及在翻译过程中给予我们的帮助。

感谢妇产科分册翻译团队中的每一位译者和审校者，感谢大家的辛勤付出以及对医学和知识的尊重，也感谢我们的家人、朋友、同事给予我们的支持、理解和帮助。

梁华茂

2021 年 3 月

原著前言

本丛书旨在为医生和相关卫生专业人员提供一个清晰而简明的参考。其便于使用的体例可使读者能快速有效地识别重要的临床信息，并提供患者管理的实用指导。

多年来，前几版的巨大成功和众多同行的热情评论均为本丛书带来了积极的变化。每一部分都比之前的版本有了很大的扩展，使本丛书项目涵盖的医学主题总数已超过 1200 个。最新版本又增加了数百个新插图、表格和框，以增强对临床重要事件的记忆。所有主题中均提供了便于加快索赔提交和医保报销的国际疾病分类标准编码 ICD-10CM 编码。

各系统诊疗速查手册详细描述了 988 种医学障碍和疾病（最新版本新增 25 个主题），突出显示关键信息，并附有临床图片以进一步说明特定的医疗状况，以及列出相关的 ICD-10CM 编码。大多数参考文献均为当前同行评议的期刊文章，而不是过时的教科书和陈旧的综述文章。

各系统诊疗速查手册中的主题采用以下结构化方法展示：

1. 基本信息（定义、同义词、ICD-10CM 编码、流行病学和人口统计学、体格检查和临床表现、病因学）
2. 诊断（鉴别诊断、评估、实验室检查、影像学检查）
3. 治疗（非药物治疗、急性期治疗/常规治疗、慢性期治疗/长期管理、预后/处理、转诊）
4. 重点和注意事项（专家点评及推荐阅读）

《Ferri 临床诊疗指南——临床常见疾病诊疗流程图》包括 150 多种用以指导和加速评估及治疗的临床流程图，2021 年版我们继续更新流程，以提高可读性。医生们普遍认为这部分内容在当今的管理式医疗环境中特别有价值。

《Ferri 临床诊疗指南——实验室检查速查手册》包括正常的实验室检查参考值和对常用实验室检查结果的解释。通过提供对异常结果的解释，促进了对医学疾病的诊断，并进一步增加了本丛书全面的"一站式"性质，最新版还增加了新的插图和表格。

我认为我们已经创造了一个与现有图书有显著差别的先进的信息系统。这些内容为读者提供了巨大的价值。我希望本丛书便于使用的形式、众多独特的功能及不断更新的特点能够使其成为对初级保健医生、医学生、住院医师、专科医师和相关卫生专业人员均有价值的医学参考书籍。

Fred F. Ferri, MD, FACP

临床教授

布朗大学沃伦·阿尔伯特医学院

美国罗得岛州

原著致谢

感谢我的儿子 Vito F. Ferri 博士和 Christopher A. Ferri 博士，以及我的儿媳 Heather A. Ferri 博士的帮助和大力支持，感谢我的妻子 Christina，感谢她在书稿撰写过程中的耐心支持。特别感谢所有为本书提供宝贵意见的读者，是他们的建议帮助本书得以成为医学领域的畅销书。

Fred F. Ferri, MD, FACP

临床教授
布朗大学沃伦·阿尔伯特医学院
美国罗得岛州

目　录

第一篇　妇科疾病

第二篇　产科疾病

第三篇　乳腺疾病

妇科疾病

第1章 前庭大腺囊肿和脓肿
Bartholin Gland Cyst and Abscess

Deanna Benner

薛世民 译 梁华茂 赵生涛 审校

 基本信息

定义

前庭大腺位于小阴唇 4 点和 8 点，触诊不能触及，直径约 0.5 cm。腺体用于润滑和湿润阴道前庭黏膜。

流行病学和人口统计学

- 在育龄女性中，2% 可能出现前庭大腺肿大
- 原发性前庭大腺感染或前庭大腺囊肿感染可能是患者出现前庭大腺脓肿的原因
- 外阴癌中 5% 起源于前庭大腺。由于外阴有广泛的血管和淋巴管，漏诊恶性肿瘤可能导致患者预后较差。在 40 岁后出现前庭大腺肿大或有外阴癌病史的患者均应由妇科医生评估，并建议活检

体格检查和临床表现

- 前庭大腺囊肿表现为单侧阴唇部位无痛性肿块，周围无蜂窝织炎表现（图 1-1）
- 前庭大腺脓肿可出现在无痛性囊肿之后，随后出现新发症状，包括但不限于以下症状：
  1. 疼痛、单侧阴唇短期内出现肿胀、压痛、波动性肿块（图 1-2），伴有红肿、性交疼痛、坐位或步行时疼痛，脓肿破溃后疼痛可减轻。发热少见，但可见于免疫功能低下的患者
  2. 查体可见单侧阴唇肿胀，并触及波动性肿块；局部红肿，触之质软，脓肿周围可见蜂窝织炎。如果脓肿破裂，可见脓液排出。患者可主诉脓肿破裂。如果脓液完全排出，则局部可能无肿块

扫本章二维
码看彩图

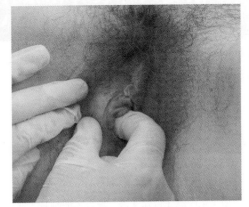

图 1-1　（扫本章二维码看彩图）**前庭大腺的触诊方法。**（From Swartz MH：Textbook of physical diagnosis，history and examination，ed 7，Philadelphia，2014，Elsevier.）

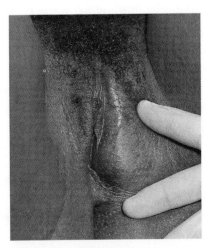

图 1-2　（扫本章二维码看彩图）**前庭大腺脓肿。**（From Swartz MH：Textbook of physical diagnosis，history and examination，ed 7，Philadelphia，2014，Elsevier.）

病因学

- 囊肿导管阻塞通常由炎症或创伤所致。阻塞后腺体持续分泌液体，使腺体增大形成囊肿。囊肿大小 1～3 cm。患者会出现无痛性阴唇部肿块，无红肿，无蜂窝织炎
- 脓肿患者常主诉阴唇部位质软的痛性囊性肿块。可有液体流

出，但无发热或全身症状。前庭大腺脓肿很少为性传播感染。其他病原体包括大肠埃希菌、葡萄球菌和链球菌

- 前庭大腺脓肿疼痛剧烈。经引流和治疗后，患者疼痛可立即得到缓解，但术后数日内可能仍需口服镇痛药物

Dx 诊断

鉴别诊断

- 前庭大腺恶性肿瘤 / 外阴恶性肿瘤
- 毛囊炎
- Garter 导管囊肿
- 生殖器疣
- 疝
- 汗腺瘤
- 脂肪瘤
- 皮脂腺囊肿
- Skene 导管囊肿
- 梅毒 / 软下疳
- 阴道炎
- 前庭黏液囊肿
- 创伤 / 血肿
- 外阴病变 / 单纯疱疹病毒感染

评估

- 如有指征，行性传播感染相关检查
- 40 岁以上女性或有外阴癌病史者需行活检
- 与患者讨论治疗方案，解释风险、获益及可能的并发症。为了避免医疗纠纷，应熟悉实施门诊手术的流程

Rx 治疗

- 治疗取决于症状。40 岁以下的无症状女性无需治疗
  1. **不治疗**：无症状或囊肿不影响日常生活活动者无需治疗。大多数倾向于自发破裂
  2. **坐浴**：建议每日 3 次，以促进囊肿自发破裂。可使用温暖

的浅浴缸或热敷代替坐浴

3. **简单针吸：**用针头插入囊肿做一个小切口，以方便引流，此方法复发率较高

4. **切开引流术（I&D）：**切开引流术有多种方法，目的是促进引流和缓解液体潴留导致的疼痛。为增加患者对手术的耐受性和舒适性，引流脓肿时的局部麻醉必不可少。谨记对组织黏膜而非脓肿进行麻醉。直接向囊腔内注射麻醉剂不能得到满意的镇痛效果。手术可在日间手术室或门诊进行。步骤：局部麻醉后，用 11 号手术刀片在脓肿处做 2～5 mm 小切口，人工扩张以促进引流，随后以无菌生理盐水冲洗，然后以填充物填塞切口部位或不处理。如果放置填充物，应在术后 2 d 取出。该方法可迅速缓解症状，但复发率高

5. **瘘管成形：**在切开引流（步骤见 I&D）后，将引流导管（如 Word 导管）放入切口以形成新的流出道。将导管插入脓肿中替代纱条填塞，以促进持续引流并便于流出道形成。步骤：切口用无菌生理盐水清洗后，插入导管。用 3～5 ml 生理盐水充满导管球囊，然后将导管塞入阴道 4～6 周，以形成上皮瘘管。在一项研究中，用 Word 导管治疗的 30 例前庭大腺囊肿或脓肿患者中，26 例（87%）获得成功（图 1-3）

6. **造口术：**适用于造瘘失败的复发性囊肿。若没有形成脓肿，此手术通常可在门诊完成。并发症：感染及血肿。约在手术后 2 周内痊愈

7. **手术切除：**适用于复发性囊肿或怀疑恶性肿瘤时。极少用于治疗单纯性脓肿

8. **其他治疗方案：**CO_2 激光、硝酸银外用、酒精硬化治疗

- 目的是为了形成瘘孔以促进腺体引流
- 对于单纯性脓肿，不必要应用抗生素
- 当需要时，可常规应用的抗生素包括：阿奇霉素、头孢曲松、环丙沙星和多西环素。在脓肿复发、妊娠、免疫抑制、耐甲氧西林金黄色葡萄球菌感染以及伴有淋病或衣原体感染时，需使用抗生素

相关内容

阴道瘘（相关重点专题）

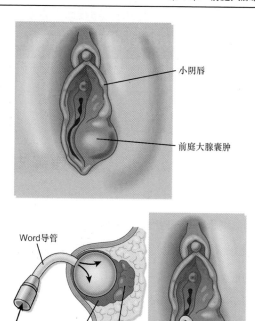

小阴唇

前庭大腺囊肿

Word导管

囊腔

前庭大腺

囊腔内充水球囊

A B

图 1-3 （扫本章二维码看彩图）A. 手术切开前庭大腺囊肿。B. 在囊肿中放置 Word 导管。（From Adams JG et al：Emergency medicine：clinical essentials，ed 2，Philadelphia，2013，Saunders.）

推荐阅读

Berger MB et al: Incidental Bartholin gland cysts identified on pelvic magnetic resonance imaging, *Obstet Gynecol* 120(4):798-802, 2012.

Bhalwal AB et al: Carcinoma of the Bartholin's gland: a review of 33 cases, *Int J Gynecol Cancer* 26(4):785-789, 2016.

Boama V, Horton J: Word balloon catheter for Bartholin's cyst and abscess as an office procedure: clinical time gained, *BMC Res Notes 6* 9(13), 2016.

Heller DS, Bean S: Lesions of the Bartholin's gland: a review, *J Low Genit Tract Dis* 18(4):351-357, 2014.

Lee MY et al: Clinical pathology of Bartholin's glands: a review of the literature, *Curr Urol* 8(1):22-25, 2015.

Reif P et al: Management of Bartholin's cyst and abscess using the Word catheter: implementation, recurrence rates and cost, *Eur J Obstet Gynecol Reprod Biol* 190:81-84, 2015.

Margaret R. Hines

吴文娟 译 梁华茂 审校

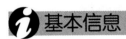 基本信息

定义

青春期前外阴阴道炎是青春期前女孩外阴和阴道的一种炎症状态。

同义词

外阴阴道炎

ICD-10CM 编码

N76.0 急性阴道炎

N76.1 亚急性和慢性阴道炎

流行病学和人口统计学

- 初潮前女孩最常见的妇科问题
- 由于缺乏保护性的阴毛和阴唇脂肪垫，以及缺乏雌激素，导致阴道黏膜处于萎缩状态，青春期前的女孩阴道容易受到刺激和创伤
- 外阴阴道炎症状、阴道口刺激及分泌物占妇科就诊症状的 80% ～ 90%
- 约占儿童外阴阴道炎非特异性病因的 75%
- 女孩外阴阴道炎中绝大多数存在原发性外阴刺激，继而累及阴道的下 1/3

体格检查和临床表现

- 外阴疼痛、排尿困难、瘙痒
- 分泌物不是主要症状，但可能存在分泌物
- 如果有阴道分泌物的话，可能伴异味或呈血性

病因学

- 最常见的原因是卫生条件差或非特异性刺激物。框 2-1 总结了初潮前女孩外阴阴道炎的病因

框 2-1 初潮前女孩外阴阴道炎的病因

细菌感染

继发于下列因素的非特异性混合感染：

会阴卫生不良

阴道异物

呼吸道感染

皮肤感染（脓疱病）

尿路感染

　特异性非性病感染：

溶血性链球菌（A、B、F 组）

大肠埃希菌

福氏志贺菌、宋氏志贺菌

脑膜炎奈瑟菌、干燥奈瑟菌

B 型流感嗜血杆菌，非分型菌株

肺炎链球菌

白喉棒状杆菌

小肠结肠炎耶尔森菌

结核分枝杆菌

卡他莫拉菌

金黄色葡萄球菌

　特异性性病感染：

淋球菌

梅毒螺旋体

沙眼衣原体

软下疳（杜克雷嗜血杆菌）

腹股沟肉芽肿

细菌性阴道病：

　阴道加德纳菌

　动弯杆菌

真菌感染

白念珠菌

其他酵母菌

皮肤真菌

原生动物和寄生虫感染

滴虫病

阿米巴病

蛲虫病

水蛭病

血吸虫病

其他寄生虫感染（蛔虫病、鞭虫病）

病毒感染

性病：

　单纯疱疹

　尖锐湿疣（乳头状瘤病毒）

　传染性软疣

作为全身感染的一部分：

　麻疹

　水痘

　单核细胞增多症（Epstein-Barr

　　病毒）

　柯萨奇病毒

　天花

感染

阴虱

疥疮

接触性刺激或过敏反应

泡沫浴制剂

洗发水

外阴除臭喷雾剂

肥皂、洗衣粉

其他药物

外阴或会阴部皮肤病

局部：

　皮脂溢出

　硬化萎缩性苔藓

　扁平苔藓

　慢性单纯性苔藓

　癌前白斑

续表

红癣（微小棒状杆菌）	Stevens-Johnson 综合征
前庭大腺炎	伤寒
尿道旁腺炎	缺锌
作为全身疾病的一部分：	**物理因素**
银屑病	沙（沙盒）
大疱性类天疱疮	化学或热创伤
特应性皮炎	身体创伤（事故、虐待、手淫）
药疹	尼龙、人造丝内衣
全身瘙痒伴抓痕	紧身衣物（温暖条件下的浸渍）
慢性肝病	解剖异常：
慢性肾病	肿瘤（葡萄状肉瘤）
代谢紊乱	息肉
身心疾病	阴唇黏附、粘连
克罗恩病	尿道脱垂
干燥综合征	异位输尿管
过敏性紫癜	直肠瘘
组织细胞增多症	经瘘管引流盆腔脓肿
川崎病	

From Cherry JD et al: Feigin and Cherry's textbook of pediatric infectious diseases, ed 8, Philadelphia, 2019, Elsevier.

- 雌激素不足会增加感染或刺激的风险，原因如下：
    1. 阴道 pH 值较高（对感染性因素的抵抗力差）
    2. 小阴唇尚未发育完全，大阴唇缺乏明显的脂肪和阴毛（对阴道创伤、刺激和感染的保护作用弱）
- 感染：
    1. 细菌：通常是呼吸道或肠道微生物
    2. 原虫 / 寄生虫
    3. 真菌
    4. 病毒
- 内分泌紊乱
- 大、小阴唇粘连
- 皮肤病
- 遭受性虐待
- 过敏物
- 创伤
- 异物

- 手淫
- 便秘

Dx 诊断

鉴别诊断

- 生理性白带
- 异物
- 细菌性阴道病
- 真菌性外阴阴道炎
- 性早熟
- 遭受性虐待及可能与其相关的性传播疾病，如淋病、衣原体或滴虫感染
- 蛲虫

评估

- 相关症状、卫生习惯、已知刺激物暴露史
- 检查（包括 Tanner 分期、盆腔 / 生殖器检查）；需要时可行窥镜检查
  - 可能需要直肠检查
  - 检查时胸膝位可能更易于患者接受。如有必要，可考虑在麻醉下检查，以便进行更全面的评估
- 加入氢氧化钾和生理盐水检查分泌物
- 如怀疑有异物时行阴道镜检

实验室检查

- 尿常规检查以排除尿路感染和糖尿病
- 包括性传播疾病在内的病原体培养

Rx 治疗

非药物治疗

- 避免穿紧身衣物
- 适当的卫生习惯教育
- 避免化学刺激物

- 如有异物，可通过冲洗或在麻醉下行检查取出
- 如果外阴受到刺激，可局部使用非处方润肤剂
- 安慰

常规治疗

- 链球菌、葡萄球菌、流感嗜血杆菌：体重 < 20 kg 的儿童，氨苄西林 25 mg/kg 每 6 h 1 次或阿莫西林 20 mg/kg 每 12 h 1 次，连用 5 ～ 10 d；体重 > 20 kg 的儿童，氨苄西林 500 mg 每 6 h 1 次或阿莫西林 20 mg/kg 每 12 h 1 次，连用 5 ～ 10 d
- 大肠埃希菌：阿奇霉素口服，第 1 天 10 mg/kg，然后 5 mg/kg，连用 4 d
- 普通变形杆菌：甲氧苄啶-磺胺甲噁唑 5 mg/kg，每 12 h 1 次，连用 5 ～ 10 d
- 沙眼衣原体：体重 < 45 kg 的儿童，给予红霉素或琥珀酸乙酯 50 mg/（kg·d）口服，每日 4 次，连用 14 天。体重 ≥ 45 kg 的 8 岁以下儿童，单次口服阿奇霉素 1 g。如果超过 8 岁，也可考虑多西环素 100 mg 口服，每日 2 次，连用 7 d
- 淋球菌：≤ 45 kg 的儿童，单次静脉或肌内注射头孢曲松 25 ～ 50 mg/kg，肌内注射不超过 125 mg。> 45 kg 的儿童应肌内注射头孢曲松 250 mg 加口服阿奇霉素 1 g 1 次
- 滴虫：甲硝唑 15 mg/（kg·d）（分成每日 2 次）连用 7 d 或单次 40 mg/kg
- 蛲虫：甲苯咪唑 100 mg 咀嚼片，2 ～ 3 周内重复服用
- 阴唇粘连：待其自然消退或局部用雌激素霜 7 ～ 10 d，外用雌激素的疗效很好

长期管理

见"转诊"。

处理

进一步教育：
- 介绍恰当的卫生知识
- 如果性生活活跃，应介绍怀孕的预防措施和安全性行为的问题。怀疑患者遭受性虐待时，应向儿童保护服务机构报告

转诊

- 可转诊至妇产科相关领域专家处就诊，最好是受过儿科和青少年妇科专业培训的专家
- 需要时可转诊至儿科医师处就诊

相关内容

生殖器衣原体感染（相关重点专题）

外阴瘙痒（相关重点专题）

真菌性阴道炎（相关重点专题）

滴虫性阴道炎（相关重点专题）

细菌性阴道病（相关重点专题）

推荐阅读

Centers for Disease Control and Prevention: 2015 sexually transmitted diseases treatment guidelines: Chlamydial infections, Division of STD prevention, National Center for HIV/AIDS, Viral Hepatitis, STD, and TB prevention, Centers for Disease Control and prevention. Available at: www.cdc.gov/std/tg2015/chlamydia.htm.

Centers for Disease Control and Prevention: 2015 sexually transmitted diseases treatment guidelines: Gonococcal Infections, Division of STD prevention, National Center for HIV/AIDS, Viral Hepatitis, STD, and TB prevention, Centers for Disease Control and Prevention. Available at: www.cdc.gov/std/tg2015/gonorrhea.htm.

Lewin LC: Sexually transmitted infections in preadolescent children, *J Pediatr Health Care* 21:153-161, 2007.

Randelović G et al: Microbiological aspects of vulvovaginitis in prepubertal girls, *Eur J Pediatr* 171:1203-1208, 2012.

Rome ES: Vulvovaginitis and other common vulvar disorders in children, *Endocr Dev* 22:72-83, 2012.

Van Neer PA, Korver CR: Constipation presenting as recurrent vulvovaginitis in prepubertal children, *J Am Acad Dermatol* 43(4):718, 2000.

Zuckerman A, Romano M: Clinical recommendation: vulvovaginitis, *J Pediatr Adolesc Gynecol* 29:673-679, 2016.

Vaginitis, Estrogen-Deficient

Christina M. Johnson, Nima R. Patel

吴文娟 译 梁华茂 审校

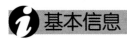 基本信息

定义

雌激素缺乏性外阴阴道炎是由于雌激素缺乏导致外阴和阴道进行性变薄和萎缩性改变，进而引起外阴和阴道的刺激症状和（或）炎症。

同义词

萎缩性阴道炎
外阴阴道萎缩
绝经期泌尿生殖系统综合征

ICD-10CM 编码
N95.2 绝经后萎缩性阴道炎

流行病学和人口统计学

- 绝经后女性（平均年龄 51 岁）
- 手术绝经、卵巢衰竭或抑制、抗雌激素药物、产后状态
- 多达一半的绝经后女性有症状，但其中 1/4 的患者不会寻求治疗

体格检查和临床表现

- 阴毛和上皮变薄，外阴萎缩
- 前庭腺体分泌物减少、阴道干涩
- 阴道失去弹性和皱褶
- 外阴和阴道瘙痒
- 性交疼痛
- 排尿困难和尿频

- 阴道点滴出血

病因学

- 雌激素缺乏。雌激素对维持泌尿生殖环境至关重要。绝经后阴道上皮变薄和上皮下结缔组织增多可导致阴道皱襞和弹性的丧失。局部血流减少也会导致阴道分泌物减少
- 吸烟和使用抗雌激素药物（如芳香化酶抑制剂）也会增加外阴阴道萎缩的风险

Dx 诊断

鉴别诊断

- 感染性外阴阴道炎
- 鳞状细胞增生
- 硬化性苔藓
- 外阴、阴道、宫颈和子宫内膜恶性肿瘤
- 刺激性接触性皮炎
- 外阴痛

评估

- 盆腔检查
- 阴道视诊
- ＜ 65 岁的患者行子宫颈细胞学检查
- 阴道分泌物湿片镜检
- 如果出血可能需要进行超声和（或）子宫内膜活检
- 如有可疑病变可能需要进行外阴或阴道活检

实验室检查

阴道 pH 值、阴道感染的病原体培养或聚合酶链反应，如有适应证可行尿液分析和培养，若怀疑绝经可行卵泡刺激素和雌二醇测定。

Rx 治疗

非药物治疗

- 避免接触刺激物，例如香皂和女性卫生用品

- 避免穿着合成内衣和紧身衣物
- 定期使用阴道保湿霜（如雷波仑）可以减少阴道瘙痒和刺激
- 可使用水基或硅油基润滑剂（如 Astroglide）来减轻性交疼痛

常规治疗

- 阴道用雌激素：有乳膏、阴道用栓剂和雌激素浸渍的硅橡胶环。栓剂或乳膏可每日使用，连用 2 周，然后每周 1～2 次维持治疗。阴道使用雌激素并不需要联合使用保护子宫内膜的孕激素
- 全身激素替代疗法（hormone replacement therapy，HRT）：使用最低有效剂量。雌激素使用期间应每 3～6 个月复查 1 次，逐渐减量或停用，可使用雌激素贴片或雌激素口服药。如果患者有子宫，需应用孕激素保护子宫内膜，可连续低剂量孕激素、周期性使用孕激素或使用含孕激素的宫内节育器
- 奥培米芬（Ospemifene）：选择性雌激素受体调节剂，有一定全身性副作用（潮热，可能有静脉血栓栓塞的风险）
- 其他：普拉睾酮阴道脱氢表雄酮制剂已获得批准，但研究较少；阴道激光疗法正在研究中，尚未批准用于治疗

预后

治疗后症状可有所改善。如果患者有子宫，需注意阴道出血。

转诊

如果出现阴道出血、阴道狭窄或阴道外观与组织结构的其他明显变化，应转诊至妇产科专科医师处就诊。

相关内容

外阴瘙痒（相关重点专题）

推荐阅读

American College of Obstetricians and Gynecologists: Management of menopausal symptoms. Practice Bulletin No. 141, *Obstet Gynecol* 123:202-216, 2014.

Hainer BL, Gibson MV: Vaginitis: diagnosis and treatment, *Am Fam Physician* 83(7):807-815, 2011.

Hohenhaus MH: Vulvovaginal atrophy: a common and commonly overlooked problem, *Med Health R I* 94:138-140, 2011.

第 4 章 滴虫性阴道炎
Vaginitis, Trichomonas

Margaret R. Hines

王彦洁 译 张春妤 审校

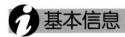 基本信息

定义

滴虫性外阴阴道炎是阴道毛滴虫引起的外阴和阴道炎症。

同义词

滴虫病

ICD-10CM 编码
A59.01 毛滴虫性外阴阴道炎

流行病学和人口统计学

- 通过性接触传播
- 诊断占比如下:
  1. 性工作者中占 50% ~ 75%
  2. 妇科就诊的女性中占 5% ~ 15%
  3. 性传播疾病 (sexually transmitted disease,STD) 科就诊的女性中占 7% ~ 32%
  4. 计划生育科就诊的女性中占 5%
  5. 黑人女性中占 8% ~ 13%,非西班牙裔白人女性中占 0.8% ~ 1.8%
  6. 在 ≥ 40 岁的女性中超过 11%
- 是美国患病率最高的非病毒性性传播疾病

体格检查和临床表现

根据情况,可能存在以下症状和体征:
- 黄绿色、恶臭的阴道分泌物
- 阴道和(或)外阴瘙痒

- 排尿困难
- 性交困难
- 阴道黏膜明显红斑
- 宫颈瘀点（"草莓样宫颈"）
- 被感染的男性可能有尿道炎、附睾炎或前列腺炎的症状
- 约 50% 的女性患者和 90% 的男性患者无症状

病因学

单细胞原虫阴道毛滴虫。

危险因素

- 多个性伴侣
- 既往有性传播疾病病史
- 人类免疫缺陷病毒（human immunodeficiency virus，HIV）感染

Dx 诊断

鉴别诊断（表 4-1）

- 细菌性阴道病
- 真菌性外阴阴道炎

表 4-1　女性阴道炎的鉴别诊断

	阴道分泌物	pH 值	白细胞	显微镜检	症状
正常	白色，稠厚，光滑	≤ 4.5	无	乳酸杆菌	无
念珠菌病	白色，稠厚，豆渣样	≤ 4.5	无	菌丝	外阴瘙痒严重、尿痛
滴虫病	呈泡沫状或脓性	≥ 4.5	有	有活动的毛滴虫 胺臭味	外阴红斑和水肿、宫颈瘀点状草莓样病变
细菌性阴道病	稀薄，白色，质地均匀	≥ 4.5	无	缺乏乳酸杆菌（75% 的患者） 胺臭味 线索细胞	鱼腥臭味及阴道分泌物增多

From Wein AJ et al：Campbell-Walsh urology，ed 11，Philadelphia，2016，Elsevier.

- 萎缩性外阴阴道炎
- 阴道或宫颈感染合并其他性传播感染，如淋病或衣原体感染

评估

- 盆腔检查
- 窥镜检查
- 生理盐水悬滴涂片中观察到活动的滴虫（图 4-1）：敏感性为 30%～70%；如果涂片后等待观察时间过长，则敏感性会降低
- 评估阴道酸碱度：滴虫与阴道分泌物 pH 值升高（pH 值＞5）有关
- 实验室检查（见下文）

实验室检查

- 核酸扩增试验（Nucleic acid amplification tests，NAAT）准确性好，敏感性和特异性均＞95%，与培养相比能更快地提供结果。因此，目前认为 NAAT 是优于培养的实验室检查。目前美国已上市 2 种 NAAT：
  1. APTIMA 分析（Hologic Gen-Probe，San Diego，CA）
  2. BD 探针 Tec TV Q^X 扩增 DNA 分析（Becton Dickinson，Franklin Lakes，NJ）
- 也可应用快速检测：
  1. OSOM 滴虫快速检测（Sekisui Diagnostics，Framingham，MA）是一项针对阴道分泌物的抗原检测。可在 10 min 内出结果，并可作为床旁检测。敏感性为 82%～95%，特异

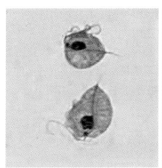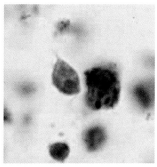

图 4-1　吉姆萨染色（左）和苏木精铁染色（右）下的阴道毛滴虫滋养体。（From the Centers for Disease Control and Prevention：Laboratory identification of parasites of public health concern，Trichomoniasis.）

　　性为 97% ～ 100%

2. Affirm VP Ⅲ（Becton Dickinson，Sparks，MD）是一种 DNA
　　杂交探针检查，可在 45 min 内获得结果。敏感性为 63%，
　　特异性＞ 99%

- 培养（如果可行）被认为是诊断滴虫的传统金标准，敏感性
  为 75% ～ 96%，特异性接近 100%

℞ 治疗

非药物治疗

　　使用避孕套：预防滴虫的最佳方法是在所有阴茎-阴道性交中全
程正确使用避孕套

常规治疗

- 首选的初始治疗：男女双方均一次口服甲硝唑 2 g 或替硝唑
  2 g，对性伴侣的治疗对于防止再感染至关重要
- 替代方案：口服甲硝唑 500 mg，每日 2 次，连用 7 d
- 在甲硝唑（治疗完成后至少 24 h）和替硝唑（治疗完成后至
  少 72 h）治疗期间，应避免饮酒，以减小类双硫仑反应的可
  能性
- CDC 建议在治疗后 3 个月内对性活跃的女性进行再次检测，
  以评估再感染的可能性

长期管理

- 对于持续性感染，美国疾病预防控制中心建议首先尝试口服
  甲硝唑 500 mg，每日 2 次，连用 7 d
- 如果治疗仍不成功，则每天口服甲硝唑或替硝唑 2 g，连用 7 d
- 过敏、不耐受或不良反应：不建议使用甲硝唑或替硝唑的替
  代药物。对硝基咪唑过敏的患者可进行脱敏治疗
- 妊娠：
  1. 与不良妊娠结局（如胎膜早破、早产）有关，但尚不清楚
  　 治疗是否能降低不良妊娠结局的发生率
  2. 口服甲硝唑 2 g 共用 1 d；避免使用替硝唑，因为替硝唑在
  　 妊娠期的作用尚不明确

预后

- 滴虫感染被认为是性传播疾病，因此，必须同时治疗性伴侣
- 阴道毛滴虫感染者 HIV 感染的风险增加 2 ～ 3 倍
- 妊娠期阴道毛滴虫感染与胎膜早破、早产和分娩低体重儿有关

转诊

复发和妊娠者至妇科 / 产科相关领域专家处就诊。

相关内容

外阴瘙痒症（相关重点专题）

推荐阅读

Centers for Disease Control and Prevention: *2015 sexually transmitted diseases treatment guidelines: trichomoniasis, Division of STD Prevention, National Center for HIV/AIDS, Viral Hepatitis, STD, and TB Prevention, Centers for Disease Control and Prevention.* Available at: www.cdc.gov/std/tg2015/trichomoniasis.htm.

Herbst de Cortina S et al: A systematic review of point of care testing for Chlamydia trachomatis, Neisseria gonorrhoeae, and Trichomonas vaginalis, *Infect Dis Obstet Gynecol* 2016:4386127, 2016.

Nye MB et al: Comparison of APTIMA Trichomonas vaginalis transcription-mediated amplification to wet mount microscopy, culture, and PCR for diagnosis of trichomoniasis in men and women, *Am J Obstet Gynecol* 200(2):188.e1–188.e7, 2009.

Patel EU et al: Prevalence and correlates of Trichomonas vaginalis infection among men and women in the United States, *Clin Infect Dis* 67(2):211–217, 2018.

第5章 真菌性阴道炎
Vaginitis, Fungal

Neha Rana, Emily Saks

王彦洁 译 张春妤 审校

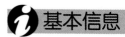 基本信息

定义

真菌感染引起的阴道或外阴炎症。

同义词

外阴阴道念珠菌病

念珠菌性外阴阴道炎

外阴阴道念珠菌病

VVC

外阴阴道炎

ICD-10CM 编码

B37.3 外阴及阴道念珠菌病

流行病学

- 真菌性阴道炎是第二常见的阴道炎类型
- 10% 的女性存在无症状的念珠菌定植
- 真菌性阴道炎的终身发病率为 75%
- 约有 5% 的病例为复发性

体格检查和临床表现

- 外阴和阴道的强烈瘙痒或烧灼感
- 会阴皮肤可能存在线状溃疡（图 5-1）
- 外部排尿疼痛
- 性交疼痛、水肿和红斑，搔抓引起的大阴唇皮肤脱落（图 5-2）
- 稠厚白色分泌物（豆渣样分泌物）（图 5-3）

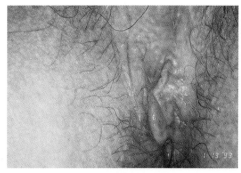

扫本章二维
码看彩图

图 5-1 （扫本章二维码看彩图）外阴阴道念珠菌病。会阴皮肤存在线性溃疡。
（From Bennett et al：Mandell，Douglas，and Bennett's principles and practice of infectious diseases，ed 8，Philadelphia，2015，Elsevier.）

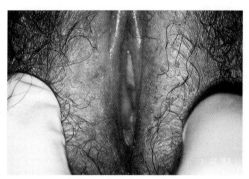

图 5-2 （扫本章二维码看彩图）外阴阴道念珠菌病。搔抓引起的大阴唇皮肤脱落。（From Bennett et al：Mandell，Douglas，and Bennett's principles and practice of infectious diseases，ed 8，Philadelphia，2015，Elsevier.）

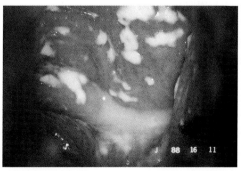

图 5-3 （扫本章二维码看彩图）外阴阴道念珠菌病。宫颈黏膜表面附着白色块状物，周围有红斑。（From Bennett et al：Mandell，Douglas，and Bennett's principles and practice of infectious diseases，ed 8，Philadelphia，2015，Elsevier.）

- 严重感染可导致阴道壁裂口
- 可能无症状

病因学

- 至少有 15 类念珠菌
- 白念珠菌在阴道真菌感染中占 80% ～ 92%
- 光滑念珠菌是引起感染的最常见的非白念珠菌
- 在复发性真菌性阴道炎中，光滑念珠菌、近平滑念珠菌、热带念珠菌和克柔念珠菌是最常见的可导致阴道炎的非白念珠菌

危险因素

- 糖尿病血糖控制欠佳
- 抗生素应用
- 免疫抑制
- 雌激素水平升高（使用口服避孕药、妊娠、雌激素治疗）

 诊断

鉴别诊断

- 细菌性阴道病
- 滴虫性阴道炎
- 萎缩性阴道炎
- 单纯疱疹病毒感染
- 宫颈炎
- 外阴上皮内瘤变
- 外阴扁平苔藓、硬化性苔藓
- 异物
- 超敏反应、过敏或化学反应

评估

- 病史和体格检查
- 盆腔和阴道窥镜检查：在显微镜下用 10% 氢氧化钾涂片可观察到假菌丝或芽孢（50% ～ 70% 的酵母菌感染者为阳性）（图 5-4）
- 阴道 pH 值＜ 4.5
- 如果感染反复发作，行阴道分泌物培养

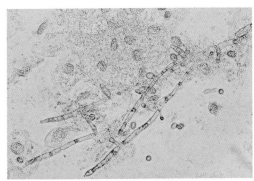

图 5-4 （扫本章二维码看彩图）**外阴阴道念珠菌病。** 在 0.9% 氯化钠溶液中悬浮的阴道分泌物，可见菌丝体。（From Bennett et al：Mandell，Douglas，and Bennett's principles and practice of infectious diseases，ed 8，Philadelphia，2015，Elsevier.）

- 外阴阴道念珠菌病的分类：
  1. 单纯性：非妊娠患者和无合并症患者，由白念珠菌引起，发作不频繁（每年 ≤ 3 次），症状轻度至中度
  2. 复杂性：反复发作（每年 ≥ 4 次），症状严重，非白念珠菌感染，糖尿病血糖控制差，免疫抑制，严重内科疾病，其他外阴阴道状况和（或）妊娠

Ⓡ治疗

预防

- 穿纯棉内裤
- 仅在医生开具处方时服用抗生素

常规治疗

- 各种唑类衍生物的治愈率为 85% ～ 90%；无证据表明一种唑类药物优于另一种，无论是口服还是经阴道途径，疗效均相似
- 对于急性、单纯性念珠菌性外阴阴道炎的治疗，推荐氟康唑 150 mg 单次顿服
- 对于严重感染，建议每 72 h 口服氟康唑 150 mg，共 2 ～ 3 次
- 口服唑类药物可能引起胃肠道副作用，如恶心、腹痛、头痛和肝功能指标升高
- 外用唑类药物最常见的副作用是局部烧灼感或刺激感

25

- 其他治疗方案：
  - 咪康唑栓剂 200 mg 连用 3 d 或 100 mg 连用 7 d 或 1200 mg 使用 1 d，或 2% 阴道乳膏（5 g）阴道内给药连用 7 d 或 4% 阴道乳膏（5 g）阴道内给药连用 3 d
  - 1% 克霉唑阴道乳膏（5 g）睡前阴道内给药连用 7 d 或 2% 阴道乳膏（5 g）阴道内给药连用 3 d
  - 6.5% 噻康唑软膏（Monistat），阴道内给药 1 次
- 在妊娠患者中，可局部使用克霉唑或咪康唑治疗 7 d

长期管理（每年症状发作 ≥ 4 次）

- 耐药或复发：
  1. 如果复发由白念珠菌引起：口服氟康唑诱导治疗（每 72 h 1 次，共 3 次）或局部治疗 7 ～ 14 d，之后每周服用氟康唑 150 mg，持续 6 个月。如果不能服用氟康唑，可使用外用唑类药物或其他替代口服唑类药物治疗 10 ～ 14 d，然后维持治疗 6 个月
  2. 如果复发由光滑念珠菌或克柔念珠菌引起，则对氟康唑的敏感性降低
     a. 光滑念珠菌：
       - 硼酸 600 mg 胶囊，每日阴道内给药，连用 14 d
       - 制霉菌素 10 万单位，每日阴道内给药，连用 14 d
       - 如果治疗失败，可使用 17% 局部氟胞嘧啶乳膏，每晚 5 g，连用 14 d
     b. 克柔念珠菌：
       - 外用非氟康唑药物（克霉唑、咪康唑、特康唑）7 ～ 14 d

 # 重点和注意事项

专家点评

- 治疗目的为缓解症状
- 尚无证据表明治疗女性的男性性伴侣会明显改善女性的感染或降低其复发率
- 开具处方时应考虑各种口服和外用制剂以及患者的偏好、费用和禁忌证
- 阴道乳膏和栓剂可能会使乳胶避孕套和隔膜的避孕效果降低

相关内容

皮肤病念珠菌病（相关重点专题）

外阴瘙痒（相关重点专题）

青春期前阴道炎（相关重点专题）

推荐阅读

Akimoto-Gunther L et al: Highlights regarding host predisposing factors to recurrent vulvovaginal candidiasis: chronic stress and reduced antioxidant capacity, *PloS One* 11(7):e0158870, 2016.

Goncalves B et al: Vulvovaginal candidiasis: epidemiology, microbiology and risk factors, *Crit Rev Microbiol* 42:905-927, 2016.

Marnach ML, Torgerson RR: Vulvovaginal issues in mature women, *Mayo Clin Proc* 92(3):449-454, 2017.

Pappas PG et al: Clinical practice guideline for the management of candidiasis: 2016 update by the Infectious Diseases Society of America, *Clin Infect Dis* 62:e1–e50), 2016.

Sobel JD: Vulvovaginal candidosis, *Lancet* 369:1961-1971, 2007.

Workowski KA, Bolan GA, Centers for Disease Control and Prevention: Sexually transmitted diseases treatment guidelines, *MMWR Recomm Rep* 64(RR-03):1-1372015.

Yeoman CJ et al: Comparative genomics of Gardnerella vaginalis strains reveals substantial differences in metabolic and virulence potential, *PloS One* 65(8):e12411, 2010.

第6章 细菌性阴道病
Vaginosis，Bacterial

Neha Rana，Emily Saks

王彦洁 译 张春妤 审校

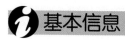 基本信息

定义

细菌性阴道病（bacterial vaginosis，BV）是一种多微生物混合感染，其中厌氧细菌过度生长并替代了正常的产生过氧化氢的乳酸杆菌，导致稀薄、灰白色、恶臭的阴道分泌物。

同义词

非特异性阴道炎

阴道加德纳菌阴道炎

ICD-10CM 编码

N76.0 急性阴道炎

N77.1 其他疾病分类下的阴道炎、外阴炎和外阴阴道炎

流行病学和人口统计学

- 育龄期女性阴道分泌物增多最常见的病因
- 最常感染的微生物包括阴道加德纳菌、卟啉单胞菌属、人型支原体、拟杆菌属、消化链球菌属、解脲支原体、梭形杆菌属、普雷沃菌属和阴道奇异菌以及其他兼性厌氧菌
- 患有 BV 的女性患其他性传播疾病的风险增加，如 HIV、淋病奈瑟球菌、沙眼衣原体和单纯疱疹病毒（herpes simplex virus，HSV）-2 感染。BV 可能导致持续性人乳头瘤病毒（human papilloma virus，HPV）感染，亦与盆腔炎（pelvic inflammatory disease，PID）和妇科术后并发症相关。在计划性子宫切除或流产前进行术前评估和治疗，可降低感染并发症的发生率
- 可能与低出生体重、胎膜早破和早产有关

- 30% 的 BV 患者会在治疗后 3 个月内复发，原因如下：
  1. 致病菌的持续存在
  2. 来自包括性伴侣在内的外源性再感染
  3. 正常乳酸杆菌优势菌群无法重建
- 危险因素：多名女性或男性性伴侣、性传播感染、冲洗、吸烟、未使用避孕套和缺乏阴道乳酸杆菌

体格检查和临床表现

- 50% ～ 75% 的患者无症状
- 稀薄、均质的灰白色分泌物（图 6-1）
- 特征为阴道鱼腥臭味
- 阴道 pH 值 > 4.5
- 单纯 BV 通常不会导致排尿疼痛或性交疼痛，这些症状的存在可能提示伴随其他病原体的感染
- 显微镜检查可见线索细胞（图 6-2）

病因学

- 40% ～ 50% 的阴道分泌物中可检出阴道加德纳菌
- 阴道 pH 值升高可导致产生过氧化氢的乳酸杆菌减少，从而使产生胺类的厌氧菌占主导地位
- 尚不明确阴道菌群失衡的发生机制以及性活动在 BV 发病机制中的作用
- 阴道加德纳菌在阴道上皮生物膜形成中可能发挥重要作用

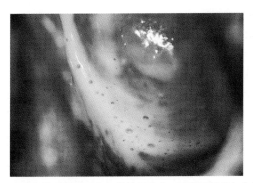

扫本章二维码看彩图

图 6-1 （扫本章二维码看彩图）细菌性阴道病。覆盖组织的灰白色均质分泌物是其特征表现。（From Bennett JE，Dolin R，Blaser MJ：Mandell，Douglas，and Bennett's principles and practice of infectious diseases，ed 8，Philadelphia，2015，Saunders.）

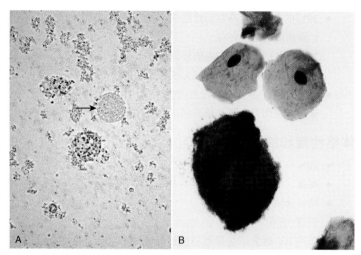

图 6-2（扫本章二维码看彩图）**细菌性阴道病。**在生理盐水涂片（**A**）或巴氏染色图片（线索细胞；**B**）中可见鳞状细胞表面均匀黏附大量棒状细菌。（From Crum CP et al：Diagnostic gynecologic and obstetric pathology，ed 3，Philadelphia，2018，Elsevier.）

● 种族和年龄可能会影响阴道的微生物环境

  诊断

评估

至少符合 3 项 Amsel 临床诊断标准：

● 敏感性为 92%，特异性为 77%：
 1. 阴道壁黏附稀薄、灰白色、均质的恶臭分泌物
 2. 阴道 pH 值 > 4.5
 3. 胺试验阳性：分泌物滴加 10% 氢氧化钾会产生鱼腥味
 4. 显微镜下，线索细胞占上皮细胞的比例超过 20%
● 革兰氏染色：被认为是确定乳酸杆菌、革兰氏阴性和阳性细菌浓度的实验室金标准
● 如果无法行显微镜检查，其他诊断性检测包括 Affirm VP Ⅲ［（Becton Dickinson，Sparks，MD），这是一种针对高浓度阴道加德纳菌的 DNA 杂交探针检测］和 OSOM BV Blue 检测［（Sekisui Diagnostics，Framingham，MA），可检测阴道分泌

物神经氨酸酶活性]。针对 BV、念珠菌病和滴虫的阴道微生物组的分子检测（BD MAX Vaginal Panel）在早期研究中也显示出令人鼓舞的结果

- 无需细菌培养
- 子宫颈细胞学检查不是 BV 的可靠检测方法
- 排除其他原因，如外阴疾病、性传播疾病和萎缩性阴道炎

Rx 治疗

常规治疗

- 推荐方案（疗效类似）：
  1. 甲硝唑 500 mg 口服，每日 2 次，连用 7 d
  2. 0.75% 甲硝唑凝胶阴道内给药，每日 1 次（5 g），连用 5 d
  3. 2% 克林霉素乳膏睡前阴道内给药，每日 1 次（5 g），连用 7 d
- 替代方案：
  1. 克林霉素 300 mg 口服，每日 2 次，连用 7 d，或克林霉素 100 mg 阴道栓，睡前阴道内给药，每日 1 次，连用 3 d。可能与抗菌药物耐药性有关
  2. 替硝唑 1 g 口服，每日 1 次，连用 5 d。替硝唑的半衰期长于甲硝唑（12 ～ 14 h *vs.* 6 ～ 7 h）
  3. 塞克硝唑 2 g 口服 1 次。塞克硝唑的半衰期长于甲硝唑（约 17 h *vs.* 约 8 h）。3 期试验结果显示塞克硝唑优于安慰剂，在非劣效性试验中其至少与甲硝唑 500 mg 每日 2 次口服疗效相同。塞克硝唑 1 g 顿服也显示有效。顿服可提高依从性，但比多次服用甲硝唑的治疗费用更高
- 口服或局部使用甲硝唑可能会发生双硫仑反应，应告知患者在治疗期间避免饮酒
- 性伴侣：BV 女性患者的男性性伴侣无需同时治疗；但是 BV 女性患者的女性性伴侣需要了解 BV 的症状和体征，若出现症状应接受治疗
- 治疗和症状缓解后无需随访，但如果症状复发，建议患者返诊
- 尚无充分的证据支持或反对益生菌用于治疗和预防
- 与克林霉素乳膏一起使用可能会减弱乳胶避孕套的作用。应避免对无症状患者进行治疗

- 妊娠患者的治疗：
  1. 有症状的 BV 妊娠患者应进行治疗，以减轻症状
  2. 尚无充分的证据推荐对早产高风险或低风险的无症状妊娠患者进行常规 BV 筛查
  3. 有症状的妊娠患者可以使用与非妊娠女性相同的口服或局部治疗方法
  4. 尚无证据表明妊娠期间使用甲硝唑或克林霉素具有致畸作用。妊娠期间应避免使用替硝唑
- 复发性 BV：
  1. 使用避孕套可能有助于减少复发
  2. 已证实慢性抑制疗法可减少 BV 的进展或复发

 # 重点和注意事项

- BV 是育龄期女性阴道炎的最常见原因
- BV 与 PID、妇科手术后并发症和其他性传播疾病相关。对计划接受妇科手术的无症状女性进行治疗并筛查其他性传播疾病是合理的
- 美国妇产科医师学会（American College of Obstetricians and Gynecologists，ACOG）、美国预防服务工作组（U.S. Preventive Services Task Force，USPSTF）和美国疾病预防控制中心（Center for Disease Control and Prevention，CDC）均建议无需为防止早产而对所有无症状 BV 妊娠女性进行常规筛查和治疗

推荐阅读

ACOG Committee on Practice Bulletins–Gynecology: ACOG Practice Bulletin: Clinical management guidelines for obstetrician-gynecologists, Number 72, May 2006: Vaginitis, *Obstet Gynecol* 107:1195-1206, 2006.

Paavonen J, Brunham RC: Bacterial vaginosis and desquamative inflammatory vaginitis, *N Engl J Med* 379:2246-2254, 2018.

Schwebke JR et al: A Phase 3, double-blind, placebo-controlled study of the effectiveness and safety of single oral doses of secnidazole 2 g for the treatment of women with bacterial vaginosis, *Am J Obstet Gynecol* 217(6), 2017. 678.e1-678.e9.

Workowski KA, Bolan GA, Centers for Disease Control and Prevention: Sexually transmitted diseases treatment guidelines, *MMWR Recomm Rep* 64(RR-03): 1-137, 2015.

第7章 宫颈炎
Cervicitis

Helen B. Gomez

王彦洁 译 张春妤 审校

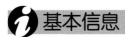 基本信息

定义

宫颈炎指子宫颈的炎症,主要累及宫颈腺体的柱状上皮细胞。急性宫颈炎是由子宫或阴道感染(最常见衣原体感染或淋病)直接蔓延至宫颈所致,慢性宫颈炎则是由宫颈暴露于局部刺激物所致。

同义词

宫颈内膜炎

宫颈外口炎

黏液脓性宫颈炎

ICD-10CM 编码

N72　子宫颈炎症性疾病

A54.03　未指明的淋球菌宫颈炎

A74.89　其他衣原体疾病

A60.03　疱疹病毒宫颈炎

O86.11　产后宫颈炎

流行病学和人口统计学

文献报道的宫颈炎患病率差异较大,在因性传播疾病就诊的女性中占 8% ~ 40%。宫颈炎最常见于 15 ~ 24 岁的女性,好发于性活跃期。不使用避孕套或有多个性伴侣的女性患宫颈炎和其他性传播疾病的风险增加。

体格检查和临床表现

宫颈炎通常无症状或仅有轻微症状。患者可主诉大量脓性或黏液脓性阴道分泌物、盆腔疼痛、性交后或月经间期出血、外阴阴道

刺激症状或性交疼痛。

美国疾病预防控制中心强调，宫颈炎的两个诊断指标是黏液脓性分泌物以及反复宫颈接触性出血。体格检查时，宫颈可表现为红斑和触痛。取分泌物培养或进行宫颈细胞学检查时，子宫颈容易出血。棉签伸入宫颈管时可见黄色分泌物。

病因学

- 沙眼衣原体
- 淋病奈瑟菌
- 阴道毛滴虫
- 单纯疱疹病毒
- 人乳头瘤病毒
- 生殖支原体
- 细菌性阴道病

Dx 诊断

急性宫颈炎的诊断是临床诊断，基于宫颈脓性或黏液脓性分泌物和（或）宫颈质脆——棉签轻触即可引起出血。

鉴别诊断

- 子宫颈癌
- 宫颈糜烂（由卫生棉条或其他阴道内装置引起）
- 宫颈上皮化生
- 宫颈柱状上皮外翻
- 化学物质或激素紊乱引起的宫颈和阴道刺激性反应

评估

如果怀疑宫颈炎，应进行感染原因的检查，并排除盆腔炎。

实验室检查

- 白带异常（显微镜检查阴道分泌物中白细胞＞ 10 个 / 高倍视野）与宫颈衣原体和淋球菌感染有关
- 核酸扩增试验（NAAT）可用于诊断宫颈炎女性的沙眼衣原体和淋病奈瑟菌。可对阴道、宫颈或尿液样本进行检测
- 可加入生理盐水直接涂片寻找细菌性阴道病（BV）和滴虫的

证据，但由于显微镜检测阴道毛滴虫的敏感性相对较低（约50%），有宫颈炎症状而 BV 和滴虫镜检阴性的女性，如果怀疑耐药菌感染，应进一步行 NAAT 或病原体培养
- 建议所有宫颈炎患者均进行 HIV 检测
- 尽管 HSV-2 感染与宫颈炎有关，但不建议此时对 HSV-2 进行特异性检查（即培养或血清学检查），除非临床表现提示疱疹病毒感染

Rx 治疗

非药物治疗

- 应了解患者可能增加宫颈炎风险的卫生习惯，包括冲洗史、使用卫生棉条以及其他阴道刺激物的可疑暴露史
- 单纯性宫颈炎通常在门诊治疗
- 应建议安全的性行为，包括单一性伴侣以及坚持使用避孕套（男性和女性）
- 经培养证实的性传播疾病患者，其性伴侣均应同时治疗

常规治疗

由于 50% 的感染性宫颈炎由衣原体和淋病奈瑟球菌引起，因此，如果怀疑其中任何一种感染，无需等待检测结果即可开始治疗。可应用头孢曲松 250 mg 单次肌内注射，随后给予阿奇霉素 1 g 顿服，或多西环素 100 mg 口服，每日 2 次，连用 7 d。因妊娠期和哺乳期禁用多西环素，因此，妊娠患者应使用阿奇霉素 1 g 顿服。如果病原体是滴虫，则 95% 的病例可通过甲硝唑或替硝唑 2 g 顿服治愈。替代治疗方案为口服甲硝唑 500 mg，每日 2 次，连用 7 d。在治疗过程中应避免饮酒。

对于疱疹病毒感染，可使用阿昔洛韦、伐昔洛韦或泛昔洛韦治疗。

如在阿奇霉素或多西环素治疗后仍持续存在显著症状，排除了再次暴露于感染的性伴侣或未规律用药的因素，需考虑生殖支原体感染。如果确诊生殖支原体感染，则给予莫西沙星治疗。

预后

细菌性宫颈炎对抗生素反应良好。需要关注的可能并发症包括随后发生的盆腔炎和不孕症（可发生于 5% ～ 10% 的患者，不孕症

的发生率随盆腔炎的反复发作不断增加）。建议妊娠患者治疗后或考虑治疗失败的情况下重复进行宫颈分泌物培养。建议在 3 个月内筛查有无再感染。建议使用避孕套，双方培养均转阴后方可恢复性生活。

转诊

　　如果后续出现盆腔炎，根据美国疾病预防控制中心指南，建议门诊治疗，对严重或特殊情况考虑收入院静脉抗感染治疗。

 重点和注意事项

专家点评

- 对已确诊或怀疑患有性传播疾病的女性，性伴侣应适当治疗
- 建议所有诊断为衣原体感染或淋病的女性在治疗后 3 ～ 6 个月进行重复检测，并且对此患者确诊前 60 d 内的所有性伴侣进行性传播疾病评估和治疗

相关内容

　　衣原体生殖道感染（相关重点专题）

　　淋病（相关重点专题）

　　非淋菌性尿道炎（相关重点专题）

推荐阅读

Workowski KA, Bolan GA: Centers for Disease Control and Prevention: sexually transmitted diseases treatment guidelines, 2015, *MMWR Recomm Rep* 64(RR-03):1-137, 2015.

第8章　宫颈息肉
Cervical Polyps

T. Caroline Bank，Rachel Wright Heinle

王彦洁　译　张春妤　审校

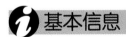 基本信息

定义

宫颈息肉是自宫颈或宫颈管突出的新生物或肿瘤，可能来自宫颈外口或宫颈内膜。

ICD-10CM 编码
N84.1　子宫颈息肉
D26.0　宫颈腺瘤样息肉

流行病学和人口统计学

在就诊于妇科的患者中，约 4% 可发现宫颈息肉，最常见于 30～50 岁的围绝经期女性和经产妇。宫颈外口息肉在绝经后女性中更为常见，而宫颈内膜息肉在绝经前女性中最常见。总体来说，宫颈内膜息肉比宫颈外口息肉更常见，且几乎均为良性，恶变极为罕见（1%）。

体格检查和临床表现

息肉可为单个或多个，大小不等（小至数毫米，大至 4 cm）。息肉柔软，光滑，呈紫红色至樱桃红色，触之易出血。较大的息肉可引起宫颈扩张。宫颈息肉可伴有阴道分泌物和出血，息肉伴发感染时尤为明显。

病因学

- 多数不明确
- 炎症
- 创伤
- 妊娠

诊断

鉴别诊断

- 子宫内膜息肉
- 脱出的子宫肌瘤
- 妊娠残留物
- 鳞状上皮乳头状瘤
- 肉瘤
- 宫颈恶性肿瘤

评估

息肉多无症状，常在妇科盆腔检查时发现。宫颈息肉亦可表现为异常子宫出血（月经间期或性交后出血）和大量阴道分泌物。息肉通常无痛。除非患者有异常出血需要医生诊治，否则息肉常于妇科检查或行宫颈细胞学检查时才得以诊断。

治疗

非药物治疗

无症状的息肉不需要治疗。如果患者有症状，可在门诊行简单手术切除。最常见的操作是利用卵圆钳或类似器械夹持息肉根部将其拧断。息肉切除后可能会出血，可用硝酸银或 Monsel 液止血。息肉亦可通过电灼术切除。在患者复诊之前，应避免性交和使用卫生棉条。尽管宫颈息肉绝大多数是良性的，但仍应送病理学检查，以明确组织学诊断。

常规治疗

宫颈息肉通常不会出现急症，不需要药物治疗。

长期管理

切除息肉前后，应在门诊检查宫颈。常规预约时应筛查息肉相关症状，包括阴道异常分泌物和出血的原因。

预后

鉴于息肉一般为良性，因此通常无需进一步治疗。每年应行妇科检查，明确息肉是否复发。

转诊

至妇科相关领域专家处行息肉切除术。

 重点和注意事项

专家点评

切除息肉前应进行宫颈细胞学检查。如果涂片结果提示异常，需考虑与息肉有关。如果息肉的病理报告显示有组织学或细胞学异常，则可能需行阴道镜、宫颈内膜取样或子宫内膜活检以进一步评估。

妊娠期间宫颈血运丰富。如果息肉大小无变化且为良性外观，在妊娠期应选择观察，只有在引起严重出血的情况下才需将其切除。

相关内容

宫颈发育不良（相关重点专题）

第9章　盆腔炎
Pelvic Inflammatory Disease

Gretchen Makai

王彦洁　译　张春好　审校

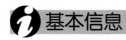 基本信息

定义

盆腔炎（pelvic inflammatory disease，PID）是与妊娠或手术无关的女性上生殖道［包括子宫、输卵管、卵巢和（或）盆腔腹膜］感染和炎症。PID 可分为急性（持续时间 ≤ 30 d）、亚临床或慢性（持续时间 > 30 d）。

同义词

输卵管炎

卵巢炎

附件炎

输卵管积脓

输卵管–卵巢脓肿

TOA（输卵管–卵巢脓肿）

ICD–10CM 编码

A18.17　女性结核性盆腔炎

A52.76　梅毒性盆腔炎

A54.2　淋球菌性腹膜炎和其他淋球菌性泌尿生殖系统感染

A54.24　女性淋球菌性盆腔炎

A56.1　盆腔腹膜和其他泌尿生殖器官衣原体感染

A56.11　女性衣原体盆腔炎

A56.19　其他衣原体泌尿生殖系统感染

N70　输卵管炎和卵巢炎

N70.0　急性输卵管炎合并卵巢炎

N70.01　急性输卵管炎

N70.02 急性卵巢炎

N70.03 急性输卵管炎合并卵巢炎

N70.1 慢性输卵管炎合并卵巢炎

N70.11 慢性输卵管炎

N70.12 慢性卵巢炎

N70.13 慢性输卵管炎合并卵巢炎

N70.9 未指明的输卵管炎和卵巢炎

N70.91 未指明的输卵管炎

N70.92 未指明的卵巢炎

N70.93 未指明的输卵管炎合并输卵管炎

N71 子宫炎症性疾病，除外宫颈

N71.0 子宫急性炎症性疾病

N71.1 子宫慢性炎症性疾病

N71.9 未指明的子宫炎症性疾病

N72 子宫颈炎症性疾病

N73 其他女性盆腔炎

N73.0 急性宫旁组织炎合并盆腔蜂窝织炎

N73.1 慢性宫旁组织炎合并盆腔蜂窝织炎

N73.2 未指明的宫旁组织炎合并盆腔蜂窝织炎

N73.3 女性急性盆腔腹膜炎

N73.4 女性慢性盆腔腹膜炎

N73.5 未指明的女性盆腔腹膜炎

N73.6 女性盆腔腹膜粘连（感染后）

N73.8 其他特定的女性盆腔炎

N73.9 未指明的女性盆腔炎

N74 其他疾病分类下的女性盆腔炎

流行病学和人口统计学

发病率 / 患病率：PID 常见于年轻、性活跃的女性。由于其诊断标准各异导致容易漏诊，以及患者就诊于急诊所导致的随访困难，PID 的发病率难以确定。美国疾病预防控制中心估计每年新诊断的 PID 病例达 100 万。由于美国近年来与 PID 相关的性传播疾病急剧增加，PID 的发病率可能还会上升。PID 对女性具有长期健康风险，包括反复感染、慢性盆腔疼痛、盆腔粘连性疾病和输卵管病变，从而导致异位妊娠和不孕。

危险因素：

- 性活跃的青春期和年轻女性
- PID 病史
- 既往衣原体感染
- 过去 1 年有多个或新的性伴侣
- 性伴侣患有性传播感染
- 未使用屏障避孕

体格检查和临床表现

- 下腹痛
- 阴道分泌物异常
- 异常子宫出血
- 性交后出血
- 尿痛
- 性交疼痛
- 发热
- 恶心和呕吐（提示腹膜炎）

体格检查

- 发热
- 腹部压痛
- 阴道分泌物异常
- 宫颈质脆
- 宫颈举摆痛
- 附件压痛
- 附件包块
- 右上腹压痛（肝周炎）：占 PID 的 5%

注意：患有 PID 的女性可能无症状和（或）体征轻微

病因学

PID 由下生殖道逆行感染引起。感染通常由多种微生物引起，尽管淋病和衣原体感染通常与 PID 的进展有关，但只有不足 50% 的女性检测呈阳性，其部分原因可能与性传播感染筛查的加强有关。PID 也可出现在与正常阴道菌群相关的微生物背景中，例如：

- 脆弱拟杆菌

- 大肠埃希菌和其他肠道革兰氏阴性杆菌
- 阴道加德纳菌
- 流感嗜血杆菌

较少见的感染原因包括：人型支原体、解脲支原体、生殖支原体（因抗生素耐药性而引起关注）、结核分枝杆菌（发展中国家的一个重要原因）和巨细胞病毒（cytomegalovirus，CMS）。

Dx 诊断

当患者有上生殖道感染和炎症的临床或病理学证据时可诊断PID。尽管没有单一的检测或方法能够可靠地诊断出包括 PID 在内的一系列疾病，但 PID 的诊断仍应注意以下几点：

- 考虑到与疾病相关的显著长期健康风险（特别是在未经治疗的情况下），医生应坚持 PID 诊断和治疗的最低标准
- 诊断 PID 的标准包括：
  1. 腹腔镜下异常表现与 PID 相符
  2. 临床可疑 PID 的女性，有子宫内膜炎的组织病理学证据
  3. 经阴道超声检查或其他影像学检查显示输卵管增厚或积水，伴或不伴盆腔积液或输卵管-卵巢囊肿
- 美国疾病预防控制中心建议有危险因素、腹痛或盆腔痛以及任何盆腔压痛［宫颈、子宫和（或）附件］的女性均应接受PID 治疗

鉴别诊断

- 阑尾炎
- 异位妊娠
- 宫内妊娠 / 其他妊娠
- 卵巢囊肿
- 附件扭转
- 子宫内膜异位症
- 尿路感染（膀胱炎或肾盂肾炎）

评估

- 病史——危险因素及临床表现如上所述
- 体格检查——体格检查发现如上所述

实验室检查

- 生理盐水直接涂片：可见线索细胞，白细胞增多
- 宫颈分泌物革兰氏染色：多形核细胞 > 30 个 / 高倍视野，与衣原体或淋球菌感染相关
- 宫颈分泌物进行淋病奈瑟球菌和沙眼衣原体培养
- 如行腹腔镜检查，取输卵管抽吸液或腹膜渗出液送培养
- 血常规：白细胞增多
- 急性期反应物升高：红细胞沉降率（erythrocyte sedimentation rate，ESR）> 15 mm/h、C 反应蛋白
- 人绒毛膜促性腺激素（human chorionic gonadotropin，hCG）检测以排除宫内妊娠或异位妊娠
- HIV 检测，并考虑其他性传播感染筛查，如快速血浆反应素试验（rapid plasma regain test, RPR test）、乙肝病毒表面抗原、丙肝抗体（HIV 感染可增加输卵管−卵巢脓肿的发生率）

影像学检查

超声检查常用于评估 PID，并可根据是否存在输卵管−卵巢脓肿来决定住院治疗或门诊治疗。检查所见包括：

- 有非均质或囊性内容物的厚壁附件区包块提示脓肿
- 输卵管扩张（需注意，在超声检查中很少能识别出正常的输卵管）
- "齿轮征"提示输卵管壁增厚
- 子宫内膜有非均质液体

计算机断层扫描（computer tomography，CT）或磁共振成像（magnetic resonance imaging，MRI）可能有助于更好地鉴别附件区包块和（或）排除其他疾病，如阑尾炎或肾结石。影像学检查方式的选择将取决于临床考虑、医院条件以及相关费用。

有创性检查

子宫内膜活检提示子宫内膜炎可支持 PID 的诊断。腹腔镜检查为诊断 PID 的金标准，但由于该操作的有创性、风险和相关成本，很少被用于诊断。

Rx 治疗

PID 的初始治疗是门诊使用广谱抗生素。以下情况应住院治疗：

- 不能排除外科急症
- 存在输卵管-卵巢脓肿
- 患者无法或不愿意在门诊治疗（包括药物治疗和临床随访）
- 门诊治疗 48 ～ 72 h 内症状未改善
- 合并妊娠、免疫缺陷或其他复杂疾病

针对急性 PID，美国疾病预防控制中心推荐的循证指南如下：

住院患者治疗方案

推荐的静脉治疗方案

- 头孢替坦 2 g 静脉注射，每 12 h 1 次，联合多西环素 100 mg 口服或静脉注射，每 12 h 1 次
- 头孢西丁 2 g 静脉注射，每 6 h 1 次，联合多西环素 100 mg 口服或静脉注射，每 12 h 1 次
- 克林霉素 900 mg 静脉注射，每 8 h 1 次，联合庆大霉素负荷剂量（2 mg/kg）静脉注射或肌内注射，然后维持剂量（1.5 mg/kg）每 8 h 1 次，也可每日单次 3 ～ 5 mg/kg 替代

其他静脉治疗方案

- 氨苄西林 / 舒巴坦 3 g 静脉注射，每 6 h 1 次，联合多西环素 100 mg 口服或静脉注射，每 12 h 1 次

当根据症状、体格检查和实验室标准判断临床症状明显改善时，可以将抗生素从静脉给药过渡为口服多西环素或克林霉素（取决于所选的治疗方案），以完成全部 14 d 的抗生素治疗。如果患者接受推荐的抗生素治疗后症状仍未改善，需进行进一步检查，必要时行手术治疗。

门诊患者治疗方案

推荐的肌内注射 / 口服治疗方案

- 头孢曲松 250 mg 单次肌内注射，联合多西环素 100 mg 口服，每日 2 次，共 14 d

  可加用或不加用甲硝唑 500 mg 口服，每日 2 次，共 14 d
- 头孢西丁 2 g 单次肌内注射，同时顿服丙磺舒 1 g，联合多西环素 100 mg 口服，每日 2 次，共 14 d

  可加用或不加用甲硝唑 500 mg 口服，每日 2 次，共 14 d
- 其他第三代头孢菌素（头孢唑肟或头孢噻肟），联合多西环素 100 mg 口服，每日 2 次，共 14 d

可加用或不加用甲硝唑 500 mg 口服，每日 2 次，共 14 d

其他肌内注射 / 口服治疗方案

- 阿奇霉素 1 g 口服，每周 1 次，服用 2 周，联合头孢曲松 250 mg 单次肌内注射

治疗的注意事项

- 即使在培养中未发现淋病奈瑟球菌和沙眼衣原体，抗生素亦应覆盖这些病原体
- 由于淋病奈瑟球菌对抗生素耐药性的增加，在 PID 的治疗中应避免氟喹诺酮类药物。如果在患有 PID 的女性中分离出淋病奈瑟球菌，则应考虑在治疗中增加阿奇霉素 1 g 口服 1 次
- 女性患者应避免性行为，直至自身及其性伴侣得到充分治疗且症状消除为止
- 输卵管-卵巢脓肿可能需要引流，可在介入放射手段下通过抽吸或引流实现，或由妇科医生通过阴道或腹腔镜进行。经治疗急性感染后，可通过全子宫双附件切除术来治疗复发/持续性输卵管-卵巢脓肿
- 对于使用宫内节育器（intrauterine contraceptive device，IUD）的女性，PID 的治疗不包括/不要求取出节育器，除非在经过规范治疗 48 ~ 72 h 后仍无临床改善。IUD 很少是 PID 的感染源，尤其是放置 3 周以后
- 诊断为 PID 或其他 STI 患者的性伴侣应接受评估和适当治疗。在存在 PID 的情况下，应治疗患者症状发作 60 d 内的所有性伴侣。美国一些州允许加急伴侣治疗（expedited partner therapy，EPT），以便医生能够为患者提供足够的药物来治疗患者及其伴侣
- 慢性 PID 的治疗可能需要针对不同的病原体，并进行适当调整

预后

- 由于存在再次感染的危险，所有女性患者在治疗后 3 ~ 6 个月应再次进行淋病和衣原体检查
- 随访包括确认性伴侣的治疗，宣教使用屏障避孕以及 PID 和远期后遗症的风险，包括：
  1. 复发性 PID
  2. 慢性盆腔疼痛

3. 输卵管损伤导致的不孕和（或）异位妊娠

4. Fitz-Hugh-Curtis 综合征

5. 潜在的癌症风险：有限的研究表明，PID 与卵巢癌、子宫内膜癌和结肠癌之间存在微弱关联

 ## 重点和注意事项

专家点评

- 考虑到 PID 的各种风险，如发生重度感染以及严重和慢性的内科和生殖系统并发症，因此，应保证 PID 诊断和治疗的最低标准
- 大多数患者适合门诊治疗，但某些特定患者建议住院治疗
- 除非严重过敏，否则均应使用美国疾病预防控制中心推荐的治疗方案。在过敏的情况下，需行病原体培养及药物敏感试验
- 对于疑似或确诊 PID 的女性，应进行 HIV 和其他 STI 的筛查
- IUD 可予以保留，除非治疗 48 ～ 72 h 后仍无改善
- 对盆腔炎女性的性伴侣进行治疗，尽可能进行 EPT
- 禁止同房直至患者及其伴侣完成治疗
- 治疗后 3 ～ 6 个月检查是否存在淋病和衣原体的再感染

预防

年龄＜ 25 岁和（或）有高危性行为的女性应每年筛查衣原体感染；研究表明，筛查可以减少＞ 50% 的 PID 病例。应强调最大限度减少性伴侣暴露并积极使用屏障避孕（单独使用或与其他方法联合使用）的重要性。

相关内容

生殖衣原体感染（相关重点专题）

淋病（相关重点专题）

盆腔脓肿（相关重点专题）

推荐阅读

Brunham RC: Pelvic inflammatory disease, *N Engl J Med* 372:2039-2048, 2015.
Centers for Disease Control and Prevention: *Sexually transmitted diseases treatment guidelines*. www.cdc.gov/std/tg2015/pid.htm.

Centers for Disease Control and Prevention: New CDC analysis shows steep and sustained increases in STDs in recent years. www.cdc.gov/nchhstp/newsroom/2018/press-release-2018-std-prevention-conference.html.

Gradison M: Pelvic inflammatory disease, *Am Fam Physician* 85(8):791-796, 2012.

Romosan G, Valentin L: The sensitivity and specificity of transvaginal ultrasound with regard to acute pelvic inflammatory disease: a review of the literature, *Arch Gynecol Obstet* 289(4):705-714, 2014.

Anthony Sciscione，Ella Stern

刘孜卓　译　梁华茂　审校

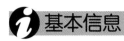 基本信息

定义

　　盆腔脓肿是一种急性或慢性感染，通常累及盆腔脏器。治疗需要对症，包括使用广谱抗生素。如果药物治疗失败，则需外科手术处理。根据病因可将盆腔脓肿分为 4 类：

- 上行感染，从子宫颈经子宫腔向附件扩散，形成输卵管-卵巢脓肿
- 产褥期感染，通过血行或淋巴途径从子宫内膜或子宫肌层扩散至附件
- 盆腔手术后脓肿形成
- 由于邻近器官（如阑尾炎或憩室炎）扩散而累及盆腔脏器

同义词

　　输卵管-卵巢脓肿（tuboovarian abscess，TOA）
　　阴道穹窿脓肿

ICD-10CM 编码

K63.0	肠脓肿
K65.1	腹腔脓肿
K68.11	术后腹膜后脓肿
K68.12	腰大肌脓肿
K68.19	其他腹膜后脓肿
N70.93	未指明的输卵管炎和卵巢炎
N70.0	急性输卵管炎和卵巢炎
N70.1	慢性输卵管炎和卵巢炎

流行病学与人口统计学

发病率：

- 34% 的住院患者有盆腔炎性疾病

- 1%～2% 的患者接受子宫切除术后发生盆腔脓肿，最常见于经阴道手术者
- 发病高峰年龄为 30～40 岁

危险因素： 与盆腔炎的危险因素相同，虽然 30%～50% 的患者在脓肿形成之前没有输卵管炎的病史。

体格检查和临床表现

- 腹部或盆腔疼痛（90%）
- 发热或畏寒（50%）
- 异常出血（21%）
- 阴道分泌物（28%）
- 恶心（26%）
- 60%～80% 的患者无发热或白细胞增多；无这些表现不应排除诊断

病因学

- 由厌氧菌、需氧菌和兼性厌氧菌组成的混合菌群，如大肠埃希菌、脆弱拟杆菌、普雷沃菌属、需氧链球菌、消化球菌和消化链球菌属
- 淋病奈瑟球菌和衣原体是宫颈炎和输卵管炎的主要病原菌，但在脓肿培养中很少发现
- 老年患者应考虑肠道憩室疾病

Dx 诊断

鉴别诊断

- 盆腔肿瘤，如卵巢肿瘤和子宫平滑肌瘤
- 卵巢扭转
- 炎性肿块累及邻近肠道或网膜，如阑尾炎或憩室炎破裂
- 盆腔血肿，可能发生在剖宫产术后或子宫切除术后

实验室检查

- 血常规和血细胞分类
- 在开始使用抗生素之前，应对子宫颈、血液、尿液、痰、腹腔（如果进行手术）和脓肿进行需氧菌和厌氧菌培养
- 育龄期患者行妊娠试验

影像学检查

- 超声检查：用于确诊、估计脓肿大小和监测治疗反应的无创、费用低廉的检查方法；敏感性＞ 90%
- CT：用于诊断和治疗（CT 引导下穿刺引流）（图 10-1）
    1. 可用于超声检查显示不清的情况下，同腹腔内脓肿
    2. CT 引导下脓肿引流的成功率：单一脓腔为 90%，多个脓腔为 40%

® 治疗

主要注意事项：

- 患者对保留未来生育能力的意愿
- 可能发生脓肿破裂并导致腹膜炎、脓毒症休克和后遗症

常规治疗

- 治疗难点是决定患者是否需要立即进行腹腔镜手术（诊断不明确或怀疑破裂）还是选择静脉输注抗生素。治疗无反应的患者（如治疗 48 ～ 72 h 后仍有持续发热或白细胞增多、肿块增大或怀疑破裂）应进行手术
- 对药物治疗反应不佳的患者可进行手术治疗。附件肿块较大（＞ 8 cm）或免疫功能低下的患者可能需要尽早手术
- 抗生素选择：
    1. 克林霉素 900 mg 静脉注射每 8 h 1 次或甲硝唑 500 mg 静脉注射每 6 ～ 8 h 1 次，联合庆大霉素 5 ～ 7 mg/kg 每日 1 次

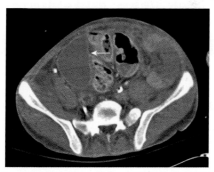

图 10-1　盆腔巨大脓肿患者增强 CT 图像。可见典型的脓肿壁边缘强化。经皮穿刺引流应在影像学引导下进行。（From Vincent JL et al：Textbook of critical care，ed 6，Philadelphia，2011，WB Saunders.）

   或 1.5 mg/kg 每 8 h 1 次

2. 替代方案：氨苄西林-舒巴坦 3 g 静脉注射每 6 h 1 次，或头孢西丁 2 g 静脉注射每 6 h 1 次，或头孢替坦 2 g 静脉注射每 12 h 1 次，联合多西环素 100 mg 静脉注射每 12 h 1 次

- 在药物治疗期间，对严重怀疑急性脓肿破裂的患者（如腹痛急性加重、新发心动过速和低血压），在患者情况稳定后，应立即进行手术

- 手术选择：
  1. 腹腔镜下引流和冲洗
  2. CT 引导下穿刺引流（介入治疗）
  3. 经阴道后穹窿切开术（脓肿必须位于中线，突向直肠阴道隔，并与阴道穹窿紧贴）
  4. 剖腹探查，包括全子宫切除术联合双侧输卵管-卵巢切除术或单侧输卵管-卵巢切除术
  5. 输卵管-卵巢脓肿破裂是外科急症

预后

- 患者接受抗生素治疗的有效率为 75%，妊娠率为 50%。妊娠的概率随病情复发而降低

- 30% ～ 40% 的患者治疗无反应，可通过 CT 引导下穿刺引流或手术进行治疗。谨记单侧附件切除术同子宫切除术有相同治愈率，但单侧附件切除术保留了患者的生育能力

转诊

如果患者有输卵管-卵巢脓肿，请转诊至妇科相关领域专家处就诊。

 重点和注意事项

专家点评

- 如果从培养物中分离出放线菌属，则青霉素治疗时间需要延长（6 周～ 3 个月）

- 最佳的降低死亡率的方法：不要延误诊断

相关内容

盆腔炎（相关重点专题）

推荐阅读

To J et al: Image-guided drainage versus antibiotic-only treatment of pelvic abscesses: short-term and long-term outcomes, *Fertil Steril* 102(4):1155-1159, 2014.

Vulvar Cancer

Anthony Sciscione

吴郁 译 梁华茂 审校

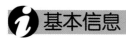 基本信息

定义

外阴癌是外阴细胞异常增殖导致的恶性肿瘤。绝大多数外阴癌起源于鳞状细胞（表 11-1）；但是，尚有其他类型，包括腺癌、基底细胞癌、肉瘤和黑色素瘤（表 11-2）。

同义词

外阴鳞状细胞癌（90%）

外阴基底细胞癌

外阴腺癌

外阴黑色素瘤

前庭大腺癌

外阴疣状癌

外阴肉瘤

表 11-1　外阴上皮内瘤变的组织学分型及其相关情况

	常见型（疣状-基底细胞样，未分化型）	分化型（单纯型）
年龄	绝经前女性（30 ～ 50 岁）	绝经后女性（65 岁）
占总 VIN 的百分比	约 95%	约 5%
是否与 HPV 相关	是	否
HPV 类型	16	NA
高危因素	吸烟、免疫抑制	不明确
分布	多灶性	单一病灶，单中心
病史		硬化性苔藓
疾病进展结果	疣状或基底细胞样鳞状细胞癌浸润性癌	角化性鳞状细胞癌（罕见）

HPV，人乳头瘤病毒；NA，不适用；VIN，外阴上皮内瘤变

From Disaia PJ et al：Clinical gynecologic oncology，ed 9，Philadelphia，2017，Elsevier.

表 11-2　外阴肿瘤的组织学类型发生率 *

肿瘤类型	发生率（%）
鳞状细胞癌	86.2
黑色素瘤	4.8
肉瘤	2.2
基底细胞癌	1.4
前庭大腺癌	
鳞状细胞癌	0.4
腺癌	0.6
未分化	3.9

* 基于 1378 例病例报道

From Disaia PJ et al：Clinical gynecologic oncology，ed 9，Philadelphia，2017，Elsevier

ICD-10CM 编码
C51.9　未指明的外阴恶性肿瘤

流行病学和人口统计学

发病率：据估计，2019 年约有 6070 例新发外阴癌病例，约 1280 名女性死于此病。

患病率：外阴癌并不常见，占女性生殖道恶性肿瘤的 3%～5%，占女性所有癌症的约 1%。

平均诊断年龄：主要于绝经期发病，平均诊断年龄为 65 岁。但是，发病率呈双峰分布，年轻和老年女性均可患病。

体格检查和临床表现

- 外阴瘙痒或疼痛（表 11-3）
- 分泌物恶臭或有出血
- 查体可见隆起病变呈肉质（图 11-1）、溃疡、白斑（图 11-2）或疣状外观；可为多灶性病变
- 病变通常位于大阴唇，但也可见于小阴唇、阴蒂和会阴
- 腹股沟可触及肿大淋巴结

病因学

- 外阴鳞状细胞癌有两种独立的发展途径：黏膜感染 HPV，以

表 11-3　外阴癌的症状和体征

症状或体征	发生率（%）
瘙痒	45.0
肿块	45.0
疼痛	23.0
阴道出血	14.0
溃疡	14.0
排尿困难	10.0
异常分泌物	8.0
腹股沟肿物	2.5

From Disaia PJ et al：Clinical gynecologic oncology，ed 9，Philadelphia，2017，Elsevier.

扫本章二维
码看彩图

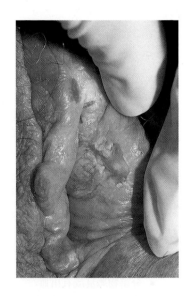

图 11-1　（扫本章二维码看彩图）外阴鳞状细胞癌。[From White GM, Cox NH（eds）：Diseases of the skin, a color atlas and text，ed 2，St Louis，2006，Mosby.]

　　及外阴慢性炎症（外阴营养不良）或自身免疫过程
- 据报道，20%～30% 的外阴浸润性鳞状细胞癌合并外阴上皮内瘤变，但其恶性潜能尚不清楚
- 约 50% 的外阴癌被认为源于 HPV 感染。外阴癌患者中年轻女性更容易检出 HPV 感染；老年女性患 HPV 相关癌症的可能性较小

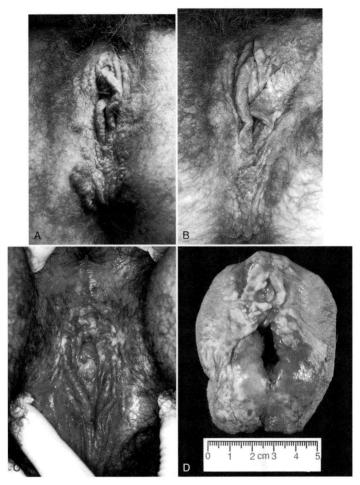

图 11-2 （扫本章二维码看彩图）典型外阴上皮内瘤变（VIN）的临床表现。
A ～ B. 不规则隆起伴不同程度的过度角化。**C**. 较多色素斑块的 VIN。**D**. 广泛
融合性白斑。（From Crum CP et al：Diagnostic gynecologic and obstetric pathology，
ed 3，Philadelphia，2018，Elsevier.）

- 其他危险因素包括尖锐湿疣史、吸烟、外阴营养不良、外阴
  硬化性苔藓、长期免疫抑制、高血压和糖尿病
- 年轻女性中的外阴癌更直接取决于 HPV 感染、外阴营养不良
  及吸烟

Dx 诊断

鉴别诊断

- 腹股沟淋巴肉芽肿
- 结核病
- 外阴营养不良
- 外阴萎缩
- 外阴 Paget 病

评估

- 通过活检进行组织学诊断
- 全面检查病灶，评估扩散情况。国际妇产科联盟（International Federation of Gynecology and Obstetrics，FIGO）外阴癌分期详见表 11-4

表 11-4　FIGO 外阴浸润性癌的分期

分期	定义
I	肿瘤局限于外阴
I_A	病灶≤2 cm，局限于外阴或会阴，且间质浸润≤1.0 mm*；无淋巴结转移
I_B	病灶＞2 cm，局限于外阴或会阴，或间质浸润＞1.0 mm*；无淋巴结转移
II	任何大小的肿瘤，并侵犯邻近部位（下 1/3 尿道、下 1/3 阴道、肛门）；无淋巴结转移
III	任何大小的肿瘤，伴或不伴侵犯下列部位（下 1/3 尿道、下 1/3 阴道、肛门）；腹股沟淋巴结阳性
III_A	（i）伴有 1 个淋巴结转移（≥5 mm），或（ii）有 1～2 个淋巴结转移（＜5 mm）
III_B	（i）≥2 个淋巴结转移（≥5 mm），或（ii）≥3 个淋巴结转移（＜5 mm）
III_C	淋巴结阳性伴淋巴结囊外播散
IV	肿瘤侵犯其他区域（上 2/3 尿道、上 2/3 阴道）或远处转移
IV_A	肿瘤侵犯下列任意部位： （i）上尿道或阴道黏膜、膀胱黏膜、直肠黏膜，固定于骨盆壁；或 （ii）腹股沟淋巴结固定或溃疡形成
IV_B	包括盆腔淋巴结的任意部位远处转移

* 浸润深度定义为肿瘤从邻近的最浅表真皮乳头的上皮-间质交界处到浸润最深点的距离

From Disaia PJ et al：Clinical gynecologic oncology，ed 9，Philadelphia，2017，Elsevier.

- 病灶相邻区域可能需行阴道镜检查
- 阴道和子宫颈行细胞学涂片
- 可能需行膀胱镜和直肠乙状结肠镜检查

影像学检查

- 胸部 X 线检查
- CT 和 MRI 有助于评估局部肿瘤扩散情况

Rx 治疗

非药物治疗

- 根据肿瘤分期进行个体化治疗。图 11-3 至图 11-5 介绍外阴癌患者的治疗选择

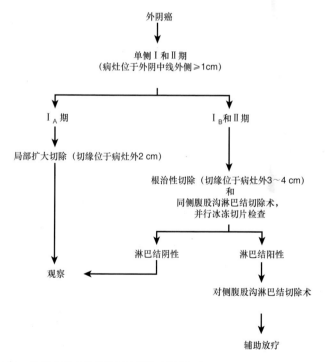

图 11-3 单侧 I 期或 II 期外阴癌的诊疗流程。(From Disaia PJ et al: Clinical gynecologic oncology, ed 9, Philadelphia, 2017, Elsevier.)

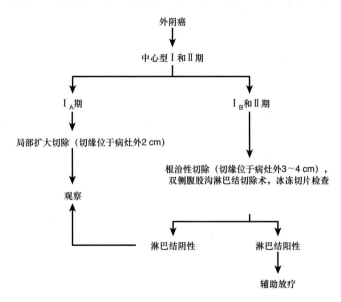

图 11-4　中心型 Ⅰ 期或 Ⅱ 期外阴癌的诊疗流程。（From Disaia PJ et al：Clinical gynecologic oncology，ed 9，Philadelphia，2017，Elsevier.）

- Ⅰ 期肿瘤且间质浸润＜ 1 mm 可行外阴局部扩大切除，不需行腹股沟淋巴结切除术。5% 咪喹莫特乳膏是一种局部免疫反应调节剂，在治疗外阴上皮内瘤变方面亦较为有效
- Ⅰ 期肿瘤且间质浸润＞ 1 mm 可行外阴局部扩大切除及腹股沟淋巴结切除术
- Ⅱ 期需行根治性外阴切除术及双侧腹股沟淋巴结切除术
- 晚期癌症患者在手术后可能需要辅助放疗和化疗

预后

5 年生存率从 Ⅰ 期的 98% 到 Ⅳ 期的 15% 不等。

转诊

外阴癌应由妇科肿瘤医师和放射治疗医师共同管理。

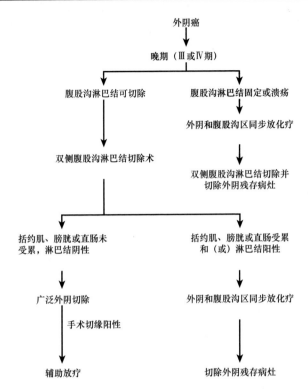

图 11-5 Ⅲ 期或 Ⅳ 期外阴癌的诊疗流程。(From Disaia PJ et al: Clinical gynecologic oncology, ed 9, Philadelphia, 2017, Elsevier.)

Christine Burke

吴郁　译　梁华茂　审校

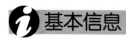 基本信息

定义

阴道癌是指阴道基底膜下方的阴道上皮细胞异常增生导致的恶性肿瘤。

同义词

阴道鳞状细胞癌

阴道腺癌

阴道黑色素瘤

阴道肉瘤

阴道内胚窦瘤

阴道恶性肿瘤

ICD-10CM 编码

C52　阴道恶性肿瘤

流行病学和人口统计学

发病率：据估计，2018 年约有 5170 例新发病例，死亡 910 例。

患病率：阴道癌是第二少见的妇科恶性肿瘤，占女性生殖道恶性肿瘤的 3%。在感染 HPV 的女性中发病率更高。

平均诊断年龄：主要见于绝经期女性，诊断时平均年龄为（65.7±14.3）岁。

体格检查和临床表现

- 阴道浸润性癌（图 12-1）的症状和体征与宫颈癌相似。绝大多数患者无症状
- 最常见的症状是绝经后阴道出血和（或）阴道排液
- 也可表现为盆腔疼痛或下坠感、性交疼痛、排尿困难、分泌

扫本章二维
码看彩图

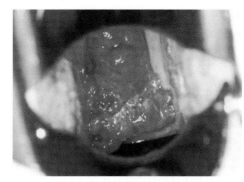

图 12-1 （扫本章二维码看彩图）阴道鳞状细胞癌的后穹窿病变。（From DiSaia PJ et al：Clinical gynecologic oncology，ed 9，Philadelphia，2018，Elsevier.）

物恶臭或性交后出血

- 可表现为阴道病变或阴道细胞学检查异常

病因学

- 确切病因尚不清楚
- 80% ～ 90% 的原发性阴道癌为鳞状细胞癌，4% ～ 10% 为腺癌
- 大多数阴道癌与 HPV 感染有关。在 65% 的阴道浸润性癌和 93% 的阴道高级别鳞状上皮内病变中发现有 HPV 感染。宫颈癌也存在类似的危险因素。宫颈癌患者罹患阴道癌的风险增加
- 阴道上皮内瘤变（vaginal intraepithelial neoplasia，VaIN）被认为是阴道鳞状细胞癌的癌前病变
- HIV 感染、吸烟和免疫抑制是阴道癌的危险因素。既往盆腔放疗史也可能是危险因素
- 阴道透明细胞癌可能与宫内暴露己烯雌酚（diethylstilbestrol exposure，DES）有关。20 世纪 70 年代早期以后，DES 不再应用于妊娠女性的治疗。因此，预计未来这种透明细胞癌的发生将会减少

Dx 诊断

鉴别诊断

- 相比于原发性阴道癌，继发于其他肿瘤的阴道癌更为常见
- 阴道炎（萎缩性或感染性）

- 阴道肿块：息肉、子宫内膜异位症

评估

- 通过活检进行组织学诊断
- 如果阴道细胞学检查结果可疑，应行阴道镜检查和组织活检
- 膀胱镜检查、直肠乙状结肠镜、胸部 X 线检查、静脉尿路造影和钡灌肠造影有助于临床分期
- CT（图 12-2）、氟代脱氧葡萄糖（fluorodeoxyglucose，FDG）、正电子发射断层成像（positron emission tomography，PET）扫描、MRI 可用于评估肿瘤转移情况
- 阴道癌分期详见表 12-1

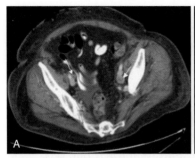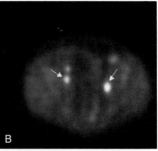

图 12-2　阴道癌伴淋巴结转移。A. 盆腔 CT 扫描显示双侧髂外淋巴结轻度增大，提示转移（箭头）。**B**. 轴位 FDG-PET 扫描显示高代谢结节为高强度斑点，证实转移（箭头）。（From Niederhuber JE：Abeloff's clinical oncology，ed 6，Philadelphia，2020，Elsevier.）

表 12-1　阴道癌分期系统

部位	TNM	FIGO	定义
原发肿瘤	T_X		原发肿瘤无法评估
	T_0		无原发肿瘤证据
	T_{is}	0	原位癌
	T_1	I	肿瘤局限于阴道
	T_2	II	肿瘤侵犯阴道旁组织，但未达盆壁
	T_3	III	肿瘤扩散已达盆壁
	T_4	IV_A	肿瘤侵犯膀胱黏膜或直肠黏膜[a]和（或）扩散超出真骨盆
		IV_B	远处转移

部位	TNM	FIGO	定义
区域淋巴结	N_x		不能评估区域淋巴结
	N_0		无区域淋巴结转移
阴道上 2/3	N_1		盆腔淋巴结转移
阴道下 1/3	N_1		单侧腹股沟淋巴结转移
	N_2		双侧腹股沟淋巴结转移
远处转移	M_x		不能评估是否有远处转移
	M_0		无远处转移
	M_1		远处转移

[a] 膀胱黏膜大疱性水肿不足以归类为 T_4 或 FIGO IV_A

FIGO，国际妇产科联盟；TNM，肿瘤-淋巴结-转移

From Niederhuber JE：Abeloff's clinical oncology，ed 6，Philadelphia，2020，Elsevier.

影像学检查

- 胸部 X 线检查、静脉尿路造影和钡灌肠造影有助于临床分期
- CT 和 MRI 可用于评估肿瘤转移情况和制订放疗计划
- 在发现原发转移和淋巴结转移方面，PET 比 CT 更为敏感

(Rx) 治疗

- 主要采用放疗
- 病灶小、局限于阴道后壁、阴道上 1/3 的 I 期肿瘤可行根治性手术
- 其他期别的肿瘤需行全盆腔照射、组织间插植放疗和（或）腔内放疗
- 部分患者可联合应用化疗和放疗
- 表 12-2 总结了宫颈和阴道透明细胞癌的治疗

预后

阴道鳞状细胞癌的 5 年生存率从 I 期的 85% 到 IV 期的 13% 不等。

转诊

阴道癌应由妇科肿瘤医师和放射治疗医师共同管理。

表 12-2　宫颈及阴道透明细胞癌的管理

分期	手术	放疗
宫颈透明细胞癌		
I$_B$	根治性子宫切除术（阴道切缘阴性）及双侧盆腔淋巴结切除术	盆腔淋巴结阳性行全盆照射，5000 cGy
II$_A$	根治性子宫切除术、双侧盆腔淋巴结切除术、阴道上段切除术	盆腔淋巴结阳性行全盆照射，5000 cGy
II$_B$	放疗失败时考虑盆腔廓清术	全盆照射 5000 cGy，后装放疗
III$_A$ 和 III$_B$	放疗失败时考虑盆腔廓清术	全盆照射 6000 cGy，后装放疗
IV	个体化治疗	
阴道透明细胞癌		
I（阴道上 1/3）	根治性子宫切除术、双侧盆腔淋巴结切除术、阴道上段切除术	盆腔淋巴结阳性行全盆照射，5000 cGy
I（阴道下 2/3）	根治性子宫切除术、双侧盆腔淋巴结切除术、全阴道切除术加阴道重建术	全盆照射 5000 cGy，阴道内照射或插植放疗
II	放疗失败时考虑盆腔廓清术	全盆照射 5000 cGy，插植放疗
III	放疗失败时考虑盆腔廓清术	全盆照射 6000 cGy，插植放疗
IV	个体化治疗	

From DiSaia PJ et al：Clinical gynecologic oncology. ed 9，Philadelphia，2018，Elsevier.

推荐阅读

Chiasson MA et al: Increased prevalence of vulvovaginal condyloma and vulvar intraepithelial neoplasia in women infected with human immunodeficiency virus, *Obstet Gynecol* 89(5 Pt1):690, 1997.

Hacker NF et al: Cancer of the vagina, *Int J Gynecol Obstet* 119(Suppl 2):S97-S99, 2012, https://doi.org/10.1016/S0020-7292(12)60022-8.

Shrivastava S et al: Management of vaginal cancer, *Rev Recent Clin Trials* 10(4): 289-297, 2015.

Siegel RL et al: CA cancer, *J Clin* 68(1):7-30, 2018, https://doi.org/10.3322/caac.21442. Pub 2018 Jan 4.

Smith JS et al: Human papillomavirus type-distribution in vulvar and vaginal cancer and their associated precursors, *Obstet Gynecol* 113:917, 2009.

Tran PT et al: Prognostic factors for outcomes and complications for primary squamous cell carcinoma of the vagina treated with radiation, *Gynecol Oncol* 105:641, 2007.

Ashlie Sewdass Carter

孙晓乐 译 姚颖 审校

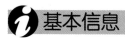 基本信息

定义

宫颈非典型增生是指由 HPV 持续感染导致的未成熟的鳞状上皮细胞非典型增生性改变，未浸润至基底膜。其特征包括细胞数量增加、形态多样、核异型、核／浆比例升高。宫颈非典型增生改变始于基底膜附近鳞状分化逐渐消失，并发展至晚期（重度非典型增生），该期常侵及鳞状上皮全层。2006 年由美国阴道镜和宫颈病理学会（American Society for Colposcopy and Cervical Pathology，ASCCP）及其专业合作组织举办的美国健康委员会专家共识会议确定并使用了 2001 版 Bethesda 系统术语修订版。该专家共识会议基于 Bethesda 系统术语修订版之后的意义未明的非典型鳞状细胞／低级别鳞状上皮内病变（atypical squamous cells of undetermined significance/low-grade squamous intraepithelial lesion，ASC-US/LSIL）分诊研究更新了宫颈非典型增生的治疗方案。图 13-1 显示宫颈鳞状上皮细胞非典型增生分级系统的对比。

2012 年，美国癌症学会（American Cancer Society，ACS）、ASCCP 和美国临床病理学会（American Society for Clinical Pathology，ASCP）发布了一系列新的有关终身评估及宫颈非典型增生和癌症早期诊断的建议。这些建议试图通过减少终身评估的次数降低过度检查所致并发症的发病率，同时优化了宫颈细胞学检查和 HPV 检查协同评估方案。

筛查策略更新：

- 21 岁以下女性不应接受宫颈癌筛查，除非 HIV 阳性。如果 HIV 呈阳性，应在 1 年内开始进行 HPV 核酸与基因筛查
- 21 ～ 29 岁女性应每 3 年进行 1 次细胞学筛查。细胞学检查阴性或 HPV 阴性的 ASC-US 患者，应每 3 年复检 1 次。对于 HPV 阳性的 ASC-US 患者或低级别宫颈鳞状上皮内病变（LSIL）患者，随访应按照 2006 年临床指南进行，通常先行

组织学特征	传统分级系统	WHO分级系统	英国宫颈细胞学协会	Bethesda系统
不符合非典型增生标准的非典型鳞状细胞	轻度异型性	轻度异型性	临界核异常	非典型鳞状细胞（ASC）
轻度非典型增生伴宫颈挖空细胞	HPV 感染	HPV 感染	HPV 感染及临界改变	低级别鳞状上皮内病变（SIL）
局限于上皮下 1/3 的非典型增生	轻度非典型增生	CIN 1	轻度核异质（低级别核异型性）	低级别鳞状上皮内病变
局限于上皮下 2/3 的非典型增生	中度非典型增生	CIN 2	中度核异质（高级别核异型性）	高级别鳞状上皮内病变
侵及上皮上 1/3 的非典型增生	重度非典型增生	CIN 3	重度核异质（高级别核异型性）	高级别鳞状上皮内病变
侵及全层上皮细胞的非典型增生	原位癌	CIN 3	重度核异质（高级别核异型性）	高级别鳞状上皮内病变

图 13-1　宫颈病变分级系统对比。CIN，宫颈上皮内瘤变；HPV，人乳头状瘤病毒；WHO，世界卫生组织。（From Young B et al：Female reproductive system. In Wheater's basic pathology，Philadelphia，2011，Elsevier，pp. 216-315.）

阴道镜检查，后续随访步骤根据阴道镜检查结果而定

- 30 ～ 65 岁女性每 5 年进行 1 次宫颈细胞学检查及 HPV 检测。或可仅行细胞学检查，但需要每 3 年检查 1 次。细胞学检查阴性或 HPV 阴性的 ASC-US 患者应每 5 年进行 1 次宫颈细胞学检查联合 HPV 筛查。对于 HPV 阳性的 ASC-US 患者或细胞学检查为 LSIL 的患者，后续随访按照 2006 年临床指南进行。HPV 阳性但细胞学检查阴性者，可在 12 个月后进行宫颈细胞学检查及 HPV 检测。患者也可专门检查 HPV 16 或 16/18 基因型，如果结果呈阳性，应行阴道镜检查。HPV 阳性但 HPV 16 和（或）HPV 18 阴性者，应在 12 个月后进行宫颈细胞学检查及 HPV 检测
- 65 岁以上以及有子宫切除病史（包括宫颈切除）的患者可以

不再进行筛查，除非为既往诊断子宫颈上皮内瘤变（cervical intraepithelial neoplasia，CIN）2 级及以上者，而 CIN 2 级及以上患者应在 20 年内密切随诊。此年龄分层建议也适用于接种 HPV 疫苗者

2001 版 Bethesda 系统更新分级

2001 版 Bethesda 系统是基于 1991 年初版汇集了专家共识、分析异常报告并综合各种信息完善而成的更新版。

2001 版 Bethesda 系统包含以下方面：

- 样本质量：该系统规定样本质量要符合评估要求。如果不符合，需详细说明不符合的原因
- 一般分类：标本应分为正常组（无上皮内病变或恶性肿瘤）和上皮细胞异常组。描述应明确区分两组标本
- 解释 / 结果：明确区分"解释"和"诊断"样本之间的区别。"解释"样本有可能包含正在接受评估的特殊患者
- 无上皮内病变或恶性肿瘤：在此筛查中，未发现上皮内病变或恶性肿瘤。非肿瘤性改变（如功能性或反应性细胞改变）可详细说明，但仍界定为阴性结果
- 上皮细胞异常：

  1. 鳞状细胞

     a. ASC-US 是非正常的，但仍可能与潜在的 CIN Ⅱ / Ⅲ 相关，发生鳞状细胞癌的可能性极小

     b. ASC 不能排除高级别鳞状上皮内病变（high-grade squamous intraepithelial lesion，HSIL），即 ASC-H，提示有介于 ASC-US 和 HSIL 之间 CIN Ⅱ / Ⅲ 的风险

     c. LSIL 提示有一过性病毒感染可能性，更可能与 HPV 感染和 CIN Ⅰ 相关

     d. HSIL 提示存在持续性病毒感染及进展性疾病风险的可能性，更可能与 CIN Ⅱ / Ⅲ 和原位癌（carcinoma in situ，CIS）相关

     e. 鳞状细胞癌

  2. 腺细胞

     a. 非典型腺细胞（应注明宫颈内、子宫内膜或无其他详细说明者）

     b. 非典型腺细胞，倾向瘤变（应注明宫颈内或无其他详细说明者）

    c. 宫颈内原位腺癌（adenocarcinoma in situ，AIS）

    d. 腺癌

3. 其他：≥ 40 岁女性的子宫内膜细胞。由于绝经状态有时是不确定的，所以选择用年龄来区分女性子宫内膜细胞学观察结果，需进一步子宫内膜取样评估

要点：

- 细胞学上 LSIL 和 HSIL 的区别并不完全等同于组织学上 CIN Ⅰ和 CIN Ⅱ/Ⅲ的区别

- 2006 年的会议强调，同一种细胞学异常在不同年龄段群体中代表着不同的组织学风险，强调"特殊人群"包括青少年、年轻女性及妊娠期女性。在年轻女性中，HPV 感染的自愈率很高。检查建议中删除了对 21 岁以下女性进行筛查的建议

- 高危型 HPV 的 DNA 检测已被纳入宫颈细胞学异常患者的评估和治疗中

在组织学上，该指南建立了两个分类系统，以区别低风险 CIN Ⅰ和高风险 CIN Ⅱ/Ⅲ。

ICD-10CM 编码

N87.9　未指明的宫颈非典型增生

R87.610　宫颈细胞学检查提示的意义未明的非典型鳞状细胞（ASC-US）

R87.611　宫颈细胞学检查提示的非典型鳞状细胞且不能排除高级别鳞状上皮内病变（ASC-H）

R87.612　宫颈细胞学检查提示的低级别鳞状上皮内病变（LSIL）

R87.613　宫颈细胞学检查提示的高级别鳞状上皮内病变（HSIL）

R87.614　宫颈细胞学检查提示的恶性肿瘤

R87.615　宫颈细胞学检查不满意

R87.618　宫颈标本显示其他细胞学异常改变

R87.619　宫颈标本显示未指明的可疑细胞学异常改变

Z12.4　筛查发现宫颈恶性肿瘤

流行病学和人口统计学

好发年龄：

- 非典型增生：发病高峰年龄为 26 岁（3600 例 /10 万人）
- 原位癌：发病高峰年龄为 32 岁（1100 例 /10 万人）

- 浸润性癌：发病高峰年龄 < 60 岁（800 例 /10 万人）

发病高峰：

- 35 岁
- 根据人群危险因素及假阴性率差异，2% ～ 5% 的异常宫颈细胞学检查提示非典型增生
- 假阴性率接近 40%
- 严重非典型增生经平均年龄校正后的发病率约为 35 例 /10 万人
- 约一半的新发宫颈癌患者从未接受过宫颈癌筛查，另有 10% 的患者超过 5 年未接受过宫颈癌筛查，其中很多患者来自于医疗水平低或资源不足的地区。降低宫颈癌发病率和死亡率最重要的因素是解决这种医疗服务水平的差异

体格检查和临床表现

- 非典型增生相关的宫颈病变一般肉眼不可见，用 3% 醋酸或复方碘溶液预处理后行阴道镜检查是最好的检查方法
- 宫颈细胞学检查发现细胞学异常的患者需行阴道镜检查
- 阴道镜检查可见：
  1. 黏膜白斑（肉眼可见的白色病变提示尖锐湿疣、非典型增生或癌症）
  2. 白色上皮伴或不伴有斑点、镶嵌、异形血管
  3. 异常转化区（碘摄取异常、袖口状腺体开口）
- 有研究表明，阴道镜检查时，与针对特定区域活检相比，随机活检更能提高 CIN Ⅱ 及更高级别病变的检出率

病因学

- 与致癌性 HPV 感染密切相关（高危 HPV 型包括 16、18、31、33、35、45、51、52、56 和 58；低危 HPV 型包括 6、11、42、43 和 44）
- 危险因素：
  1. HPV
  2. 异性性交
  3. 青春期性交（转化区化生高峰期）
  4. 己烯雌酚暴露史
  5. 多个性伴侣
  6. 既往未行宫颈细胞学检查
  7. 性传播疾病病史

8. 其他生殖道肿瘤

9. HIV

10. 结核病

11. 药物滥用

12. 高危男性伴侣（HPV）

13. 较低的社会经济状态

14. 早孕

15. 吸烟史

Dx 诊断

鉴别诊断

- 化生
- 过度角化
- 尖锐湿疣
- 微小浸润癌
- 腺上皮异常
- 外阴上皮内瘤变
- 阴道上皮内瘤变
- 宫颈转移瘤

评估

- 根据年龄、危险因素及宫颈病变病史进行定期问诊及体格检查（包括细胞学筛查）
- 考虑同时筛查性传播疾病（淋病、衣原体感染、疱疹病毒感染、HIV 感染及 HPV 感染）
- 细胞学检查结果异常（HSIL/LSIL、高危患者出现 ASC/ASC-US/ASC-H、低危患者 / 绝经期患者复发）和有明显可疑病变者，需行阴道镜检查和可疑病变部位活检 / 宫颈管搔刮术（endocervical curettage，ECC；检查应包含宫颈部、阴道、外阴和肛门）
- 不典型腺上皮细胞：阴道镜检查和可疑病变部位活检 /ECC，必要时考虑子宫内膜活检
- 妊娠期：妊娠早期和妊娠 28 ～ 32 周者行阴道镜检查；只有高级别病变可疑为癌症时方行活检；禁行 ECC

实验室检查

- 淋病、衣原体核酸扩增试验以排除性传播疾病
- 宫颈细胞学筛查（要求取样充分，制片良好，细胞学解释清楚，报告完备）
- 阴道镜和定向活检，有指征的行 ECC（见"检查"）
- 如果宫颈细胞学检查异常，进行 HPV DNA 分型检测
- 与宫颈细胞学检查相比，HPV 检测对宫颈上皮内瘤变的检出有更高的敏感性

影像学检查

- 宫颈照相
- 计算机辅助宫颈细胞学检查［如液基薄层细胞学检查（thinprep cytology test，TCT）］

管理

更全面的临床管理路径见参考文献。表 13-1 的治疗范例提供了

表 13-1　宫颈癌诊治建议

人群	推荐的筛查方法	筛查结果处理	注释
< 21 岁	无需筛查		
21 ~ 29 岁	每 3 年进行细胞学检查	HPV 阳性的 ASC-US 或细胞学提示 LSIL 或更严重的患者：参考 ASCCP 指南细胞学检查阴性或 HPV 阴性的 ASC-US 患者：3 年内再次行细胞学筛查	
30 ~ 65 岁	每 5 年进行"联合筛检"，即 HPV 检测联合细胞学检查（推荐）	HPV 阳性的 ASC-US 或细胞学检查提示 LSIL 或更严重的患者：参考 ASCCP 指南 HPV 阳性而细胞学检查阴性：①联合筛检随访 12 个月；②检查 HPV 16 或 HPV 16/18（阳性者行阴道镜检查，阴性者联合筛检随访 12 个月）联合筛检阴性或 HPV 阴性的 ASC-US 患者：5 年内再次行联合筛检	大多数情况不建议单纯行 HPV 检测

续表

人群	推荐的筛查方法	筛查结果处理	注释
30～65 岁	每 3 年仅行细胞学检查（可接受）	HPV 阳性的 ASC-US 或细胞学检查提示 LSIL 或更严重的患者：参考 ASCCP 指南 细胞学检查阴性或 HPV 阴性的 ASC-US 患者：3 年内再次行细胞学筛检	
＞65 岁	既往行充分筛查为阴性结果者无需再次筛查		诊断为 CIN Ⅱ 或更高级别病变者应继续常规筛检至少 20 年
子宫切除术后	无需筛查		适用于无宫颈且过去 20 年内无 CIN Ⅱ 或更高级别病变史的患者或无宫颈癌病史者
接种 HPV 疫苗者	遵循年龄分级建议（同未接种者）		

ASCCP，美国阴道镜和宫颈病理学会；ASC-US，意义未明的非典型鳞状细胞；CIN，宫颈上皮内瘤变；HPV，人乳头状瘤病毒；LSIL，低级别鳞状上皮内病变

Modified from Saslow D et al：American Cancer Society，American Society for Colposcopy and Cervical Pathology，and American Society for Clinical Pathology screening guidelines for the prevention and early detection of cervical cancer，J Low Gen Tract Dis 16（3）：175-204，2012.

诊疗思路。

预后

- 因为高危女性数量庞大，HPV 感染泛滥，宫颈细胞学检查假阴性率较高，所以应强烈建议所有女性常规进行宫颈细胞学筛查，尤其是有宫颈非典型增生病史者。宫颈细胞学检查联合 HPV 检测能降低 CIN Ⅱ／Ⅲ 和宫颈癌的发病率
- 治愈率为 80%～90%
- 密切随访患者复发情况
- 宫颈治疗可能会导致不孕（宫颈狭窄或机能不全），因此需仔细考虑并谨慎行环形电切术和锥切术

- 宫颈非典型增生在行任何形式的治疗前，仔细与患者沟通并充分知情同意是非常必要的

转诊

- 应将细胞学检查异常的患者转诊至能针对不同年龄段患者进行适当的治疗，同时可根据新指南建议进行阴道镜检查的妇产科专科医师处就诊。临床上，低估病情、治疗不当、对细胞学检查结果反应过度均可导致发病率升高。因此，治疗者应非常熟悉 ASCCP 指南
- 如必须治疗，患者应转诊至擅长诊疗宫颈疾病的妇科肿瘤学家处就诊

 重点和注意事项

专家点评

- 治疗后有小部分患者有病灶残存或疾病复发，通过杂交捕获检测 HPV-DNA 能识别 91% 的上述患者。但 30% 的女性检测结果呈阳性，需要再行阴道镜检查
- 9 ～ 26 岁的男性和女性建议注射 HPV 疫苗

相关内容

子宫颈癌（相关重点专题）
宫颈息肉（相关重点专题）

推荐阅读

Feldman S: Making sense of the new cervical cancer screening guidelines, *N Engl J Med* 365(23):2148, 2011.

Kizer N, Peipert JF: Cervical cancer screening: primum non nocere, *Ann Intern Med* 156:896-897, 2012.

Saslow D et al: American cancer society, American society for colposcopy and lower cervical pathology, and American society for clinical pathology screening guidelines for the prevention and detection of early cervical cancer, *J Low Genit Tract Dis* 16(3):1-29, 2012.

Vesco U et al: Risk factors and other epidemiologic considerations for cervical cancer screening: a narrative review for the U.S. Preventive Services Task Force, *Ann Intern Med* 155:698-705, 2011.

第 14 章　宫颈癌
Cervical Cancer

Allison Dillon，Anthony Sciscione

黄翠玉　译　姚颖　审校

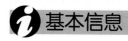 基本信息

定义

宫颈癌是指恶性肿瘤细胞穿透子宫颈基底膜且浸润宫颈间质。

ICD-10CM 编码
C53.8　子宫颈转化区的恶性肿瘤
C53.9　未指明的宫颈恶性肿瘤
D06.7　宫颈其他部位的原位癌
D06.9　未指明的宫颈原位癌

流行病学和人口统计学

发病率：根据世界卫生组织报道，宫颈癌是发病率居第四位的女性恶性肿瘤。据报道，约 90% 死于宫颈癌的女性居住于不发达国家和地区。

好发人群：发展中国家人群发病率更高。在美国，西班牙裔美国人的发病率高于非洲裔美国人，而非洲裔美国人的发病率高于高加索人。

危险因素：感染高危人乳头状瘤病毒（HPV 16 和 18 型最易致癌，31、33、35、45、52、58 型亦为高危型）。吸烟、过早性生活、多个性伴侣、免疫低下状态、非屏障避孕方式和经产也是危险因素。

体格检查和临床表现

- 异常阴道出血，特别是性交后阴道出血（图 14-1）
- 阴道分泌物和（或）异味
- 早期可有盆腔痛，晚期可出现背部疼痛或排尿、排便困难
- 晚期病例可能出现下肢水肿或肾衰竭
- 在疾病早期，宫颈常无明显病灶；晚期病例常可见大的、质

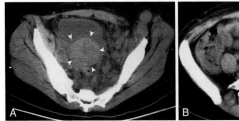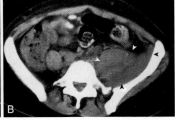

图 14-1 Ⅲ_B 期宫颈癌。一位 27 岁女性出现阴道出血增多、左下肢水肿和腹痛。检查发现大且固定的盆腔包块。**A**. CT 确认肿瘤（箭头）。**B**. 肿瘤向左侧腰肌和髂肌（箭头）扩散。同时伴有肾盂积水。病理检查为腺鳞癌。（From Skarin AT：Atlas of diagnostic oncology，ed 4，Philadelphia，2010，Mosby.）

地槽脆病灶（图 14-2）充满阴道的绝大部分

病因学

- 感染高危型 HPV 是导致绝大多数宫颈癌的必要非充分条件。持续 HPV 感染可导致宫颈的癌前改变，即 CIN。CIN 可进展为浸润性宫颈癌
- 宫颈鳞状细胞癌和宫颈腺癌均与 HPV 感染相关（表 14-1）

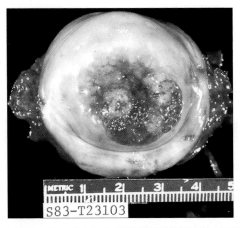

扫本章二维码看彩图

图 14-2 （扫本章二维码看彩图）浸润性鳞状细胞癌。宫颈外口可见肿物。（From Clement PB，Young RH. Atlas of gynecologic surgical pathology. Philadelphia：Saunders；2000；103，in Niederhuber JE：Abeloff's clinical oncology，ed 6，Philadelphia，2020，Elsevier.）

表 14-1　低级别鳞状上皮内病变和高级别鳞状上皮内病变的分类

	描述	HPV	p16 免疫组化
LSIL	CIN Ⅰ、扁平湿疣、轻度非典型增生	HR（70%）	通常弥散
	外生型湿疣	LR	阴性或散在
	未成熟湿疣（乳头状未成熟化生）	LR	阴性或散在
	未成熟扁平化生型 LSIL	HR	通常弥散
HSIL	CIN Ⅱ或中度非典型增生	HR（45% 为 16 型）	弥散
	CIN Ⅲ或重度非典型增生 / 原位癌	HR（60% 为 16 型）	弥散
	表面角化型 SIL	HR	弥散
	未成熟化生型 HSIL	HR	弥散
	原位乳头状癌	HR	弥散
	原位腺鳞癌	HR	弥散

CIN，宫颈上皮内瘤变；HR，高危型；LR，低危型；HSIL，高级别鳞状上皮内病变；LSIL，低级别鳞状上皮内病变；SIL，鳞状上皮内病变

Crum CP et al：Diagnostic gynecologic and obstetric pathology，ed 3，Philadelphia，2018，Elsevier.

- 超过 40 种 HPV 可感染宫颈。大多数宫颈癌被认为与暴露于 HPV 16、18、31、35、39、45、51、52、56、58、59 和 68 型有关，主要由 E6 和 E7 癌蛋白在 *p53* 基因产物上的相互作用所致

 诊断

鉴别诊断

- 宫颈息肉或子宫脱垂
- 转移性肿瘤
- 框 14-1 介绍与宫颈腺癌相似的良性病变
- 框 14-2 介绍宫颈鳞状细胞癌的分类
- 表 14-2 总结了宫颈鳞状上皮内病变的鉴别诊断

框 14-1　与宫颈腺癌相似的良性病变

深部纳氏囊肿，深部腺体分支
隧道状腺丛
宫颈内膜腺体增生
　　叶状增生
　　弥漫层状增生
宫颈内膜型腺肌瘤
宫颈内膜异位，囊性输卵管内膜异位
苗勒上皮乳头状瘤
微小腺体增生
中肾管增生
异位前列腺
深部输卵管上皮化生

Crum CP et al：Diagnostic gynecologic and obstetric pathology，ed 3，Philadelphia，2018，Elsevier.

框 14-2　鳞状细胞癌分类

鳞状上皮细胞癌
大细胞角化型（高分化）
大细胞非角化型（中分化）
小细胞非角化型（低分化）
淋巴上皮样癌
梭形细胞癌（肉瘤样癌）
疣状乳头状癌
乳头状癌（鳞状移行细胞癌）
疣状癌（罕见）[a]
尖锐湿疣样癌 [a]
基底细胞样癌 [b]

[a] 在年轻女性中，必须除外巨大尖锐湿疣
[b] 可能与腺样基底癌、腺样囊性癌及癌肉瘤相关
Crum CP et al：Diagnostic gynecologic and obstetric pathology，ed 3，Philadelphia，2018，Elsevier.

评估

- 病史和体格检查
- 盆腔检查和仔细的三合诊检查
- 表 14-3 总结了诊断宫颈癌的临床评估方法
- 与宫颈细胞学检查相比，HPV 检测对 CIN 有更高的敏感性。在对 35 岁左右的女性进行宫颈癌筛查时，高危型 HPV 检测

与宫颈细胞学检查联合检查可降低筛查中检出 CIN Ⅱ 或 Ⅲ 或宫颈浸润性癌的概率
- 阴道镜下宫颈活检和宫颈管诊刮
- FIGO 分期见表 14-4

表 14-2　鳞状上皮内病变的鉴别诊断

类别	相似点	鉴别要点
LSIL	黏膜息肉（阴道）	棘层肥厚极少，无挖空细胞
	反应性上皮改变	轻度表层细胞核肥大，偶有双核的中间细胞
	绝经后改变	表层细胞核肥大，胞质晕染
HSIL	未成熟反应 / 修复	基底深染，核间距和核轮廓均匀，有核仁
	未成熟化生	成熟均匀，极少的表层深染
	萎缩	无核分裂象，染色质均匀，核致密
	非典型萎缩	核增大，罕见
	种植部位	均匀而宽的核间距，奇异形核
	子宫内膜组织细胞	小锯齿状核，颗粒状细胞质，缺乏极性

HSIL，高级别鳞状上皮内病变；LSIL，低级别鳞状上皮内病变

Crum CP et al: Diagnostic gynecologic and obstetric pathology, ed 3, Philadelphia, 2018, Elsevier.

表 14-3　对新诊断为宫颈癌的患者的临床评估

病史	系统回顾	检查
危险因素（STD、吸烟、OCP、HIV），既往宫颈细胞学检查结果异常，既往宫颈非典型增生及诊疗经过	异常阴道出血或排液、盆腔痛、腰痛、坐骨神经痛、血尿、便血、厌食、体重减轻、骨痛	外周淋巴结转移
评估	常规治疗（FIGO）	替代治疗
浸润性癌	宫颈活检 宫颈管诊刮 宫颈锥形切除术	需要组织学诊断
肿瘤大小；侵犯阴道、膀胱、直肠和宫旁	麻醉下盆腔检查	盆腔 MRI 优于 CT
贫血	血常规	—
肾衰竭	血生化	—
血尿	尿常规	—

续表

病史	系统回顾	检查
侵犯膀胱	膀胱镜检查联合活检和尿液细胞学检查	CT、盆腔 MRI
直肠浸润	直肠镜检查并活检	CT、盆腔 MRI；钡灌肠造影
肾盂积水	IVP	肾脏超声；腹部 CT
肺转移	胸部 X 线检查	胸部 CT；PET 扫描
腹膜后淋巴结转移	—	淋巴结成像、CT、MRI、PET 扫描

CT，计算机断层扫描；FIGO，国际妇产科联盟；HIV，人类免疫缺陷病毒；IVP，静脉肾盂造影；MRI，磁共振成像；OCP，口服避孕药；PET，正电子发射断层成像；STD，性传播疾病

From Disaia PJ et al：Clinical gynecologic oncology，ed 9，Philadelphia，2017，Elsevier.

表 14-4　宫颈癌 FIGO 2012 分期及治疗

分期	浸润范围	5 年生存率	治疗
I$_{A1}$	浸润深度≤ 3 mm、宽度≤ 7 mm（包括早期基质浸润达 1 mm）	98%～99%	局部切除；如果 LLETZ 或锥切后标本切缘阴性（即无残留肿瘤或 CIN），则锥切即可，无需盆腔淋巴结清扫
I$_{A2}$	浸润深度 3.1～5 mm、宽度≤ 7 mm	95%	单纯全子宫切除和盆腔淋巴结清扫。如需保留生育能力，可行大锥切和淋巴结清扫
I$_{B1}$	肿瘤局限于宫颈且直径＜ 4 cm	90%～95%	广泛子宫切除及淋巴结清扫
I$_{B2}$	肿瘤局限于宫颈且直径＞ 4 cm	80%	同步放化疗
II$_A$	累及阴道上 2/3	70%～90%	化疗和放疗
II$_B$	累及阴道上 2/3 和宫旁浸润	60%～70%	同步放化疗
III$_A$	累及阴道下 1/3	30%～50%	化疗和放疗
III$_B$	累及盆壁和（或）肾盂积水		同步放化疗
IV$_A$	累及膀胱、直肠	20%	同步放化疗
IV$_B$	超出盆腔		

CIN，宫颈上皮内瘤变；LLETZ，宫颈转化区大环形切除

From Magowan BA：Clinical obstetrics and gynecology，ed 4，2019，Elsevier.

实验室检查

- 血常规、生化
- 鳞状上皮细胞癌抗原
- 癌胚抗原

影像学检查

- 胸部 X 线检查
- CT、MRI（图 14-3）、PET-CT
- 静脉肾盂造影（表 14-3）

治疗

非药物治疗

- FIGO I_A 期：宫颈锥切或全子宫切除术
- FIGO I_B 或 II_A 期：III 型根治性子宫切除＋盆腔淋巴结清扫或盆腔放疗。对于 I_{A2} 或 II_{B2} 宫颈癌，微创根治性手术比开腹手术患者的总生存期更短（Melamed A et al. In Suggested Reading，N EngI J Med，2018，379：1905）
- 晚期宫颈癌：综合治疗［放疗、化疗和（或）手术］；放疗之前使用铂类化疗

常规治疗

- 表 14-4 总结了不同肿瘤分期的治疗。图 14-4 介绍浸润性宫颈癌的治疗流程

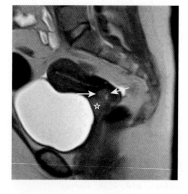

图 14-3 宫颈癌。宫颈矢状面 T2 加权相显示等信号宫颈肿物（箭头），其破坏了宫颈间质的正常环形低信号带，形成高信号区。肿物浸润阴道上部（星号）。（From Fielding JR et al: Gynecologic imaging，Philadelphia，2011，Saunders.）

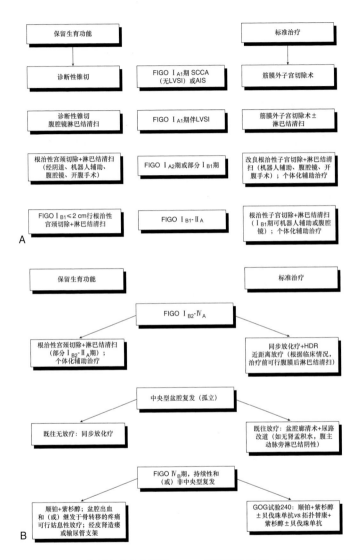

图 14-4 A ~ B.宫颈癌治疗流程图。AIS，宫颈原位腺癌；FIGO，国际妇产科联盟；GOG，国际妇科肿瘤组织；HDR，高剂量率放疗；LVSI，淋巴脉管内癌栓；SCCA，鳞状细胞癌抗原。（From Disaia PJ et al：Clinical gynecologic oncology，ed 9，Philadelphia，2017，Elsevier.）

- 化疗以顺铂为基础。在晚期病例中，宫颈癌可能出现大量急性阴道出血，需要补液、输血、阴道填塞或其他方式止血和（或）高剂量局部放疗

长期管理

- 治疗后 2 年内应每 3 个月复查 1 次体格检查及宫颈细胞学检查，第 3 ～ 5 年每半年复查 1 次，之后每年复查 1 次。表 14-5 总结了无症状宫颈癌患者放疗或手术后的复查内容和频率

表 14-5　宫颈癌患者放疗或手术后的复查内容和频率（无症状患者 *）

年限	频率	检查
1	3 个月	盆腔检查、宫颈细胞学检查
	6 个月	胸部 X 线检查、CBC、BUN、肌酐
	1 年	IVP 或增强 CT
2	4 个月	盆腔检查、宫颈细胞学检查
	1 年	胸部 X 线检查、CBC、BUN、肌酐、IVP 或增强 CT
3 ～ 5	6 个月	盆腔检查、宫颈细胞学检查

BUN，尿素氮；CBC，血常规；CT，计算机断层扫描；IVP，静脉肾盂造影
* 有症状的患者应根据情况进行检查

From Disaia PJ et al：Clinical gynecologic oncology，ed 9，Philadelphia，2017，Elsevier.

- 每年进行 1 次胸部 X 线检查（可选）
- 其他影像学检查仅根据临床需要进行
- 盆腔局部复发可通过盆腔廓清术治疗并可能治愈

预后

不同分期的 5 年生存率：
- Ⅰ期：90% ～ 95%
- Ⅱ期：40 ～ 80%
- Ⅲ期：< 60%
- Ⅳ期：< 15%

进行宫颈细胞学检查早期检测癌前病变对于提高宫颈癌患者长期生存率至关重要。表 14-6 简述美国癌症协会关于早期发现宫颈癌前病变和宫颈癌的细胞学筛查指南。

表 14-6　美国癌症协会指南：早期发现宫颈上皮内瘤变和宫颈癌的细胞学筛查

- 无论是否有性行为或其他危险因素，21 岁以下均不建议进行筛查
- 21 ～ 29 岁女性应每 3 年进行 1 次宫颈细胞学检查。除非细胞学检查结果异常，否则无需检测 HPV
- 30 ～ 65 岁女性应每 5 年进行 1 次宫颈细胞学检查和 HPV 检测的联合筛查。这是最佳的筛查方式，但每 3 年仅进行 1 次宫颈细胞学检查也是可以接受的
- 65 岁以上接受规律筛查且结果正常的女性无需继续行宫颈癌筛查。但诊断有宫颈癌前病变的女性应继续接受筛查
- 已行全子宫切除且无宫颈癌或癌前病变病史的女性无需接受筛查
- 已接种 HPV 疫苗的女性应继续进行相应年龄的推荐筛查
- 宫颈癌高风险的女性需更频繁地进行筛查。高风险因素包括：HIV 感染、器官移植或暴露于己烯雌酚（DES）。应遵从医护人员的建议进行筛查

From Niederhuber JE：Abeloff's clinical oncology，ed 6，Philadelphia，2020，Elsevier.

转诊

所有浸润性病变患者均应转诊至妇科肿瘤专家处就诊。

 重点和注意事项

- 9 ～ 26 岁的男性和女性均建议接种 HPV 疫苗以预防 6、11、16 和 18 型 HPV 引起的宫颈癌。HPV 疫苗预防 HPV 感染和宫颈癌的有效率超过 90%。目前的 HPV 疫苗可有效预防 9 种高危型 HPV 感染
- 现有证据支持无其他高危因素且接受规律筛查的 65 岁及以上女性可停止宫颈癌筛查
- 美国医师学会对平均风险女性进行宫颈癌筛查的建议更新如下[①]：

   1. 21 ～ 30 岁女性应每 3 年进行 1 次宫颈细胞学筛查
   2. > 30 岁女性可每 5 年进行 1 次细胞学和 HPV 检测联合筛查
   3. < 21 岁女性不建议行宫颈癌筛查，除非 HIV 阳性。如果 HIV 阳性，应在有性生活后 1 年内开始筛查
   4. < 30 岁女性不建议进行 HPV 检测

[①] Sawaya GF et al：Cervical cancer screening in average-risk women：best practice advice from the Cervical Guidelines Committee of the American College of Physicians，Ann Intern Med 162（12）：851-859，2015.

- 65 岁时，在过去 10 年内连续 3 次细胞学筛查阴性或连续 2 次细胞学筛查阴性并有 1 次 HPV 检测阴性（最近 1 次检测在 5 年内）的女性可停止筛查
- 没有宫颈的女性无需接受筛查

相关内容

宫颈非典型增生（相关重点专题）

推荐阅读

Jung HS et al: Human papillomavirus: current and future RNAi therapeutic strategies for cervical cancer, *J Clin Med* 154(5):1126-1155, 2015.

Melamed A et al: Survival after minimally invasive radical hysterectomy for early-stage cervical cancer, *N Engl J Med* 379:1905-1914, 2018.

Ramirez PT et al: Minimally invasive versus abdominal radical hysterectomy for cervical cancer, *N Engl J Med* 379:1895-1904, 2018.

Vegunta S et al: Screening women at high risk for cervical cancer: special groups of women who require more frequent screening, *Mayo Clin Proc* 92(8): 1272-1277, 2017.

Vesco U et al: Risk factors and other epidemiologic considerations for cervical cancer screening: a narrative review for the U.S. Preventive Services Task Force, *Ann Intern Med* 155:698-705, 2011.

Nima R. Patel，Terri Q. Huynh

聂禹菲　译　姚颖　审校

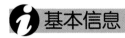 基本信息

定义

子宫肌瘤，又称子宫平滑肌瘤或子宫纤维瘤，是子宫肌层肌细胞和结缔组织来源的良性肿瘤，常呈独立结节状，肿瘤大小和数量各不相同。恶性率不足 1/1000。

根据子宫肌瘤相对于子宫肌层的位置，可将其分类如下：

- 浆膜下：位于子宫浆膜以下
- 肌壁间：位于子宫肌层内
- 黏膜下：与子宫内膜相连、向宫腔内突出，又称宫腔内肌瘤
- 带蒂：与来自浆膜或宫腔的蒂部相连

子宫肌瘤也可位于宫颈、阔韧带内，或弥漫在体内如腹膜上或皮肤内。寄生性肌瘤指从非子宫来源获得血液供应的肌瘤（图 15-1）。

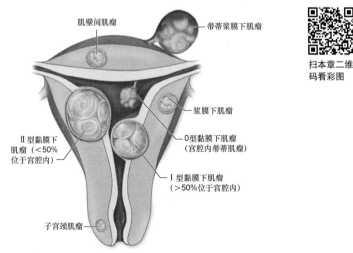

扫本章二维
码看彩图

图 15-1 （扫本章二维码看彩图）冠状位子宫示意图，显示子宫肌瘤的位置。
（From Fielding JR et al：Gynecologic imaging，Philadelphia，2011，Saunders.）

同义词

子宫平滑肌瘤

肌瘤

平滑肌瘤

ICD-10CM 编码

D25.0 子宫黏膜下平滑肌瘤

D25.1 子宫肌壁间平滑肌瘤

D25.2 子宫浆膜下平滑肌瘤

D25.9 未指明的子宫平滑肌瘤

流行病学和人口统计学

- 据估计，50 岁以下女性的累计发病率为 70% ~ 80%
- 是女性最常见的良性盆腔实体瘤，也是因良性疾病行子宫切除术最常见的原因
- 非洲裔美国女性比高加索女性更常见
- 可单发，但通常为多发
- 据估计，约 50% 的肌瘤会导致临床症状，包括影响患者社交、运动和工作生活
- 经常在盆腔检查中偶然被诊断
- 有家族史者发病率升高
- 有妊娠期增大、绝经后退化的可能
- 为切除或破坏子宫肌瘤，美国每年大约进行 20 万例子宫切除术、3 万例肌瘤切除术、数千例选择性子宫动脉栓塞术和高强度聚焦超声手术[1]

体格检查和临床表现

- 盆腔检查提示子宫增大、不规则
- 高达 50% 的女性患者无症状
- 可能出现的症状：
  1. 异常子宫出血（最常见）
  2. 慢性盆腔疼痛（痛经、性交困难、盆腔坠胀）
  3. 包块症状（盆腔包块、腹围增大）

---

[1] Bulun SE: Uterine fibroids, N Engl J Med 369: 1344-1355, 2013.

4. 贫血

5. 急性疼痛（带蒂肌瘤扭转、梗死和退行性变）

6. 泌尿系统症状（膀胱受压引起尿频、输尿管部分梗阻、输尿管完全梗阻、合并脱垂时出现尿失禁）

7. 消化道症状（直肠乙状结肠受压引起便秘或肠梗阻、排便疼痛）

8. 带蒂黏膜下肌瘤经宫颈脱出

9. 不孕

10. 妊娠并发症包括早产、小于孕龄儿、先露异常和复发性流产可能

病因学

　　仍不明确。研究认为，子宫肌瘤起源于子宫肌层中的单个平滑肌细胞。每个独立的肌瘤均为单克隆（所有细胞均来自于 1 个祖肌细胞）。已存在的平滑肌瘤的恶变非常罕见（< 0.5%）。患病率存在种族差异，而大多数肌瘤的染色体正常，提示存在遗传学因素。少数女性患有遗传性平滑肌瘤病和肾细胞癌综合征（一种常染色体显性遗传病），其延胡索酸水化酶基因存在突变，导致对肌瘤形成的抑制功能减弱。

 诊断

鉴别诊断

- 卵巢肿物（肿瘤性、非肿瘤性、子宫内膜异位囊肿）
- 子宫腺肌病
- 子宫内膜异位症
- 子宫内膜息肉
- 子宫内膜癌
- 平滑肌肉瘤 / 子宫癌肉瘤
- 炎性肿物（生殖道或胃肠道起源）
- 妊娠

评估

- 全面盆腔检查，包括窥器检查和双合诊
- 通过影像学检查评估子宫及包块的大小和位置

- 出现盆腔包块伴异常出血时可进行子宫内膜取样（活检或诊刮）
- 如果有明显的泌尿系统症状，应行静脉肾盂造影以除外泌尿系统受累

实验室检查

- 妊娠试验
- 血常规
- 血尿素氮 / 肌酐
- 促甲状腺激素

影像学检查

- 盆腔超声（图 15-2）是主要的诊断手段。经阴道超声通常具有较高的诊断准确率
- 高度怀疑恶性肿瘤时，MRI 扫描（图 15-3）有助于制订治疗计划。MRI 也有助于定位肌瘤，尤其是计划行肌瘤剔除术时。如果考虑微创肌瘤剔除术，肌瘤的大小、数量和位置也很重要
- 可在门诊进行诊断性宫腔镜检查，可直接发现使宫腔变形的宫腔内病变或黏膜下肌瘤
- 生理盐水灌注超声检查有助于确定宫腔病变的位置和程度

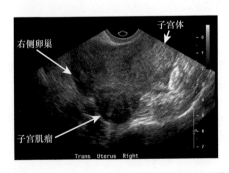

图 15-2　子宫肌瘤：经阴道超声。 超声是评估子宫肌瘤（平滑肌瘤）的主要手段。外观轮廓清晰是其典型特征。肌瘤可为低回声或高回声，可为外生性或肌壁间性，也可能突出到宫腔内。恶性子宫肿瘤可侵犯邻近组织，而子宫肌瘤仅局限于子宫浆膜内。良性和恶性子宫肿瘤均可表现为中央坏死，通常在超声上表现为低回声。本例为 38 岁女性，肌瘤呈外生性，与右侧卵巢毗邻，二者难以区分。（From Broder JS：Diagnostic imaging for the emergency physician，Philadelphia，2011，Saunders.）

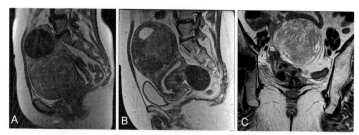

图 15-3 各种子宫肌瘤在 MRI 中的表现。A. 矢状位 T2 加权 MRI 显示子宫前壁中等信号肌瘤。斑片状高信号区显示肌瘤变性。位于宫底的第 2 个肌瘤具有典型低信号。**B**. 前壁肌瘤有囊性变，后壁肌瘤呈低信号，使直肠移位。可见子宫呈后倾位。**C**. 大的带蒂肌瘤，信号混杂，提示变性。可见子宫肌层内多个小的低信号肌瘤。（From Adam A et al：Grainger and Allison's diagnostic radiology，ed 6，2015，Elsevier. In Grant LA：Grainger & Allison's diagnostic radiology essentials，ed 2，2019，Elsevier.）

Rx 治疗

治疗（图 15-4）应基于主要的临床症状，包括密切随访观察、药物治疗、保守性手术、栓塞术或根治性手术。如果严重出血需要输血、子宫肌瘤增大影响肾功能或当症状严重到患者无法耐受时，通常需要治疗。

非手术治疗

- 观察和随访，定期进行盆腔检查，以确定肿瘤是否迅速生长
- 激素治疗可减轻出血症状，同时具有避孕的作用。尚无证据表明外源性雌激素或孕激素会增加肌瘤的风险
  1. 雌激素、孕激素联合用药，包括复方口服避孕药、避孕贴、避孕环
  2. 单用孕激素类药物，包括口服孕激素、肌内注射孕激素、孕激素皮下埋植剂、放置左炔诺孕酮 IUD
  3. 含孕酮的 IUD 可用于治疗月经过多，但黏膜下肌瘤可能是其相对禁忌证
  4. 醋酸乌利司他是一种选择性孕酮受体调节剂（selective progesterone-receptor modulator，SPRM），可作用于子宫肌层和子宫内膜组织中的孕酮受体，抑制排卵，且对雌二醇水平和抗糖皮质激素活性无显著影响，美国尚未批准其用

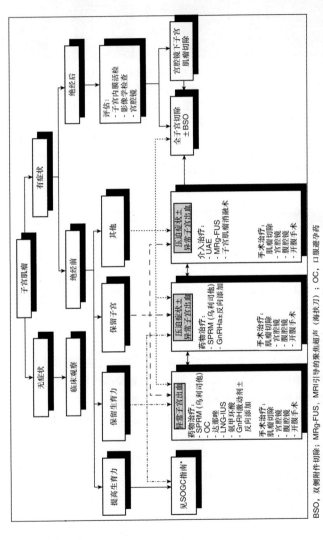

BSO, 双侧附件切除; MRg-FUS, MRI引导的聚焦超声; UAE, 子宫动脉栓塞术。GnRH, 促性腺激素释放激素; OC, 口服避孕药

图 15-4 子宫肌瘤的处理流程图。GnRH, 促性腺激素释放激素; MRg-FUS, MRI引导的聚焦超声 (海扶刀); UAE, 子宫动脉栓塞术。[From Vilos GA et al: The management of uterine leiomyomas, J Obstet Gynaecol Can 37 (2): 163, 2015. *Carranza-Mamane B, Havelock J, Hemmings R: Society of Obstetrics and Gynaecology Canada Reproductive Endocrinology and Infertility Committee: The management of uterine fibroids in women with otherwise unexplained infertility. SOGC Clinical Practice Guidelines, J Obstet Gynaecol Can 2015.]

于治疗肌瘤。近期试验表明，醋酸乌利司他治疗 13 周能有效控制子宫肌瘤引起的出血过多，并缩小肌瘤的体积。SPRM 的 III 期临床试验正在美国进行

- 促性腺激素释放激素激动剂（gonadotropin-releasing hormone agonist，GnRHa）在开始治疗后的 3 个月内可使子宫体积缩小 40% ～ 60%。使用该药会引起低雌激素状态、可逆性骨质丢失和潮热。可考虑给予小剂量雌激素以减小低雌激素效应

  1. 约 50% 的女性在结束治疗后数月内肌瘤会再次生长，并再次出现出血症状

  2. GnRHa 的适应证：

     a. 肌瘤体积大的女性在备孕或肌瘤剔除术前保护生育能力

     b. 手术前纠正贫血

     c. 临近更年期的女性避免手术

     d. 肌瘤过大患者的术前准备，可使肌瘤缩小，使阴式子宫切除术、宫腔镜肌瘤切除 / 消融或腹腔镜肌瘤切除术更易操作

     e. 有手术禁忌证的女性

  3. 延期手术的个人或医学适应证：使用 GnRHa 可能改变肌瘤的质地，增加肌瘤切除手术的难度

- 非激素药物治疗：

  1. 非甾体抗炎药（nonsteroidal anti-inflammatory drug，NSAID）

  2. 氨甲环酸（一种口服抗纤溶药物）可防止经血纤维蛋白溶解，减少月经量的 40% ～ 65%。其副作用包括腹部痉挛、头痛、疲劳，以及增加静脉血栓栓塞的风险

- 其他可使用和正在研究的药物：

  1. 达那唑：雄激素及类固醇生成的多酶抑制剂

  2. 米非司酮：抗孕激素，可使肌瘤体积减小 40% ～ 50% 伴闭经

  3. 雷洛昔芬：选择性雌激素受体调节剂，可单独使用或与 GnRHa 联合使用，在 1 年内可使肌瘤体积缩小 70%，但仅限绝经后女性使用

  4. Fadrozole：芳香化酶抑制剂，据报道可使肌瘤体积缩小 71%，在美国尚未获批

  5. Vilaprisan：为 SPRM，目前处于 III 期试验阶段，可在缩小肌瘤体积的同时降低闭经概率

手术治疗

- 适应证：
1. 激素治疗无效的异常子宫出血伴贫血
2. 慢性疼痛伴严重痛经、性交困难或下腹部坠胀/疼痛
3. 急性疼痛、扭转或黏膜下肌瘤脱垂
4. 泌尿系统症状或体征，如肾积水
5. 绝经前子宫迅速增大或绝经后子宫增大
6. 不孕症或复发性流产，且仅发现黏膜下肌瘤这一异常
7. 子宫增大，有压迫症状或不适
- 术式：
1. 子宫切除术（根治性手术）：阴式、腹腔镜、机器人或开腹手术，取决于术者偏好/专业和子宫大小
2. 肌瘤剔除术（为保留生育能力或患者意愿）：可进行开腹手术、腹腔镜或机器人手术
3. 经阴道肌瘤切除术：用于治疗带蒂黏膜下肌瘤脱入阴道
4. 宫腔镜下肌瘤切除术：通常情况下，宫腔镜手术取得成功需要至少有 50% 的肌瘤部分向宫腔内突出
5. 射频热消融术：为美国食品药品监督管理局（Food and Drug Administration，FDA）批准的保留子宫的手术，在腹腔镜下对单个子宫肌瘤进行消融。这会导致肌溶解（组织坏死），导致肌瘤缩小
6. 子宫动脉栓塞术（uterine artery embolization，UAE）：为安全有效的短期替代手术，其创伤性较小，但治疗失败率或并发症发生率较高，相对于手术组 4% 的复发率，其 5 年复发或并发症率达 32%。40 岁及以下进行栓塞和既往肌瘤切除术史是栓塞术失败的重要预测因素。如果患者希望保留生育能力，不应施行 UAE
7. 子宫内膜切除术：专为减少月经过多而行
8. MRI 引导的聚焦超声子宫肌瘤手术是一种非侵入性热消融手术，能将高能超声波汇聚到 MRI 定位的子宫肌瘤上。应注意，该术式的可操作性有限

并发症

- 当肌瘤生长过快，血液供应不足导致肌瘤中心出血时，会发生红色变性。通常见于妊娠中期，但较少见

- 平滑肌肉瘤（＜0.1%）。FDA 发表了对在微创手术中应用肌瘤粉碎手术的警示，因其可能导致隐匿性恶性肿瘤的腹膜腔内播散

转诊

如果为可疑恶性肿瘤，建议咨询妇科肿瘤医生。

相关内容

功能失调性子宫出血（相关重点专题）

推荐阅读

Delacruz MS, Buchanan E: Uterine fibroids: diagnosis and treatment, *Am Fam Physician* 95(2):100-107, 2017.

Donnez J et al: Ulipristal acetate vs. placebo for fibroid treatment before surgery, *N Engl J Med* 366:409-420, 2012.

Laughlin-Tomasso SK: Alternatives to hysterectomy: management of uterine fibroids, *Obstet Gynecol Clin North Am* 43(3):397-413, 2016.

Moss JG et al: Randomized comparison of uterine artery embolization (UAE) with surgical treatment in patients with symptomatic uterine fibroids (REST trial): 5-yr results, *BJOG* 118:936-944, 2011.

Schlaff WD et al: Elagolix for heavy menstrual bleeding in women with uterine fibroids, *N Engl J Med* 382:328-40, 2020.

Stewart EA: Uterine fibroids, *N Engl J Med* 372:1646-1655, 2015.

Tropeano G et al: Incidence and risk factors for clinical failure of uterine leiomyoma embolization, *Obstet Gynecol* 120:269, 2012.

Vilos GA et al: The management of uterine leiomyomas, *J Obstet Gynaecol Can* 37(2):157-181, 2015.

第 16 章　子宫内膜癌
Endometrial Cancer

Helen Toma，Anthony Sciscione

黄翠玉　译　姚颖　审校

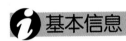 基本信息

定义

　　子宫内膜癌（endometrial carcinoma，EC）是指子宫内膜腺体恶性转化伴间质浸润。典型改变为核膜不规则、核异型、有丝分裂像、腺体结构消失、腺体间间质缺失、细胞大小不等。EC 的 2 种主要的组织学亚型（表 16-1）为低级别子宫内膜样癌（Ⅰ型）和高级别子宫内膜样癌及非子宫内膜样癌（Ⅱ型），二者分子改变不同，临床表

表 16-1　子宫内膜癌的病理亚型

项目	Ⅰ型	Ⅱ型
年龄	50～60 岁	60～70 岁
肥胖	常见	不常见
雌激素刺激	常见	不常见
子宫内膜	无排卵	萎缩
癌前病变	子宫内膜上皮内瘤变	EmGD
转化	慢	不明
类型	子宫内膜样	乳头状浆液性或混合性
分子遗传学	MSI、*PTEN* 突变；PAX2 缺失	p53 突变、1 号染色体短臂缺失；PAX2 缺失
家族史	遗传性非息肉性结肠癌综合征	
转移	淋巴结	腹膜
卵巢同时发生	常见	不常见
预后	好	差

EmGD，子宫内膜腺体异型增生；MSI，微卫星不稳定性

From Crum CP et al：Diagnostic gynecologic and obstetric pathology, ed 3，Philadelphia，2018，Elsevier.

96

现亦不相同。

同义词

子宫癌（部分类型）

> **ICD-10CM 编码**
> C54.1 子宫内膜恶性肿瘤
> C54.9 未指明的子宫体恶性肿瘤
> C55 部分未指明的子宫恶性肿瘤

流行病学和人口统计学

发病率：2015 年美国共诊断新发子宫内膜癌 53 911 例，这相当于每 100 000 名女性中有 27 例子宫内膜癌患者。白人和黑人女性的发病率高于美洲印第安人／阿拉斯加原住民、西班牙裔和亚太岛民女性。子宫内膜癌是美国最常见的妇科恶性肿瘤。女性终身罹患子宫内膜癌的风险为 2%～3%。

好发人群：平均诊断年龄为 62 岁，仅有 5% 的女性发病年龄＜ 40 岁，5 年生存率＞ 80%。

危险因素：肥胖、糖尿病、未生育、初潮早且绝经晚、无孕激素拮抗的雌激素治疗、使用他莫昔芬、排卵过少伴慢性无孕激素拮抗的雌激素暴露［如伴有多囊卵巢综合征（polycystic ovary syndrome，PCOS）］、子宫内膜非典型增生、子宫内膜息肉（约 3.6% 的子宫内膜息肉为恶性）、家族史。其他危险因素包括卵巢癌、乳腺癌或结肠癌病史，以及特定的遗传综合征，如林奇综合征和多发性错构瘤综合征（Cowden 综合征）。表 16-2 总结了子宫内膜癌的相关危险因素。

体格检查和临床表现

- 约 90% 的患者出现异常子宫出血或绝经后出血
- 子宫腔积脓或积血
- 宫颈细胞学检查异常：子宫内膜细胞、非典型腺细胞或腺癌
- 子宫切除时偶然发现

病因学

长期内源性或外源性高雌激素对子宫内膜的刺激

表 16-2　子宫内膜癌的危险因素

危险因素	相对危险度
超重（kg）：	
• 9 ～ 22.7	3.0
• ＞ 22.7	10.0
未生育：	
• *vs.* 1 个孩子	2.0
• *vs.* 5 个孩子	5.0
晚绝经（＞ 52 岁 *vs.* 49 岁）	2.4
糖尿病	2.7
无孕激素拮抗的雌激素治疗	6.0
他莫昔芬治疗	2.0
序贯口服避孕药	7.0
联合口服避孕药	0.5
Cowden 综合征（*PTEN* 突变）	风险增加 3 ～ 5 倍
遗传性非息肉性结肠癌综合征	终身风险为 40% ～ 60%
子宫内膜癌家族史	3.4

From Crum CP et al：Diagnostic gynecologic and obstetric pathology，ed 3，Philadelphia，2018，Elsevier.

 诊断

鉴别诊断

- 子宫内膜非典型增生
- 其他生殖道恶性肿瘤
- 子宫息肉
- 萎缩性阴道炎
- 颗粒细胞瘤
- 子宫肌瘤
- 子宫腺肌病

评估

- 完整的病史采集和体格检查
- 子宫内膜活检或分段诊刮（表 16-3）

表 16-3　子宫内膜癌的鉴别诊断（诊刮术）

项目	相似点	鉴别诊断
腺体结构	恶性	套叠假象；间质塌陷；切片假象
	良性	微腺体黏液腺癌；表浅内膜样癌
核异型	恶性	表面或腺体修复；Arias-Stella 改变（激素治疗）；放疗效应
乳头状改变	恶性	剥脱假象；间质塌陷合并乳头状改变；乳头状合胞体改变
	良性	乳头状黏液腺癌

From Crum CP et al：Diagnostic gynecologic and obstetric pathology，ed 3，Philadelphia，2018，Elsevier.

- 手术风险评估
- 分期（表 16-4 至表 16-6）
- 图 16-1 是异常子宫出血患者诊断子宫内膜癌的流程图

表 16-4　美国国家综合癌症网络（National Comprehensive Cancer Network，NCCN）关于子宫内膜癌全面手术分期后的治疗指南

I_A 期

1 级且无 ARF	观察
1 级且有 ARF	观察或 VBT
2 或 3 级且无 ARF	观察或 VBT
2 或 3 级且有 ARF	观察或 VBT 和（或）盆腔 RT

I_B 期

1 级且无 ARF	观察
1 级且有 ARF	观察或 VBT
2 级且无 ARF	观察或 VBT
2 级且有 ARF	观察或 VBT 和（或）盆腔 RT
3 级且无 ARF	观察或 VBT 和（或）盆腔 RT
3 级且有 ARF	观察或 VBT 和（或）盆腔 RT± 化疗

II 期

1 级	VBT 和（或）盆腔 RT
2 级	盆腔 RT 和 VBT
3 级	盆腔 RT 和 VBT± 化疗

续表

Ⅲ$_A$ 期	化疗 ± 盆腔 RT 或肿瘤定向 ET± 化疗或盆腔 RT±VBT
Ⅲ$_B$ ～ Ⅲ$_C$ 期	化疗和（或）肿瘤定向 RT
Ⅳ$_A$ ～ Ⅳ$_B$ 期	化疗 ±RT

ARF，不良危险因素（年龄、脉管间隙浸润阳性、肿瘤大小、累及子宫下段或宫颈）；
RT，放疗；VBT，阴道近距离放疗
From Niederhuber JE: Abeloff's clinical oncology, ed 6, Philadelphia, 2020, Elsevier.

表 16-5 子宫内膜癌 FIGO 分期修订版（2009 年版）

分期 *	特征
Ⅰ	肿瘤局限于子宫体
Ⅰ$_A$	肿瘤浸润肌层深度＜ 1/2
Ⅰ$_B$	肿瘤浸润肌层深度≥ 1/2
Ⅱ	肿瘤侵犯宫颈间质，但无宫体外蔓延[†]
Ⅲ	肿瘤局部或区域扩散
Ⅲ$_A$	肿瘤侵犯浆膜层或附件[‡]
Ⅲ$_B$	阴道或宫旁受累[‡]
Ⅲ$_C$	盆腔淋巴结或腹主动脉旁淋巴结转移[‡]
Ⅲ$_{C1}$	盆腔淋巴结阳性
Ⅲ$_{C2}$	腹主动脉旁淋巴阳性或盆腔淋巴结阳性
Ⅳ	肿瘤侵犯膀胱或直肠黏膜，或远处转移
Ⅳ$_A$ *	肿瘤侵犯膀胱或直肠黏膜
Ⅳ$_B$	远处转移，包块腹腔内或腹股沟淋巴结转移

*G1、G2 或 G3
[†] 宫颈管腺体受累应考虑仅为Ⅰ期而非Ⅱ期
[‡] 腹腔冲洗液细胞学阳性必须单独报告，但不改变分期
FIGO，国际妇产科联盟
From Lobo RA et al: Comprehensive gynecology, ed 7, Philadelphia, 2017, Elsevier.

表 16-6 子宫内膜癌：1990—1992 年接受治疗的患者生存率，采用 1988 年 FIGO 手术分期，$N = 5562$

分期	5 年生存率
Ⅰ$_A$	90.9%
Ⅰ$_B$	88.2%
Ⅰ$_C$	81.0%
Ⅱ	71.6%
Ⅲ	51.4%
Ⅳ	8.9%

FIGO，国际妇产科联盟
From Lobo RA et al: Comprehensive gynecology, ed 7, Philadelphia, 2017, Elsevier.

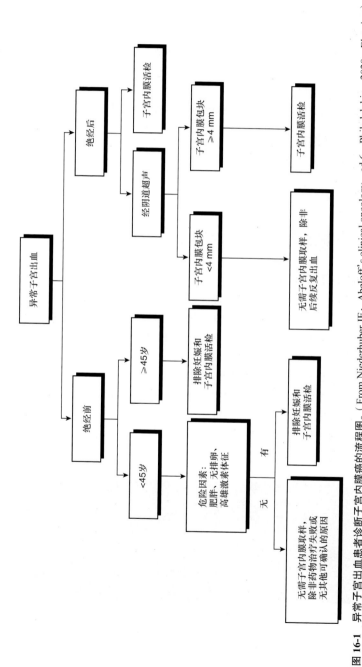

图 16-1 异常子宫出血患者诊断子宫内膜癌的流程图。（From Niederhuber JE: Abeloff's clinical oncology, ed 6, Philadelphia, 2020, Elsevier.）

实验室检查

- 血常规
- 如果有严重子宫出血时需检测凝血酶原时间和活化部分凝血活酶时间
- 生化包括肝功能检测
- 糖类抗原 12-5（cancer antigen 12-5，CA12-5）

影像学检查

- 胸部 X 线检查
- 若考虑转移性疾病可行 CT 扫描和（或）盆腔超声（图 16-2）
- 绝经后阴道出血女性可行经阴道超声（图 16-3）

℞ 治疗

非药物治疗

- 手术是主要的治疗手段，是否行术后辅助放疗和（或）化疗取决于肿瘤组织学类型、分期和分级。对于早期 EC，腹腔镜手术和开腹手术的安全性和有效性相同。近几年越来越多采用机器人腹腔镜手术
- 手术一般包括盆腔冲洗、全子宫切除术和双侧附件切除术，根据分期、分级和组织学类型行选择性盆腔、腹主动脉旁淋巴结切除和大网膜活检
- 晚期 EC 需要增加近距离放疗和（或）远距离放疗

扫本章二维码看彩图

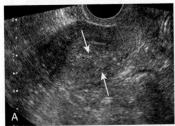 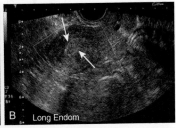

图 16-2 （扫本章二维码看彩图）1 例 48 岁子宫内膜癌患者。A. 经阴道超声显示充满宫腔的不均匀增厚的囊性和有丰富血流信号的组织（箭头）。**B.** 矢状面超声图像显示相同的情况（箭头）。（From Fielding JR et al: Gynecologic imaging，Philadelphia，2011，WB Saunders.）

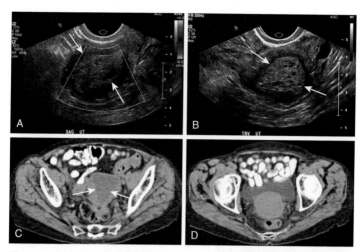

图 16-3 （扫本章二维码看彩图）1 例 56 岁子宫内膜癌患者。A. 矢状面超声图像显示子宫腔内充满增厚的囊性回声软组织（箭头）。**B.** 轴位超声图像显示子宫腔内充满增厚的囊性回声软组织（箭头）。**C.** 在 1 例绝经后患者中，非增强轴位 CT 显示低信号组织充满子宫腔（箭头），可见肌壁变薄。**D.** 非增强轴位 CT 显示宫颈软组织饱满。（From Fielding JR et al：Gynecologic imaging，Philadelphia，2011，WB Saunders.）

- 化疗（卡铂、紫杉醇）可用于高危 EC 患者。激素治疗可用于治疗的主要目的为缓解而非治愈的患者或有多种合并症不适宜手术的患者，包括单用孕激素或联合他莫昔芬、选择性雌激素受体调节剂、芳香化酶抑制剂、合成类固醇衍生物和促性腺激素释放激素类似物
- 对于有保留生育意愿的早期、低级别的年轻 EC 患者，左炔诺孕酮宫内节育器激素治疗是一种选择。需要与妇科肿瘤专家讨论后决定

常规治疗

- 在进行任何 EC 的治疗之前均应进行完善的检查
- 全子宫＋双附件切除术是治疗的首选

长期管理

- 治疗后每 3 个月进行 1 次体格检查和盆腔检查，持续 2 年；然后每 6 个月检查 1 次，持续 2 年，之后每年检查 1 次，临床需要时行影像学检查

- 低危患者（Ⅰ期或部分Ⅱ期）可考虑联合激素治疗

预后

- 生存时间通常由疾病的分期和组织学类型决定
- 绝大多数病例发病较早，5 年生存率一般较高（图 16-4）
- 部分组织学类型（透明细胞癌、浆液性癌）的生存率较低，因其更具侵袭性，且在诊断时往往具有更高的转移率

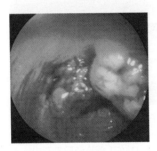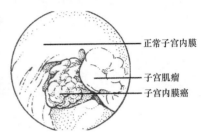

正常子宫内膜

子宫肌瘤

子宫内膜癌

图 16-4 （扫本章二维码看彩图）Ⅰ期子宫内膜癌。 在此例宫腔镜图中可见子宫肌瘤旁小的肿瘤组织。诊刮时有可能会遗漏这些小的肿瘤。（From Skarin AT：Atlas of diagnostic oncology，ed 4，St Louis，2010，Mosby.）

 # 重点和注意事项

任何有子宫内膜癌危险因素且伴绝经后出血或异常子宫出血的女性均需由妇科医生评估，并行子宫内膜活检和（或）盆腔超声。诊断为子宫内膜癌的患者需转诊至妇科肿瘤专家处就诊，并在条件允许的情况下进行微创手术分期。

相关内容

异常子宫出血（相关重点专题）

子宫恶性肿瘤（相关重点专题）

推荐阅读

Braun MM et al: Diagnosis and management of endometrial cancer, *Am Fam Physician* 93(6):468-474, 2016.

Kwon JS: Improving survival after endometrial cancer: the big picture, *J Gyn Oncol* 26(3):227-231, 2015.

Lee SC et al: The oncogenic potential of endometrial polyps: a systematic review and meta-analysis, *Obstet Gynecol* 116:1197, 2010.

Practice Bulletin No. 149: Endometrial cancer, *Obstet Gynecol* 125:1006-1026, 2015.

Solfiman PT, Lu KH: Neoplastic diseases of the uterus: endometrial hyperplasia, endometrial carcinoma, sarcoma: diagnosis and management. In *Comprehensive gynecology*, Philadelphia, 2012, Mosby, pp 713-730 (Retrieved from www.r2library.com/resource/detail/032306986X/pr0004).

Ovarian Neoplasm, Benign

Anthony Sciscione, Helen Toma

方章兰　张铁山　译　梁华茂　审校

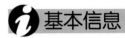 基本信息

定义

卵巢良性肿瘤在临床上通常很难与相应部位的恶性肿瘤相鉴别。因此，在确诊之前，所有持续存在的附件包块均应考虑恶性可能。非肿瘤性病变包括：

- 卵巢包涵囊肿
- 滤泡囊肿
- 黄体囊肿
- 妊娠黄体瘤
- 硬化性囊性卵巢
- 子宫内膜异位囊肿

来源于体腔上皮的肿瘤包括：

- 囊性肿瘤：浆液性囊腺瘤、黏液性囊腺瘤、混合型囊腺瘤
- 间质过度生长的肿瘤：纤维瘤、腺纤维瘤、Brenner 瘤

来源于生殖细胞的肿瘤如皮样囊肿（良性囊性畸胎瘤）

ICD-10CM 编码

D27.0　*右侧卵巢良性肿瘤*

D27.1　*左侧卵巢良性肿瘤*

D27.9　*未指明的卵巢良性肿瘤*

流行病学和人口统计学

- **育龄期：**
  1. 最常见的卵巢良性肿瘤：浆液性囊腺瘤和良性囊性畸胎瘤
  2. 最常见的附件包块：功能性囊肿
  3. 40 岁以上患恶性肿瘤的风险增加
- **婴儿期：** 由于母体激素刺激，附件肿块通常为滤泡囊肿，在

出生后数月可逐渐消退

- **儿童期：**
  1. 附件包块罕见
  2. 9% ～ 11% 为恶性肿瘤
  3. 几乎均为无性细胞瘤或畸胎瘤（生殖细胞来源）
  4. 恶性肿瘤的发生率与年龄成反比
- **青春期：**
  1. 最常见的附件包块是功能性囊肿
  2. 最常见的卵巢肿瘤是良性囊性畸胎瘤
  3. 实性或囊性附件肿瘤罕见，几乎均为无性细胞瘤或恶性畸胎瘤

体格检查和临床表现

- 通常无症状
- 盆腔疼痛或下坠感
- 性交困难
- 腹部疼痛，轻度至重度腹膜刺激征
- 腹围增加或腹胀
- 盆腔检查可及附件包块
- 儿童：腹部或直肠肿物，性早熟表现

病因学

- 生理性
- 子宫内膜异位症
- 未知病因

DX 诊断

鉴别诊断

- 卵巢扭转
- 子宫内膜瘤
- 子宫肌瘤
- 异位妊娠
- 输卵管-卵巢脓肿
- 输卵管旁或卵巢冠囊肿

- 输卵管积水
- 卵巢、输卵管、结肠恶性肿瘤
- 憩室脓肿、憩室炎
- 阑尾脓肿、阑尾炎（尤其是儿童）
- 尿道憩室
- 神经鞘瘤
- 膨胀膀胱
- 盆腔肾
- 腹膜后囊肿或肿瘤

评估

- 完整的病史和体格检查
- 盆腔或直肠阴道检查显示固定的、不规则的、可移动的肿块
- 盆腔超声
- 腹腔镜或开腹手术以明确诊断

实验检查

- 妊娠试验
- 血清肿瘤标志物：
  1. CA12-5
  2. 甲胎蛋白（内胚窦瘤、未成熟畸胎瘤）
  3. β-hCG
  4. 乳酸脱氢酶（lactate dehydrogenase，LDH）（无性细胞瘤）

影像学检查

超声（图 17-1）：

- 可从盆腔其他包块中鉴别出附件包块

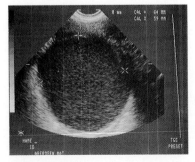

图 17-1　超声检查发现一直径为 6.5 cm 的囊肿，开腹手术中见充满积血的子宫内膜异位囊肿，即所谓的巧克力囊肿。该病可导致周期性或慢性盆腔疼痛。（From Greer IA et al：Mosby's color atlas and text of obstetrics and gynecology，London，2000，Harcourt.）

- 增加恶性肿瘤可能性的特征包括：实性成分、乳头状改变、多房分隔或孤立的厚分隔、腹水、内壁不光滑、双侧病变、边缘不规则
- CT 增强扫描
- 如果有症状，可行结肠镜或钡餐检查

Rx 治疗

非药物治疗

对于绝经前女性，应在 4 ～ 6 周内重复进行盆腔检查，通常行经阴道超声检查，以排除持续存在的囊肿。

常规治疗

手术适应证：
- 绝经后或月经前可触及附件包块
- 具有可疑超声特征的附件包块
- 附件包块＞ 10 cm
- 可疑的肿块扭转或破裂

长期管理

- 取决于诊断
- 口服避孕药可能抑制新囊肿的形成

预后

- 取决于诊断
- 一项研究表明，恶性肿块在 7 个月内均有增大。专家建议无实性成分的稳定包块的观察期限为 2 年，有实性成分的稳定包块的观察期限为 1 年

转诊

- 怀疑恶性肿瘤时应转诊
- 需行手术者应转诊

相关内容

卵巢癌（相关重点专题）

推荐阅读

Stukan M: Usefulness of diagnostic indices comprising clinical, sonographic and biomarker data for discriminating benign from malignant ovarian masses, *J Ultrasound Med* 34(2):207-217, 2015.

Ovarian Cancer

Anthony Sciscione，Helen Toma

张曦 译 姚颖 审校

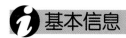 基本信息

定义

卵巢癌不是一种独立的疾病，而是一组组织学来源分类相同的肿瘤亚型。约 90% 的卵巢癌为上皮性卵巢癌，5% 为生殖细胞肿瘤，还有 5% 为性索间质肿瘤。卵巢上皮性肿瘤的分类见表 18-1。

表 18-1 卵巢上皮性肿瘤的分类

名称	注释
浆液性肿瘤	最常见的上皮性肿瘤类型
腺癌	超过 85% 累及卵巢表面或邻近结构，包括低级别肿瘤（约 10%）和高级别肿瘤（约 90%）
非浸润性低级别浆液性癌（LGSC）	1 级，等同于微乳头状 / 筛状交界性癌
交界性	可位于囊内或侵及卵巢表面
良性	包括腺纤维瘤
黏液性肿瘤	包括小肠型（常见）和米勒管型（不常见）
腺癌	包括伴"上皮内癌"的交界性肿瘤
交界性	
良性	
伴附壁结节	
子宫内膜样肿瘤	
腺癌	与高级别浆液性癌（HGSC）部分重叠的高级别癌
癌肉瘤	
腺肉瘤	
交界性	又称增生性囊腺瘤 / 纤维腺瘤，包括鳞状增生
良性	

续表

名称	注释
透明细胞癌	
腺癌	乳头状或腺纤维瘤型
交界性	见于腺纤维瘤
良性	非常罕见
移行细胞肿瘤	
恶性	包括恶性 Brenner 瘤和罕见的移行细胞癌
交界性	典型的增殖性 Brenner 瘤
良性	通常为 Brenner 瘤
鳞状细胞肿瘤	
恶性	罕见的鳞状细胞癌伴或不伴畸胎瘤
良性	上皮样囊肿
混合型上皮性癌	
恶性	通常混合了高级别浆液性癌和子宫内膜样癌（高级别米勒管来源）
交界性及良性	和浆液性米勒管黏液性肿瘤有重叠，又称浆黏液性交界性肿瘤
良性	
未分化或未分类	

Modified from the World Health Organization in Crum CP et al：Diagnostic gynecologic and obstetric pathology，ed 3，Philadelphia，2018，Elsevier.

同义词

上皮性卵巢癌
生殖细胞肿瘤
性索间质肿瘤
低度恶性潜能的卵巢肿瘤

ICD-10CM 编码

C56.9 未指明的卵巢恶性肿瘤
C56.1 右侧卵巢恶性肿瘤
C56.2 左侧卵巢恶性肿瘤

流行病学和人口统计学

发病率:（12.9 ～ 15.1）例 /100 000 人；每年新发病例约 25 000 例。卵巢癌终身发病风险为 1.3%。卵巢癌是生殖系统癌症相关死亡的首要原因。

好发人群:多诊断于 55 ～ 64 岁。

危险因素:

- 生育次数少
- 延迟生育
- 吸烟
- 多囊卵巢综合征
- 子宫内膜异位症
- 高脂饮食
- 林奇综合征（非息肉病性结肠癌、子宫内膜癌、乳腺癌和卵巢癌在一级和二级亲属间呈聚集性发病）
- 家族性乳腺癌-卵巢癌综合征
- 发病部位特定的家族性卵巢癌
- 最大的危险因素是高龄和卵巢癌及乳腺癌家族史
- 降低卵巢癌风险的因素包括：较早生育、口服避孕药、子宫切除术、输卵管结扎或卵巢切除术
- 表 18-2 总结了卵巢癌的危险因素和保护因素

遗传学因素:卵巢癌最大的危险因素是家族史和相关遗传性综合征。90% 以上的遗传性卵巢癌与 *BRCA1* 和 *BRCA2* 突变相关。*BRCA* 突变会影响 DNA 修复蛋白。携带这些突变的人群卵巢癌终身发病率为 65% ～ 74%。

建议以下人群进行遗传咨询：

- 任何年龄的上皮性卵巢癌患者
- 45 岁及以前诊断的乳腺癌患者
- 有两个或依次出现的乳腺癌原发病灶，初次发病于 50 岁及以前
- 60 岁及以前诊断的三阴性乳腺癌患者
- 任何年龄的乳腺癌，且至少有 1 位近亲在 50 岁及以前诊断卵巢癌
- 任何年龄的乳腺癌，且 2 位及以上近亲患乳腺癌；1 位近亲属患上皮性卵巢癌；2 位近亲属患胰腺癌或侵袭性前列腺癌
- 乳腺癌，且有 1 位任何年龄的男性近亲患乳腺癌
- 乳腺癌，且为德系犹太人后裔

表 18-2 卵巢癌的危险因素和保护性因素

危险因素	保护性因素
生活方式和饮食	生活方式和饮食
高龄	摄入豆制品
肥胖	类黄酮
身材高大	
摄入动物脂肪	高钙
α - 亚麻酸	日光暴露
乳制品	充足睡眠
乳糖制品	二甲双胍
吸烟	
糖尿病	
生育因素	生育因素
停经	口服避孕药
激素治疗	哺乳
绝经期	输卵管结扎
不孕	输卵管切除术
多囊卵巢综合征	子宫切除术
子宫内膜异位症	妊娠
盆腔炎	
遗传因素	

From Niederhuber JE：Abeloff's Clinical Oncology，ed 6，Philadelphia，2020，Elsevier.

- 家族中有致命性 *BRCA1* 或 *BRCA2* 突变

体格检查和临床表现

- 60% 的患者在晚期才出现症状
- 腹胀、早饱、消化不良
- 盆腔痛、背痛、便秘
- 盆腔或腹部包块
- 腹股沟淋巴结肿大
- Sister Mary Joseph 结节（脐部肿块）

病因学

- 可由发病部位特定的家族性卵巢癌遗传而来（≥ 2 位一级亲

属患有卵巢癌）
- 乳腺癌-卵巢癌综合征（一级亲属和二级亲属中乳腺癌和卵巢癌呈聚集性发病）
- 林奇综合征
- 绝大多数卵巢癌病例无家族史，病因不详

Dx 诊断

鉴别诊断

- 原发性腹膜间皮瘤
- 卵巢良性肿瘤
- 功能性卵巢囊肿
- 子宫内膜异位症
- 卵巢扭转
- 盆腔肾
- 带蒂子宫肌瘤
- 乳腺、胃肠道或其他盆腔器官原发癌的卵巢转移

评估

- 通过腹腔镜探查确诊；上皮性卵巢癌是最常见的卵巢癌类型（占卵巢癌的 90%）
- 仔细体格检查和问病史采集，包括家族史
- 排除非妇科疾病
- 绝经前女性的小卵巢囊肿，应观察 2 个月以确定是否消退
- FIGO 分期见表 18-3
- 转诊至对卵巢癌有丰富治疗经验的妇科肿瘤专家能提高卵巢癌诊断后的生存率

实验室检查

- 血常规
- 包括肝功能和钙离子在内的生化检查（评估副癌综合征）
- CA12-5 或溶血磷脂酸水平。是否需要每年筛查仍存争议，多数专家不建议将其作为筛查指标。仅有 50% 的早期卵巢癌会出现 CA12-5 升高。此外，子宫平滑肌肉瘤、子宫内膜异位症、妊娠、腹壁内感染时也会出现 CA12-5 升高。PLCO 癌症

表 18-3 FIGO 卵巢癌分期

Ⅰ 期	肿瘤局限于卵巢： I_A 期：局限于一侧卵巢，无腹水，卵巢表面无肿瘤（包膜完整） I_B 期：局限于双侧卵巢，无腹水，卵巢表面无肿瘤（包膜完整） I_C 期：I_A 或 I_B 期出现肿瘤累及卵巢表面或卵巢包膜破裂或腹水或腹腔冲洗液有癌细胞。尽管不影响预后，但手术中发生的恶性囊肿破裂可使分期上升至 I_C
Ⅱ 期	肿瘤累及一侧或双侧卵巢，并有盆腔内扩散 II_A 期：扩散和（或）转移至子宫和输卵管 II_B 期：扩散至其他盆腔内组织 II_C 期：II_A 或 II_B 期出现肿瘤累及卵巢表面或腹腔冲洗液或腹水有癌细胞
Ⅲ 期	肿瘤累及一侧或双侧卵巢，有超出盆腔的腹膜种植或腹膜后或腹股沟淋巴结阳性 III_A 期：镜下可见腹膜种植病灶 III_B 期：超出盆腔的肉眼可见病灶，直径 < 2 cm III_C 期：腹膜种植病灶 > 2 cm 和（或）淋巴结阳性
Ⅳ 期	肿瘤累及一侧或双侧卵巢，出现远处转移，包括肝实质（不包括肝被膜）转移和胸腔积液有癌细胞

From Symonds EM, Symonds IM: Essential obstetrics and gynaecology, ed 4, London, 2004, Churchill Livingstone.

　　筛查临床试验提出，每年复查 CA12-5 和经阴道超声效果不佳，且严重并发症中有 15% 由随访的假阳性结果导致

- 其他可以考虑的实验室检查：人绒毛膜促性腺激素、抑制素、α-甲胎蛋白、神经特异性烯醇化酶、LDH（生殖细胞肿瘤高危人群）
- 已有报道检测 3 种血清生物标志物的组合［载脂蛋白 A-1（apolipoprotein A-1，ApoA-1）、甲状腺素转运蛋白（transthyretin，TTR）、转铁蛋白（transferrin，TF）］可能有助于鉴别正常卵巢和早期卵巢癌，其敏感性为 84%，鉴别正常卵巢和晚期卵巢癌的敏感性为 97%
- 建议所有卵巢癌患者行 *BRCA1/2* 检查

影像学检查

- 超声
- 胸部 X 线检查
- 盆腹腔 CT 或 MRI 协助评估病变范围（图 18-1）

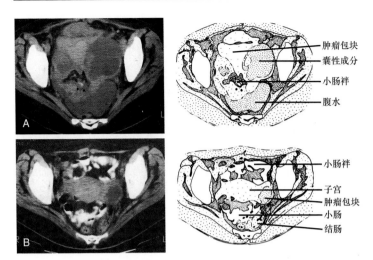

图 18-1 **卵巢癌对化疗的反应。**1 例 51 岁老年女性患者，因迅速增大的腹部包块就诊。**A.** CT 提示 12 cm×8 cm 卵巢肿物，内含囊性成分；腹膜广泛受累，已抽出 6 L 腹水。病理检查提示低分化癌。因手术难以切除，故予联合化疗。治疗一周期后，患者腹部恢复正常大小。**B.** CT 提示仅有小的卵巢残余病灶。4 周期化疗后行手术，无肉眼或镜下病灶。患者再次接受 4 周期化疗，但在 1 年后出现腹腔转移。（From Skarin AT：Atlas of diagnostic oncology, ed 3, St Louis, 2003, Mosby.）

- 乳腺钼靶

Rx 治疗

非药物治疗

实际上，所有类型的卵巢癌均应行手术探查，包括：

- 腹水细胞学
- 经腹全子宫＋双侧输卵管-卵巢切除术（早期卵巢癌保留生育力除外）
- 大网膜切除术
- 横膈活检
- 选择性淋巴结切除（盆腔和腹主动脉旁淋巴结）
- 初始肿瘤细胞减灭术，目标是无肉眼可见残余病灶（0 cm）或残余病灶直径＜1 cm
- 为达到满意的肿瘤细胞减灭术效果，可行肠道手术和脾切除术

117

- 常规治疗包括肿瘤细胞减灭术及术后辅助化疗。但是，低级别、高分化的 I 期卵巢癌难以从辅助化疗中受益

常规治疗

- 满意的肿瘤细胞减灭术后一般需进行化疗（无高危因素的 I 期卵巢癌患者仅行手术）
- 以铂类为基础的联合化疗适用于 II 期及以上卵巢癌，治疗持续 6 个月。与紫杉醇联合铂类静脉化疗相比，紫杉醇静脉化疗加铂类腹腔化疗能提高 III 期卵巢癌患者行满意的肿瘤细胞减灭术后的生存率
- 随着研究的进展，化疗方案还会继续优化。贝伐珠单抗是一种人源性抗血管内皮生长因子单克隆抗体，其能改善卵巢癌患者的无进展生存期。临床试验显示，在紫杉醇和铂类化疗期间及化疗结束后 10 个月使用贝伐珠单抗可使晚期上皮性卵巢癌患者的中位无进展生存期延长 4 个月
- 多腺苷二磷酸核糖聚合酶［poly（ADP-ribose）polymerase，PARP］抑制剂是新近出现的用于维持治疗的药物，能改善对铂类敏感的高级别卵巢浆液性癌患者的无进展生存期。PARP 抑制剂通过抑制酶聚（腺苷二磷酸核糖基）聚合酶活性而发挥作用，目前 FDA 已批准 3 种具有不同适应证的 PARP 抑制剂。口服聚合酶抑制剂奥拉帕尼于 2014 年获得批准，在高级别卵巢浆液性癌患者中，无论是否存在 *BRCA1* 和 *BRCA2* 胚系突变，奥拉帕尼均具有抗肿瘤活性。鲁卡帕尼于 2016 年获批，用于治疗存在 *BRCA1* 和 *BRCA2* 胚系突变的高级别卵巢浆液性癌。尼拉帕尼于 2017 年获批，用于治疗高级别卵巢浆液性癌，无论是否存在 *BRCA1* 和 *BRCA2* 突变
- 不再推荐化疗结束后的二次探查手术，因为经证实其不能改善生存期
- 在大多数病例中，新辅助化疗（手术前进行的化疗）相比于术后辅助化疗不能带来更多益处。然而，部分临床试验发现，对于 III$_C$ 或 IV 期卵巢癌患者，中间型肿瘤细胞减灭术前进行新辅助化疗的效果不如减灭术后进行化疗。无论是否行新辅助化疗，肿瘤细胞减灭术的目标仍然是完全切除肉眼可见的病灶

长期管理

- 如果 CA12-5 升高，可能意味着疾病复发

- 体格检查和盆腔检查应每 3 个月进行 1 次，持续 2 年，第 3 年每 4 个月进行 1 次，之后每 6 个月进行 1 次
- 每次复查常规监测 CA12-5 并不能改善生存期，仅用于特定临床情况
- 每年行阴道细胞学检查
- 卵巢癌复发的治疗流程见图 18-2

预后

- 由于患者在诊断时多处于疾病晚期，故总体 5 年生存率仍然较低：

  1. Ⅰ 期和 Ⅱ 期：80%～100%

  2. Ⅲ 期：15%～20%

  3. Ⅳ 期：5%

- 各期别的年轻患者（＜ 50 岁）比老年患者的 5 年生存率均更高（40% *vs.* 15%）
- 在高级别卵巢浆液性癌患者中，携带 *BRCA2* 突变（而非 *BRCA1* 突变）比携带 *BRCA* 野生型的患者具有更长的生存期、更好的化疗反应性和基因不稳定性

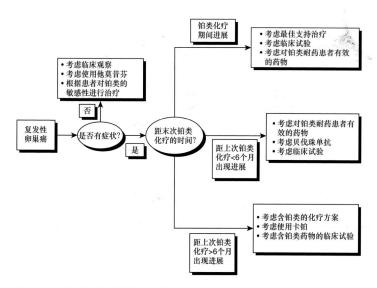

图 18-2　复发性卵巢癌的治疗流程。（From Niederhuber JE：Abeloff's clinical oncology，ed 6，Philadelphia，2020，Elsevier.）

- 在侵袭性上皮性卵巢癌患者中,*BRCA1* 或 *BRCA2* 胚系突变与总体 5 年生存率的提高相关。*BRCA2* 突变携带者的预后最好

专家点评

- 美国预防服务工作组认为,通过经阴道超声或 CA12-5 单一指标常规筛查卵巢癌并不能降低疾病死亡率。本项推荐适用于无症状、未发现遗传性癌症综合征高危因素的女性
- 口服避孕药可降低 40% ～ 50% 的卵巢癌发病风险,口服避孕药≥ 15 年能够最大限度地降低卵巢癌发病风险
- 卵巢癌高危人群(*BRCA1/2* 基因突变、遗传性非息肉性结直肠癌综合征)在完成生育后需考虑预防性输卵管–卵巢切除术。预防性双侧输卵管–卵巢切除术能够减少 80% 的卵巢癌发生率。推荐携带 *BRCA1* 突变的 35 ～ 40 岁女性和携带 *BRCA2* 突变的 45 岁及以上女性行预防性双侧输卵管–卵巢切除术。如果患者拒绝手术,NCCN 指南推荐从 35 岁或家族成员患病年龄的前 10 年起严密监测,每 6 个月行盆腹腔超声和血清 CA12-5 检测

相关内容

卵巢良性肿瘤(相关重点专题)

推荐阅读

Alvarez RD, Strauss JF: Surveying the landscape of ovarian cancer research and care, *Ann Intern Med* 165(6):439-440, 2016.

Bolton KL et al: Association between BRCA1 and BRCA2 mutations and survival in women with invasive epithelial ovarian cancer, *J Am Med Assoc* 307(4):382-390, 2012.

Burger RA et al: Incorporation of bevacizumab in the primary treatment of ovarian cancer, *N Engl J Med* 365:2473-2483, 2011.

Buys SS et al: Effect of screening on ovarian cancer mortality: the Prostate, Lung, Colorectal and Ovarian (PLCO) cancer screening randomized controlled trial, *J Am Med Assoc* 305:2295, 2011.

Doubeni CA et al: Diagnosis and management of ovarian cancer, *Am Fam Physician* 93(11):937-944, 2016.

Garcia C, Powell CB: A comprehensive approach to the identification and management of the BRCA patient, *Obstet Gynecol Survey* 70(2):131-143, 2015.

González-Martín et al: Niraparib in patients with newly diagnosed advanced ovarian cancer, *N Engl J Med* 381:2391-2402, 2019.

Ledermann J et al: Olaparib maintenance therapy in platinum-sensitive relapsed ovarian cancer, *N Engl J Med* 366:1382-1392, 2012.

Mirza MR et al: Naraparib maintenance therapy in platinum-sensitive, recurrent ovarian cancer, *N Engl J Med* 375:2154-2164, 2016.

Morice P et al: Mucinous ovarian cancer, *N Engl J Med* 380:1256-1266, 2019.

Perren TJ: A phase 3 trial of bevacizumab in ovarian cancer, *N Engl J Med* 365:2484-2496, 2011.

Ray-Coquard et al: Olaparib plus bevacizumab as first-line maintenance in ovarian cancer, *N Engl J Med* 381:2416-2428, 2019.

Vergote I et al: Neoadjuvant chemotherapy or primary surgery in stage IIIC or IV ovarian cancer, *N Engl J Med* 363:943-953, 2010.

Yang D et al: Association of BRCA1 and BRCA2 mutations with survival, chemotherapy sensitivity, and gene mutator phenotype in patients with ovarian cancer, *J Am Med Assoc* 306(14):1557-1565, 2011.

Emily E. Nuss，Beth Leopold，Anthony Sciscione

黄翠玉　译　姚颖　审校

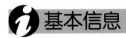 基本信息

定义

原发性输卵管癌是指局限于或主要累及输卵管的肿瘤。

同义词

浆液性输卵管上皮内癌

ICD-10CM 编码

C57.00　未指明的输卵管恶性肿瘤

C57.01　右侧输卵管恶性肿瘤

C57.02　左侧输卵管恶性肿瘤

流行病学和人口统计学

发病率：原发性输卵管癌占所有妇科恶性肿瘤的 0.3% ～ 1.1%。60 ～ 79 岁非西班牙裔的白人女性发病率最高。

遗传学因素：0% ～ 12% 携带 BRCA 基因突变的患者患有浆液性输卵管上皮内癌（serous tubal intraepithelial carcinomas，STIC）。普通人群中患有遗传性非息肉性结直肠癌的女性患 STIC 的风险更高。

体格检查和临床表现

体格检查结果与卵巢癌、原发性腹膜癌患者类似。患者可出现饱腹感、早饱、腹胀和体重下降。但是，许多早期输卵管癌是在预防性双侧附件切除术时发现的。

病因学

病因目前尚不清楚。STIC 被认为是卵巢高级别浆液性癌（high-grade serous carcinomas，HGSC）的前驱病变。

Dx 诊断

鉴别诊断

- 卵巢癌
- 原发性腹膜癌

评估

实验室检查

- 血常规、生化
- CA12-5
- 病理学：
  1. 从诊断上仍然要求有明显的输卵管肿块才能确定肿瘤来源于输卵管
  2. 输卵管癌几乎不引起输卵管扩张
  3. 用于输卵管病理评估的输卵管伞端切片和广泛检测（sectioning and extensively examining the fimbriated end，SEE-FIM）已被用于更好地评估原发性输卵管癌的可能性
  4. SEE-FIM 包括广泛逐层切取输卵管检查
  5. 输卵管癌常可发生 TP53 突变

影像学检查

- 盆腔超声
- 盆腹腔 CT

分期

见表 19-1。

表 19-1　输卵管癌的 FIGO 分期

- 0 期　原位癌（局限于输卵管黏膜）
- Ⅰ 期　局限于输卵管
  1. I_A 期　局限于一侧输卵管黏膜下和（或）肌层，但未穿透浆膜层。腹水或腹腔冲洗液无癌细胞
  2. I_B 期　局限于双侧输卵管黏膜下和（或）肌层，但未穿透浆膜层。腹水或腹腔冲洗液无癌细胞
  3. I_C 期　I_A 期或 I_B 期肿瘤合并肿瘤穿透输卵管浆膜层或腹水 / 腹腔冲洗液有癌细胞
- Ⅱ 期　肿瘤侵犯一侧或双侧输卵管癌伴盆腔转移
  1. 肿瘤扩散或转移至子宫和（或）卵巢

2. 肿瘤扩散至其他盆腔脏器

3. II_A 或 II_B 期肿瘤合并腹水 / 腹腔冲洗液有癌细胞

- Ⅲ 期　肿瘤侵犯一侧或双侧输卵管伴盆腔外腹膜种植转移，包括小肠、网膜、肝表面和（或）腹膜后或腹股沟淋巴结转移。腹膜种植转移为肿瘤种植于腹壁

1. III_A 期　肿瘤肉眼局限于真骨盆且淋巴结无转移，但组织学显微镜下可见腹膜表面种植转移（小肠、网膜或肝表面）

2. III_B 期　肿瘤侵犯一侧或双侧输卵管伴肉眼可见最大径 ≤ 2 cm 且组织学证实的腹膜种植转移（小肠、网膜或肝表面）。淋巴结无转移

3. III_C 期　腹膜种植转移最大径 > 2 cm 和（或）腹膜后或腹股沟淋巴结转移

- Ⅳ 期　肿瘤侵犯一侧或双侧输卵管伴远处转移，包括肝实质转移。实质性肝病指位于肝内的癌症，其与肝表面转移（Ⅲ期）不同。出现胸腔积液可归类为Ⅳ期，但须仅当胸腔积液中可找到癌细胞时

℞ 治疗

方法与卵巢癌治疗相似。

非药物治疗

手术：一般情况下，为完全切除所有可见的肿瘤，全子宫切除＋双侧输卵管-卵巢切除是一线治疗；常需切除盆腔和腹主动脉旁淋巴结。

常规治疗

给予药物控制恶心、呕吐和肿瘤压迫肠道导致的便秘。

长期管理

- 辅助化疗：以铂类为主的联合化疗方案，通常为铂类-紫杉醇联合化疗
- 不再推荐放疗

预后

生存率：

- 5 年生存率约为 65% 或更高
- 诊断时疾病的分期是最重要的预后指标
- 总体生存率为 30% ~ 50%

综合征
Hereditary Breast and Ovarian Cancer

David I. Kurss

张铁山 译 梁华茂 审校

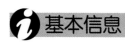 基本信息

定义

遗传性乳腺癌和卵巢癌综合征（hereditary breast and ovarian cancer syndrome，HBOC）患者携带与癌症显著相关的 *BRCA1* 和（或）*BRCA2* 基因突变。这些基因突变可增加女性患乳腺癌、卵巢癌、输卵管癌和腹膜癌的风险，并增加男性患前列腺癌和乳腺癌的风险。此外，携带这些基因突变的男性和女性患胰腺癌和皮肤癌的风险均升高。林奇综合征或遗传性非息肉病性结直肠癌综合征（hereditary nonpolyposis colorectal cancer，HNPCC）与女性患子宫内膜癌和卵巢癌以及女性和男性患结肠癌、胃癌、胰腺癌和小肠癌的风险增加相关。林奇综合征患者携带 5 个基因的显著致病性改变，如下所述。

被证实有遗传相关肿瘤的患者的发病风险显著高于普通人群及个人或家族中有肿瘤病史而基因检测为阴性的患者。通常情况下，与遗传性基因突变相关的癌症的发病年龄比普通人群小，常为相对罕见的癌症类型，可影响或不影响多个同系（父系或母系）家族成员。识别携带者可以显著降低患者及其近亲的发病率和死亡率。

同义词

林奇综合征 / 遗传性非息肉病性结直肠癌

遗传性癌症综合征

ICD-10CM 编码

Z84.81　有遗传病携带者家族史

Z80.3　有乳腺恶性肿瘤家族史

Z80.41　有卵巢恶性肿瘤家族史

Z80.49	有其他生殖器官（如子宫、阴道）恶性肿瘤家族史
Z15.01	有乳腺恶性肿瘤的遗传易感性
Z15.02	有卵巢恶性肿瘤的遗传易感性

流行病学和人口统计学

发病率：总体而言，估计有 6% ～ 10% 的妇科癌症具有遗传性。在估计的 23.5 万新发乳腺癌病例中，7% ～ 10% 可能与遗传有关。遗传致病性 *BRCA1*、*BRCA2* 突变占卵巢癌病例的 11% ～ 15%。普通人群携带 *BRCA1* 或 *BRCA2* 基因致病性突变的比例不足 1%。如上所述，林奇综合征相关突变可增加卵巢癌、子宫内膜癌以及结直肠癌（高达 5% 的结直肠癌被认为是遗传性）、胰腺癌和胃癌的风险。本章重点关注妇科疾病。表 20-1 和表 20-2 总结了与 HBOC 易感性相关的基因。

好发性别和年龄：尽管好发于女性，但携带 *BRCA1* 和 *BRCA2* 致病突变的男性患癌症的风险也显著升高。男女性都可以将突变的基因遗传给后代。

遗传学因素：遗传模式为常染色体显性遗传。父亲或母亲携带 *BRCA* 基因突变的儿童有 50% 的概率遗传该基因突变。

危险因素：*BRCA1* 和 *BRCA2* 突变可导致比其他已确定的致癌因素（如乳腺密度增加、非典型导管或小叶增生病史、未生育、肥胖和家族史）更高的乳腺癌风险。

高达 37% 的乳腺癌患者和 100% 的卵巢癌 / 输卵管癌 / 腹膜癌患者存在 HBOC 的风险。

HBOC：

- 携带 *BRCA1*、*BRCA2* 突变的个体（图 20-1）
- 可能 HBOC 的高危因素包括以下个人史或家族史（未详尽列表）：

  1. ≤ 45 岁时诊断为乳腺癌

  2. 三阴性乳腺癌（ER－、PR－、Her2－）

  3. 卵巢癌：非常重要的因素（多为乳头状浆液性卵巢癌）

  4. 男性乳腺癌

  5. 两次原发性乳腺癌

  6. 德系犹太人血统

  7. ≥ 2 位亲属患有 HBOC 相关癌症（乳腺癌、卵巢癌、前列

表 20-1 与遗传性乳腺癌易感性相关的基因

基因	综合征	乳腺癌的相对危险度	80 岁年龄组的乳腺癌风险	相关癌症
高外显率				
BRCA1	HBOC	15～30	70%	卵巢癌、其他
BRCA2	HBOC	10～20	70%	卵巢癌、胰腺癌、前列腺癌、其他
p53	Li-Fraumeni 综合征	100	50%、60 年	软组织肉瘤、骨肉瘤、肾上腺皮质癌、脑肿瘤、白血病、其他
PTEN	Cowden 综合征 Bannayan-Riley-Ruvalcaba 综合征 Proteus Proteus 样综合征	无可靠估计	70%～80%	甲状腺癌（滤泡性甲状腺癌和罕见的乳头状甲状腺癌）子宫内膜癌、泌尿生殖系统癌症、其他
STK11	Peutz-Jeghers 综合征	无可靠估计	60 岁时为 30%	小肠癌、结直肠癌、子宫癌、睾丸癌和卵巢性索间质肿瘤、其他
CDH1	遗传性弥漫性胃癌	约为 3.25	39%	小叶乳腺癌、弥漫性胃癌、其他
低或中等外显率				
ATM（杂合子）	纯合子共济失调性毛细血管扩张	约为 3	30%	杂合子中未定义
CHK2（CHEK2）	Li-Fraumeni 变异体	1.5～3	20%～30%	未定义
PALB2	未知	5	约 40%	杂合子中未定义

HBOC，遗传性乳腺癌和卵巢癌综合征

From Niederhuber JE: Abeloff's clinical oncology, ed 6, Philadelphia, 2020, Elsevier.

表 20-2　与遗传性卵巢癌易感性相关的基因

基因	综合征	卵巢癌的相对危险度	80 岁年龄组的卵巢癌风险	相关癌症
高外显率				
BRCA1	HBOC	约为 50	约 40%	乳腺癌、其他
BRCA2	HBOC	约为 8	11%～26%	乳腺癌、胰腺癌、前列腺癌、其他
MLH1	林奇综合征	约为 4	约 20%	结肠癌
MSH2				子宫癌
MSH6				胃癌
PMS2				小肠癌
EPCAM				泌尿系统癌症、胰腺癌、其他
低或中等外显率				
RAD51C	未知	约为 5	约 6%	未定义
				常染色体隐性遗传 Fanconi 贫血
RAD51C	未知	约为 12	约 14%	未定义
				常染色体隐性遗传 Fanconi 贫血

From Niederhuber JE：Abeloff's clinical oncology，ed 6，Philadelphia，2020，Elsevier.

　　腺癌、胰腺癌）

　　8. 既往明确有 HBOC 突变

　　9. ≥2 位近亲患有乳腺癌，其中 1 位在 50 岁之前确诊

　　10. 任何年龄的 3 种或以上 HBOC 相关癌症

- 半数 *BRCA* 突变携带者遗传其父亲的突变
- 癌症早发可能比受累家庭成员的数量更能释放危险信号，尤其是在家庭成员数量很少的情况下
- NCCN 指南的检查标准（表 20-3 和表 20-4）可能与上文所述的高危因素不同
- 家族史需要扩展至一级、二级和三级亲属
- 应考虑到林奇综合征相关癌症（如结直肠癌、胃癌、脑癌、胰腺癌、小肠癌、皮肤癌、输尿管癌、肾盂癌、胃肠道息肉），

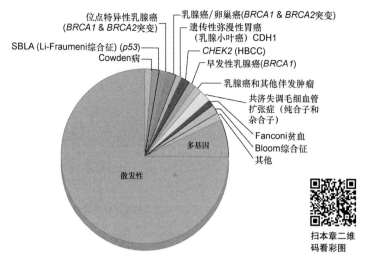

扫本章二维
码看彩图

图 20-1 （扫本章二维码看彩图）乳腺癌异质性示意图。HBCC，遗传性乳腺癌和结直肠癌；SBLA，肉瘤、乳腺和脑肿瘤、白血病、喉癌和肺癌和肾上腺皮质癌。（From Goldman L，Schafer AI：Goldman's Cecil medicine，ed 24，Philadelphia，2012，WB Saunders.）

表 20-3 乳腺癌卵巢癌综合征的检查标准 *

来自携带已知 *BRCA1* 或 *BRCA2* 基因突变家族的个体

乳腺癌个人史合并以下至少 1 项：

- 诊断时年龄≤ 45 岁
- 诊断时年龄≤ 50 岁伴以下至少 1 项：
  - 有其他乳腺癌原发灶
  - ≥ 1 位近亲在任何年龄患乳腺癌
  - ≥ 1 位近亲患胰腺癌
  - ≥ 1 位近亲患前列腺癌
  - 未知或有限的家族史
- 60 岁时诊断为三阴性乳腺癌
- 在任何年龄诊断为乳腺癌伴以下至少 1 项：
  - ≥ 1 位近亲在 50 岁前患乳腺癌
  - ≥ 2 位近亲在任何年龄患乳腺癌
  - ≥ 1 位近亲患卵巢癌
  - ≥ 1 位近亲患胰腺癌
  - ≥ 2 位近亲患前列腺癌
  - 1 位女性近亲患卵巢癌
  - 具有较高基因突变频率的种族个体

- 卵巢癌个人史
- 男性乳腺癌个人史
- 任何年龄的前列腺癌个人史，1 位近亲在任何年龄患乳腺癌、卵巢癌或胰腺癌
- 胰腺癌个人史和德系犹太人血统
- 符合上述任何标准的家族史

关于咨询和检测更新和详细说明见 NCCN 指南

* 更多详细信息请参见 NCCN 指南

From Disaia PJ et al：Clinical gynecologic oncology，ed 9，Philadelphia，2017，Elsevier.

表 20-4　关于推荐 *BRCA1* 或 *BRCA2* 突变基因检测的美国国家综合癌症网络（NCCN）指南 *

乳腺癌个人史合并以下至少 1 项：

- 诊断时年龄≤ 45 岁
- 诊断为至少两个乳腺癌原发灶（双侧或同侧不同病灶），50 岁时首次诊断
- 在≤ 50 岁时诊断，有≥ 1 位近亲在任何年龄时诊断乳腺癌（前列腺癌或胰腺癌）
- ≤ 60 岁时诊断为三阴性乳腺癌
- 任何年龄诊断乳腺癌，有≥ 1 位近亲在年龄≤ 50 岁时诊断为乳腺癌
- 在任何年龄诊断乳腺癌，有≥ 2 位近亲在任何年龄诊断乳腺癌
- 在任何年龄诊断乳腺癌，有≥ 1 位近亲在任何年龄诊断为侵袭性卵巢癌（包括输卵管癌和原发性腹膜癌）
- 在任何年龄诊断乳腺癌，有≥ 2 位近亲诊断为胰腺癌和（或）前列腺癌
- 有 1 位男性近亲在任何年龄诊断乳腺癌

* 家族史有限或未知可能低估了家族基因突变检测的概率
† 近亲指家庭同系（母系或父系）的一级、二级或三级亲属

From Disaia PJ et al：Clinical gynecologic oncology，ed 9，Philadelphia，2017，Elsevier.

　　因为林奇综合征与卵巢癌和子宫癌（子宫内膜癌）也相关

- *BRCA* 代表性乳腺癌
  1. 在由遗传突变引起的乳腺癌和卵巢癌（乳腺癌约 7%，卵巢癌约 14%）患者中，绝大多数（84%）是由 *BRCA1*（52%）和 *BRCA2*（32%）基因突变导致
  2. 70 岁时，与普通人群 7.3% 的乳腺癌风险相比，有患病一级亲属的个体的乳腺癌患病风险约增加 1 倍，*BRCA1* 和 *BRCA2* 突变携带者发生乳腺癌的风险高达 87%。普通人群在首次诊断后 5 年内发生第二次原发性乳腺癌的风险为

2%，而携带 HBOC 突变的女性的风险达 12%～27%。70
岁时，该风险攀升至 50%（*BRCA2* 突变）和 64%（*BRCA1*
突变）

3. 70 岁时，与普通人群 0.7% 的卵巢癌风险相比，*BRCA2* 和
BRCA1 突变携带者的风险高达 27%（*BRCA2* 突变）至 63%
（*BRCA1* 突变）。乳腺癌诊断 10 年内患者发生卵巢癌的风
险为 6.8%（*BRCA2* 突变）至 12.7%（*BRCA1* 突变），而普
通人群的风险 < 1.0%

4. 与普通人群相比，HBOC 男性患乳腺癌的风险增加 10 倍，
患前列腺癌的风险增加 2 倍以上。在男性中，*BRCA2* 突变
比 *BRCA1* 突变更能增加癌症风险。事实上，携带 *BRCA2*
突变的男性患乳腺癌的风险是普通人群风险的 80 倍

5. 男性和女性患胰腺癌（*BRCA2* > *BRCA1*）和黑色素瘤
（*BRCA2* 突变增加 2.5 倍）的风险均升高（高达 7 倍）

6. 德系犹太人血统与始祖突变 187delAG（*BRCA1*）、5382insC
（*BRCA1*）和 6174delT（*BRCA2*）相关，这些突变会导致乳
腺癌和卵巢癌的风险显著升高。德系犹太人后裔中 1/40 的
个体携带 *BRCA1* 或 *BRCA2* 突变，而普通人群中为 1/400

林奇综合征（遗传性非息肉病性结直肠癌综合征）：

- 患者伴有 *MLH1*、*MSH2*、*MSH6*、*PMS2*、*EPCAM* 突变

- 70 岁时，林奇综合征患者除结直肠癌、胃癌、肝胆管癌、泌
尿系统癌症、小肠癌、脑部恶性肿瘤、皮肤癌和胰腺癌的风险
增加外，卵巢癌风险较普通人群增加约 20 倍（4%～12% *vs.*
0.7%），子宫内膜癌风险较普通人群增加约 40 倍（25%～60%
vs. 1.6%）

- 上文列出的基因和其他较少出现的基因（如 *PTEN*、*TP53*、
CDH1、*STK11*）被认为是高外显率基因，因其可使各自综合
征的相对风险增加 4～5 倍以上

- 在评估风险和安排基因检测时，应考虑其他更多的中等外显率
基因（如 *CHEK2*、*ATM*、*PALB2*、*BRIP1*、*RAD51C*、*RAD51D*），
即可使癌症相对风险增加 2～4 倍的相关基因

- 超过 12 个已知的基因突变与乳腺癌风险升高相关，与卵巢癌
风险升高相关的基因突变数量相似。因此，仅筛查 *BRCA1*、
BRCA2 将遗漏这些突变

- 除已确定的致病性错配修复基因突变外，文献中归类为新发

风险突变的基因改变也与遗传性妇科恶性肿瘤和其他恶性肿瘤有关

体格检查和临床表现

- 发病年龄较小
- 双侧可能性更大
- 存在多个原发性肿瘤病灶

病因学

遗传性癌症通常是由于抑癌基因的突变干扰 DNA 修复，使其他潜在的可避免的癌症得以发生。这与家族性癌症不同，家族性癌症中没有孤立的基因突变，但癌症在家族中出现的程度超过在统计学上观察到的普通人群中的程度。非遗传因素（如生活习惯和环境影响）也会影响癌症风险。

Dx 诊断

鉴别诊断

- 相关癌症的普通人群（散发性）或家族基础
- 遗传性癌症更可能在较小的年龄出现，跨越数代，影响更多的家庭成员（如果家族足够大），有一定的遗传模式，并包括一些罕见（如卵巢癌、男性乳腺癌）的表现
- 除前文列出的较常见的综合征外，还需考虑 Cowden 综合征（*PTEN*）、Peutz-Jeghers 综合征（*STK11*）、Li-Fraumeni 综合征（*TP53*）和其他综合征

评估

家族史问卷调查、患者和家庭访谈、遗传咨询 / 风险评估（包括 Tyrer-Cuzick/Gail/Claus 模型等工具）和个体化基因检测。

实验室检查

- 获得知情同意后，需在办公室或实验室采集简单的血液或唾液样本。该样本应送至国家认可的实验室进行遗传肿瘤检测，该实验室应具备技术准确性（技术和解释）、报告规范、支持人员咨询、专业咨询和检测整合的能力。应寻找已发表过同行评议数据且具有准确分类方法（依靠庞大的数据库）的

实验室。由于这些实验室未经 FDA 批准，虽然需要 CLIA 认证，但其仅依赖于内部数据。需谨记，大多数患者一生中仅接受 1 次检测，因此保证准确性是必需的
- 其他可选检查包括：
  1. 综合征特异性检查：如 HBOC-*BRCA* 检测（包括大片段重排检测）；林奇综合征；德系犹太人群进行始祖突变检测（187delAG、5382insC、6174delT），常推荐为该群体的第一个检测；单位点检测（已知家族中存在先前识别的基因突变）；癌症特异性检查，如乳腺癌进行 *BRCA1*、*BRCA2* 和（或）更多基因检测（即测序）
  2. 全面的组合检测可包括 HBOC 综合征（*BRCA1*、*BRCA2*）、Lynch 综合征（*MLH1*、*MSH2*、*MSH6*、*PMS2*、*EPCAM*）、Li-Fraumeni 综合征（*TP53*）、Cowden 综合征（*PTEN*）、Peutz-Jeghers 综合征（*STK11*）、*PALB2*、*CHEK2*、*ATM*、*BRIP1*、*RAD51C* 等（多达 28 种以上基因）
- 虽然仅根据病史 / 表型选择基因检测可能会限制风险评估的全面性，但目前检测的选择通常基于个人史 / 家族史
- 已证明全面的组合检测可增加突变检出，并在患者需要接受一种以上综合征 / 癌症特异性检测时帮助选择检测内容，也可用于寻找潜在的更广泛的危险因素。然而，目前存在检出突变临床意义不明的情况
- 检测结果包括：①致病性突变阳性或阴性；②意义不确定的遗传变异，其中癌症风险尚未确定或排除。对这些突变进行准确分类至关重要

影像学检查

筛查包括经阴道超声、每年进行 1 次乳腺钼靶、每年进行 1 次 MRI（当乳腺癌风险 ≥ 20% 时，应基于 Tyrer-Cuzick 模型或其他乳腺癌风险筛查模型）。

℞ 治疗 / 降低风险的措施

- 加强监测、恰当的化学预防和预防性手术可能改善预后
- 监测包括患者乳腺自查、临床乳腺检查、乳腺钼靶、MRI、经阴道超声和 CA12-5 检测等

- 化学预防方法已被证明可使卵巢癌的风险降低 60%（使用口服避孕药），使对侧乳腺癌的发病风险降低 53%（使用他莫昔芬）
- 在 HBOC 患者中，预防性全乳房切除术可使乳腺癌风险降低 90%，在育龄期后或 40 岁时进行双侧输卵管-卵巢切除术可使卵巢癌风险降低 96%，乳腺癌风险降低 68%
- 在体外受精时考虑行胚胎植入前遗传学诊断

转诊

需要时可考虑咨询经验丰富的遗传咨询师、妇科相关领域专家、妇科肿瘤医师、乳腺外科医师和胃肠病学专家等。

 # 重点和注意事项

- 对肿瘤的风险保持警惕。携带突变基因的女性患乳腺癌的可能性约是普通人群的 10 倍，患卵巢癌的可能性约是普通人群的 20 ～ 30 倍。由于约 10% 的患者有显著的家族史，每次接诊时均应注意高危因素，无论患者主诉或预定就诊类型如何，应询问并定期更新患者个人及家族癌症史信息。应提供纸质版家族史问卷。务必时刻考虑患者的癌症风险，尤其是在制订新的疗程或计划手术时。如果患者被证明是突变携带者，通常需要更详尽的病史询问
- 根据最年轻患病家庭成员的年龄、高危癌症发病部位和基因突变携带者的状态，调整开始筛查和治疗的年龄以及访视频率
- 在筛选、检查、随访和治疗期间鼓励患者并提供意见
- 建议患者核实所有存疑的家族史，收集适当的家庭证明文件 / 检测，并让其家属参与该过程；这种参与可包括为其近亲提供建议、咨询和检测
- 尽可能检测（如适用）那些有价值的携带者家庭成员，对他们的检测足以降低其他家庭成员检测的必要性。检测患病的家庭成员通常是最适当、最有效、性价比最高且信息量最大的方法
- 与单纯依靠家族史相比，基因检测可以更准确地预测风险，使个体化管理成为可能。请注意，尽管目前尚未明确，但在患者个人或家族癌症史的发病机制中可能存在有其他突变
- 关于筛查和监测 / 影像学检查 / 治疗指南，请咨询专业协会和

NCCN。在此初始阶段，应积极寻求遗传咨询师、妇科医师、肿瘤学家、乳腺外科医师和（或）胃肠病学专家的帮助

- 根据癌症发生风险最高的部位，寻求适当的专家参与到患者的短期和长期治疗中
- 请记住，*BRCA1* 和 *BRCA2* 突变阳性的男性患乳腺癌和前列腺癌的风险显著升高
- 可考虑预防性双侧乳房切除术或双侧输卵管-卵巢切除术
- 鼓励高危患者在较年轻时完成生育，并酌情考虑后续预防性双侧输卵管-卵巢切除术和绝经激素替代治疗方案
- 一旦高危患者完成生育，建议对其进行预防性双侧输卵管切除术。可考虑辅助生殖技术，如植入前胚胎遗传学诊断
- 根据美国联邦和州的法律，遗传学信息不能被用作健康保险或就业方面"已存在状况"的依据。这些信息可能在人寿保险、残疾保险和长期医疗保险中具有一定作用
- 在美国，虽然医疗保险通常覆盖该疾病，但对系列检查的赔偿有时很困难。作为医生，应与您的患者极其保险公司一起声援对恰当检查和管理的赔偿。必要时向当地的专业团体寻求帮助
- 如果未能识别和（或）为高风险患者和（或）其家属提供遗传咨询或检测，导致乳腺癌或卵巢癌诊断延迟，则可能存在医疗-法律风险。提供遗传咨询者、实验室、保险公司和雇主可能分别因未建议检测、提供不准确结果或拒绝保险而有法律风险
- 意识到高危患者的癌症风险将有助于启动已被证明可降低癌症可能性和提高早期癌症检出率的预防性筛查和管理。这对患者的家庭成员和患者都有巨大的益处

预防

应考虑适当的筛查和监测（患者的临床表现/体格检查、影像学检查、诊断流程、遗传咨询和基因检测）以及预防性手术和化学预防措施。

患者和家庭教育

鼓励患者重新回顾其个人史和家族史，并向所有参与诊疗的医生及家庭成员更新其信息。建议患者开始与其家庭成员和医生沟通，

努力降低患者及其亲属的遗传性癌症风险。

参见 NCCN 指南（www.nccn.org）和美国专业学会的建议。

相关内容

乳腺癌（相关重点专题）

林奇综合征（相关重点专题）

卵巢癌（相关重点专题）

推荐阅读

Hartmann LC, Lindor NM: The role of risk-reducing surgery in hereditary breast and ovarian cancer, *N Engl J Med* 374:454-468, 2016.

Heemskerk-Gorritsen BA et al: Breast cancer risk after salpingo-oophorectomy in health *BRCA1/2* mutation carriers: revisiting the evidence for risk reduction, *J Natl Cancer Inst* 107:107, 2015.

第 21 章　梅格斯综合征
Meigs Syndrome

Nima R. Patel，Terri Q. Huynh

李泽丽　译　姚颖　审校

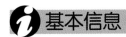 基本信息

定义

- **典型梅格斯综合征**：以腹水、胸腔积液（通常为右侧）、良性纤维瘤或纤维瘤样卵巢肿瘤（卵泡膜细胞瘤、颗粒细胞瘤或 Brenner 瘤）三联征为特征
- **非经典型梅格斯综合征**：以腹水和胸腔积液伴良性卵巢肿瘤、输卵管肿瘤或阔韧带肿瘤（不包括在典型梅格斯综合征中）为特征
- **假性梅格斯综合征**：以腹水、胸腔积液伴起源于盆腔或腹部的肿瘤 [无论良恶性，且均不包括在典型或非典型梅格斯综合征中，如平滑肌瘤、卵巢甲状腺肿、黏液囊腺瘤、畸胎瘤和转移至卵巢的恶性肿瘤（特别是结直肠癌）] 为特征
- **Tjalma 梅格斯综合征**：系统性红斑狼疮患者伴有腹水、胸腔积液和 CA12-5 升高三联征

ICD-10CM 编码

C56.9　未指明的卵巢恶性肿瘤

D27.9　未指明的卵巢良性肿瘤

D28.2　输卵管和阔韧带良性肿瘤

D28.7　其他特定女性生殖系统良性肿瘤

J91.8　其他疾病分类下的胸腔积液

D18.0　恶性腹水

R18.8　其他腹水疾病

流行病学和人口统计学

- 发生于 1% ~ 2% 的卵巢纤维瘤患者中（与约 0.004% 的卵巢肿瘤有关）

137

- ＜ 1% 可进展为恶性
- 发病率在 30 岁后开始增加，最常见于绝经后女性（平均年龄 50 岁）

体格检查和临床表现

- 腹部膨隆 / 腹围增大
- 间断盆腔疼痛（间歇性扭转）
- 体重增加或减轻
- 双合诊触及盆腔肿块
- 急性盆腔 / 腹部压痛
- 波动感
- 移动性浊音
- "水坑征"（查体手法）
- 胸部叩诊呈过清音或实音，无触觉语颤和语音震颤
- 支气管呼吸音消失或增强、啰音、纵隔移位、气管移位

病因学

- 病因不明
- 推测是由于 "水肿样" 纤维瘤（或其他卵巢良性实体瘤）超过 10 cm，刺激腹膜间隙产生腹水
- 另一学说认为巨大纤维瘤伴细蒂时淋巴引流不足，当伴有间歇性扭转时，导致回流液渗出至腹腔
- 胸腔积液可能是由积聚的腹水经过淋巴管（超负荷的胸导管）或胸腹裂孔（即 Bochdalek 裂孔）进入右侧胸腔引起

液体积聚可能是由于血管内皮生长因子（vascular endothelial growth factor，VEGF）等物质增加了毛细血管通透性

 诊断

鉴别诊断

- 卵巢恶性肿瘤
- 各种妇科疾病
  1. 子宫：子宫内膜异位囊肿、肉瘤、平滑肌瘤（"假性梅格斯综合征"）
  2. 输卵管：输卵管积水、肉芽肿性输卵管炎、输卵管恶性肿瘤

3. 卵巢：良性肿瘤、浆液性肿瘤、黏液性肿瘤、子宫内膜样肿瘤、透明细胞瘤、Brenner 瘤、颗粒细胞瘤、间质细胞瘤、无性细胞瘤、纤维瘤、转移瘤
- 非妇科疾病导致的盆腹腔积液：
  1. 门静脉梗阻
  2. 下腔静脉阻塞
  3. 低蛋白血症
  4. 胸导管梗阻
  5. 肺结核
  6. 淀粉样变
  7. 胰腺炎
  8. 胃肠道 / 泌尿系统肿瘤
  9. 卵巢过度刺激
  10. 胸腔积液
  11. 充血性心力衰竭
  12. 胶原血管病
  13. 肝硬化

评估

- 临床表现为卵巢肿块、腹水，以及胸腔积液（通常为右侧）
- 早饱、体重减轻伴腹围增大、腹胀、间歇性腹痛、呼吸困难、干咳等

实验室检查

- 血常规以除外感染
- 肿瘤标志物（CA12-5、hCG、甲胎蛋白、癌胚抗原、LDH）以评估是否存在妇科恶性肿瘤
- 生化和肝功能检查以评估代谢和肝受累情况
- 如果累及呼吸系统，可行动脉血气分析

影像学检查

- 盆腔超声（彩色多普勒评估附件肿块）初步评估盆腔病变（CT 或 MRI 进一步明确肿瘤性病变）
- 胸部 X 线检查以确认胸腔积液
有创性操作：

- 穿刺抽液／胸腔穿刺常提示渗出液

 治疗

非药物治疗

- 知情同意和开腹分期手术（全子宫切除＋双侧输卵管-卵巢切除术，可能行大网膜切除、肠管切除或盆腔／腹主动脉旁淋巴结切除术）术前准备

育龄期女性可以考虑单侧输卵管-卵巢切除，绝经后女性首选全子宫切除

- 如果怀疑盆腔恶性肿瘤应行肠道准备

常规治疗

取决于临床表现、盆腔肿块大小、腹水量和胸腔积液量：

- 如果盆腔肿块＜10 cm，腹水／胸腔积液量很少：考虑行诊断性腹腔镜（可能行开腹探查术）及输卵管-卵巢切除术，并切除卵巢纤维瘤（肿瘤）
- 如果盆腔肿块＞10 cm，腹水／胸腔积液量中等／较多：如果呼吸系统受累（细胞学提示抗酸杆菌）可考虑行胸腔穿刺和开腹探查并切除输卵管-卵巢及卵巢肿瘤
- 根据情况治疗盆腔恶性肿瘤、胃肠道肿瘤或泌尿系统肿瘤

长期管理

- 卵巢肿瘤切除后腹水和胸腔积液消失
- 卵巢良性肿瘤应进行常规妇科随访

预后

盆腔肿块切除后数周内可见腹水和胸腔积液明显缓解。生存率较高，复发率较低。

转诊

- 可转诊至妇科肿瘤医师以评估病情及制订治疗方案，尤其是怀疑或确定为恶性肿瘤时
- 如果有胸腔积液，可转诊至呼吸科医师处就诊

推荐阅读

Heilbrun ME et al: Imaging of benign adnexal masses: characteristic presentations on ultrasound, computed tomography, and magnetic resonance imaging, 52(1):21-39, 2009.

Krenke R et al: Pleural effusion in Meigs' syndrome–transudate or exudate? *Medicine (Baltimore)* 94(49):e2114, 2015.

第22章 葡萄胎
Molar Pregnancy

Matthew H. H. Young，Helen B. Gomez

张曦　译　姚颖　审校

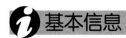 基本信息

定义

葡萄胎是恶性病变前期的异常妊娠，属于妊娠滋养细胞疾病中的一种。根据形态学和病理学检查，葡萄胎可分为完全性和部分性。完全性和部分性葡萄胎均有胎盘异常伴绒毛增大、水肿和滋养层细胞增生。多数葡萄胎为完全性，其特征为绒毛广泛水肿且缺乏胎儿组织。部分性葡萄胎的特征表现为水肿绒毛与正常胎盘组织混合，往往存在胎儿组织。妊娠滋养细胞疾病（gestational trophoblastic disease，GTD）包括一系列胎盘来源的肿瘤性疾病。葡萄胎、妊娠绒毛膜癌和胎盘部位滋养细胞肿瘤（placental site trophoblastic tumor，PSTT）均属于组织学诊断，而妊娠滋养细胞肿瘤（gestational trophoblastic neoplasia，GTN）的诊断则基于临床和实验室检查。GTD所包含的疾病表现多样，而GTN则特指具有组织侵袭和转移潜能的疾病类型。

完全性葡萄胎恶变（妊娠滋养细胞肿瘤）的风险为6%～32%，而部分性葡萄胎恶变的风险低于5%。

ICD-10CM 编码

001.0　典型葡萄胎

001.1　不完全性和部分性葡萄胎

001.9　未指明的葡萄胎

流行病学和人口统计学

发病率：美国的发病率为1例/1500例孕妇

好发性别和年龄：育龄期女性，尤其是育龄期的首尾年龄段

高危因素：

- 育龄期的首尾年龄段（＜21岁或＞40岁）

- 既往葡萄胎妊娠
- 自发性流产史
- 使用复方口服避孕药

体格检查和临床表现（表 22-1）

表 22-1　完全性和部分性葡萄胎的典型症状和体征

症状或体征	完全性葡萄胎（%） （$n = 306$）	部分性葡萄胎（%） （$n = 81$）
阴道出血	97	73
子宫增大	51	4
黄素化囊肿 > 6 cm	50	0
子痫前期	27	3
妊娠剧吐	26	0
甲状腺功能亢进	7	0
滋养细胞栓子	2	0

From Niederhuber JE: Abeloff's clinical oncology, ed 6, Philadelphia, 2020, Elsevier.

完全性葡萄胎：
- 80% ～ 90% 的患者在妊娠第 6 ～ 16 周以阴道出血就诊
- 28% 的患者子宫增大超过当前孕周
- 8% 的患者出现妊娠剧吐
- 1% 的患者在早期妊娠或中期妊娠出现妊娠诱导的高血压
- 15% ～ 25% 的患者有双侧卵巢黄素化囊肿
- 15% 的患者 β- 人绒毛膜促性腺激素（β-human chorionic gonadotropin，β-hCG）> 100 000 mIU/ml
- < 10% 的患者伴有贫血

部分性葡萄胎：
- 90% 的患者以不全流产或稽留流产就诊
- 75% 的患者有阴道出血
- < 10% 的患者 β-hCG > 100 000 mIU/ml

病因学

完全性葡萄胎：
- 参与受精的卵母细胞染色体缺失或失活（图 22-1），同时父系

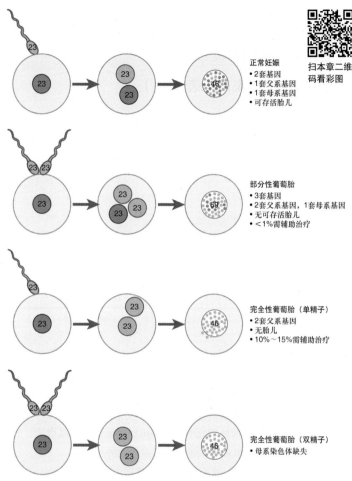

扫本章二维码看彩图

正常妊娠
- 2套基因
- 1套父系基因
- 1套母系基因
- 可存活胎儿

部分性葡萄胎
- 3套基因
- 2套父系基因，1套母系基因
- 无可存活胎儿
- <1%需辅助治疗

完全性葡萄胎（单精子）
- 2套父系基因
- 无胎儿
- 10%～15%需辅助治疗

完全性葡萄胎（双精子）
- 母系染色体缺失

图 22-1（扫本章二维码看彩图）正常妊娠、部分性和完全性葡萄胎的遗传组成。（From Magowan BA：Clinical obstetrics & gynecology, ed 4, 2019, Elsevier.）

　　染色体复制 2 倍（85%～90% 为 46，XX）或 1 个空卵母细胞与 2 个精子受精（46，XY 或 XX）
- 弥漫性绒毛增大，滋养细胞增生（图 22-2），未形成胎儿组织

部分性葡萄胎：
- 1 个正常的卵母细胞和 2 个精子受精（一般为 69，XXY 或 69，XXX）
- 部分绒毛呈水泡状，局部滋养细胞增生，胎儿组织可见

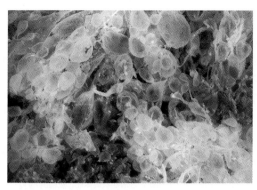

图 22-2 （扫本章二维码看彩图）完全性葡萄胎的大体标本。可见整个标本几乎均为弥漫性水泡样绒毛。（Courtesy David Mutch，MD. From Disaia PJ et al：Clinical gynecologic oncology，ed 9，Philadelphia，2017，Elsevier.）

 诊断

鉴别诊断

完全性葡萄胎、部分性葡萄胎（表 22-2）、异位妊娠、流产（不全流产或自发性流产）、正常宫内妊娠

表 22-2　部分性和完全性葡萄胎的特征

特征	部分性葡萄胎	完全性葡萄胎
核型	69，XXX 或 69，XXY	46，XX 或 46，XY
病理		
胎儿	常存在	缺失
羊膜、胎儿 RBC	多存在	缺失
绒毛水肿	多样、局部	弥漫性
临床表现		
诊断	稽留流产	葡萄胎妊娠
子宫大小	小于孕周	50% 大于孕周
黄素化囊肿	罕见	25%～30%
继发于葡萄胎的 GTN	2.5%～7.5%	6.8%～20%

GTN，妊娠滋养细胞肿瘤。RBC，红细胞

From Disaia PJ et al：Clinical gynecologic oncology，ed 9，Philadelphia，2017，Elsevier.

评估

- 盆腔检查以评估子宫大小和出血情况
- 测量血压以评估妊娠期高血压或子痫前期（收缩压＞140 mmHg 或舒张压＞90 mmHg）
- 图 22-3 介绍葡萄胎的诊治流程

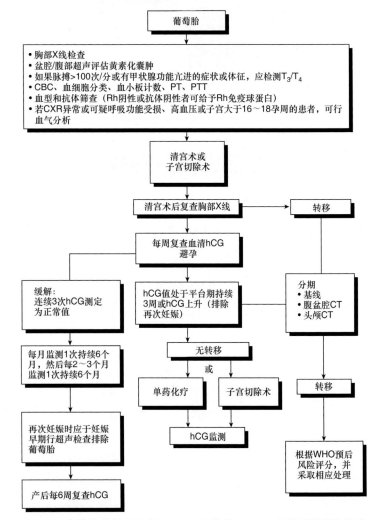

图 22-3　葡萄胎的管理流程。CBC，血常规；hCG，人绒毛膜促性腺激素；PT，凝血酶原时间；PTT，部分凝血活酶时间；WHO，世界卫生组织。（From Gabbe SG：Obstetrics，ed 6，Philadelphia，2012，WB Saunders.）

实验室检查

- 定量 β-hCG 显著升高 > 100 000 mIU/ml 高度可疑葡萄胎
- 血常规评估阴道出血所致的急性贫血
- 全面的生化检查以评估肝、肾疾病
- 检测促甲状腺激素评估是否有甲状腺功能亢进
- 尿常规或尿蛋白定量评估子痫前期
- 血型和抗体筛查评估 Rh 分型，完善术前准备

影像学检查

- 盆腔超声（图 22-4 和图 22-5）：
  1. 发生于早期妊娠的完全性葡萄胎表现为复杂、有回声、含细小空腔的宫内肿块，由绒毛水肿和胎儿缺失所致，即经典的"落雪征"（图 22-6）

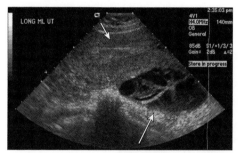

图 22-4　经阴道超声示葡萄胎早期的黄素化囊肿。卵巢内可见无回声区（箭头所示）。（From Fielding JR et al：Gynecology imaging，Philadelphia，2011，WB Saunders.）

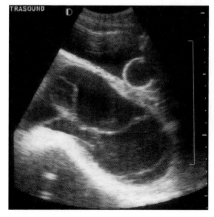

图 22-5　超声示完全性葡萄胎相关的巨大卵巢黄素化囊肿。此类囊肿内部往往有多个细小分隔，外观同排卵过程中的医源性卵巢过度刺激。黄素化囊肿在葡萄胎清宫后可自行消退，但消退速度常慢于 hCG 下降速度。（Courtesy John Soper，MD. From Disaia PJ et al：Clinical gynecologic oncology，ed 9，Philadelphia，2017，Elsevier.）

2. 部分性葡萄胎表现为增厚水肿的胎盘，有胎儿组织

3. 胸部 X 线检查可辅助评估是否进展为恶性滋养细胞疾病

- MRI（图 22-7）

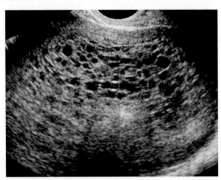

图 22-6　完全性葡萄胎的典型表现。经腹超声显示等回声囊状肿块导致宫腔扩张。肿块被无数不规则囊泡充满，病理检查提示为绒毛水肿。（From Rumack CM et al：Diagnostic ultrasound，ed 4，Philadelphia，2011，Mosby.）

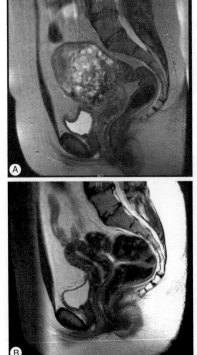

图 22-7　侵蚀性葡萄胎。A. 化疗前的 MRI 表现。**B.** 化疗后 3 个月的 MRI 表现。（From Magowan BA：Clinical obstetrics & gynecology，ed 4，2019，Elsevier.）

Rx 治疗

非药物治疗

刮宫术（dilatation and curettage，D&C）是葡萄胎的主要治疗方式，部分性和完全性葡萄胎均适用。表 22-3 和表 22-4 总结了葡萄胎的管理。

表 22-3　葡萄胎的管理

清宫：D&E（部分患者可行全子宫切除术）

清宫后行 β-hCG 定量检测和胸部 X 线检查

每 1 ～ 2 周行 β-hCG 定量检测直至连续 3 次正常或达到 GTN 诊断标准

β-hCG 定量连续 3 次正常后，每 1 ～ 3 个月复查 β-hCG，持续 6 个月

GTN 初始化疗的适应证见表 22-4：

1. β-hCG 水平处于平台期或升高

2. 病理学诊断绒毛膜癌，侵蚀性葡萄胎或胎盘部位滋养细胞肿瘤

3. 清宫后 β-hCG 持续 6 个月未降至正常

4. 转移

D&E，刮宫术；GTN，妊娠滋养细胞肿瘤；hCG，人绒毛膜促性腺激素

From Disaia PJ et al：Clinical gynecologic oncology，ed 9，Philadelphia，2017，Elsevier.

表 22-4　GTN 的诊断和评估

GTN 的诊断

葡萄胎清宫后：第 1、7、14、21 天行 β-hCG 定量检测 4 次处于平台期（±10%），持续至少 3 周

葡萄胎清宫后：第 1、7、14 天行 β-hCG 定量检测 3 次，升高超过 10%，持续至少 2 周

葡萄胎清宫后：β-hCG 持续 6 个月未降至正常

组织学诊断绒毛膜癌、侵蚀性葡萄胎或 PSTT

疾病出现原发灶以外的转移伴 β-hCG 升高（排除妊娠）

GTN 的评估

全面体格检查和盆腔检查，基线血清学、肝肾功能检查

基线 hCG 定量

胸部 X 线或胸部 CT

头颅 MRI

盆腹腔 CT 或 MRI

CT，计算机断层扫描；GTN，妊娠滋养细胞肿瘤；hCG，人绒毛膜促性腺激素；MRI，磁共振成像；PSTT，胎盘部位滋养细胞肿瘤

From Disaia PJ et al：Clinical gynecologic oncology，ed 9，Philadelphia，2017，Elsevier.

常规治疗

D&C，如果 Rh 阴性需查 Rh 免疫球蛋白。

长期管理

如果病理结果符合完全性或部分性葡萄胎，患者需要严密随访。15%～20% 的完全性葡萄胎患者和 1%～5% 的部分性葡萄胎患者最终可进展为滋养细胞肿瘤。应每周进行 β-hCG 定量测定，直至连续 3 次阴性。随后每月复查 β-hCG 定量测定，持续 6 个月，期间患者应严格避孕，避免再次妊娠引起的 β-hCG 升高造成混淆。

FIGO 已发布 GTD 的特异性 β-hCG 诊断标准（表 22-5 至表 22-7）。

表 22-5 葡萄胎继发滋养细胞肿瘤 2002 诊断标准

3 周内（第 1、7、14 和 21 天）行 β-hCG 定量检测 4 次，持续处于平台期（±10%）

2 周内（第 1、7 和 14 天）行 β-hCG 定量检测 3 次，升高超过 10%

葡萄胎清宫后 β-hCG 持续 6 个月未降至正常

表 22-6 GTN 的 FIGO 分期

Ⅰ期	病变局限于子宫
Ⅱ期	GTN 累及子宫外但局限于生殖器官（附件、阴道、阔韧带）
Ⅲ期	GTN 累及肺，伴或不伴生殖系统病变
Ⅳ期	所有其他部位的转移

GTN，妊娠滋养细胞肿瘤

From Kohorn EI: The new FIGO 2000 staging and risk factor scoring system for gestational trophoblastic disease: description and critical assessment, Int J Gynecol Cancer 11: 73-77, 2001.

表 22-7 用于部分性葡萄胎、完全性葡萄胎和绒毛膜癌患者管理的世界卫生组织（World Health Organization，WHO）预后评分系统

FIGO 评分	0	1	2	4
年龄	＜ 40 岁	≥ 40 岁	—	—
前次妊娠	葡萄胎	流产	足月产	—
距离前次妊娠月份	＜ 4	4 ～＜ 7	7 ～＜ 13	≥ 13
治疗前血清 hCG（IU/L）	＜ 10^3	10^3 ～＜ 10^4	10^4 ～＜ 10^5	≥ 10^5

FIGO 评分	0	1	2	4
肿瘤最大径（含子宫）（cm）	＜3	3～＜5	≥5	—
转移部位	肺	脾、肾	胃肠道	肝、脑
既往化疗失败	—	—	单药	两种及以上化疗药物

FIGO，国际妇产科联盟；hCG，人绒毛膜促性腺激素

转诊

- 如果怀疑葡萄胎，患者应转诊至妇科相关领域专家处进行妇科查体和随访
- 如果随访中出现 β-hCG 处于平台期或升高，应将患者转诊至妇科肿瘤医师处行进一步手术或行预防性化疗

相关内容

自发性流产（相关重点专题）

妊娠期阴道出血（相关重点专题）

推荐阅读

Berkowitz RS, Goldstein DP: Molar pregnancy, *N Engl J Med* 360, 2009.
Diagnosis and treatment of gestational trophoblastic disease: ACOG Practice Bulletin No. 53, *Obstet Gynecol* 103:1365-1377, 2004. Reaffirmed 2016.
Lurain JR: Gestational trophoblastic disease I: epidemiology, pathology, clinical presentation and diagnosis of gestational trophoblastic disease, and management of hydatidiform mole, *Am J Obstet Gynecol* 203(6):531-539, 2010.

Nicole A. Roberts

王彦洁　译　张春妤　审校

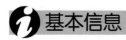 基本信息

定义

异常子宫出血（abnormal uterine bleeding，AUB）是指非妊娠期女性在出血规律性、出血量、出血频率或持续时间等方面存在异常的子宫出血。既往对 AUB 的描述见表 23-1。当无明确病因时，使用"功能失调性子宫出血"一词。这些术语目前已较少使用。2011 年，FIGO 月经异常工作组发布了新的分类系统，旨在简化这些定义，即 PALM-COEIN 分类系统（见下文）。目前，根据此标准来诊断 AUB。

表 23-1　异常子宫出血的定义

术语	描述
月经稀发	月经周期 > 35 d
月经频发	月经周期 < 21 d
月经过多	月经周期正常，月经量过多或出血持续时间过长
不规则子宫出血	月经之间的出血
子宫出血过多	月经期及月经间期的大量出血或出血持续时间过长
撤退性出血	激素撤退后的出血

Crum CP et al: Diagnostic gynecologic and obstetric pathology, ed 3, Philadelphia, 2018, Elsevier.

正常月经周期为 21 ~ 35 d，经期约为 5 d。正常经期的总出血量少于 80 ml。

同义词

功能失调性子宫出血

ICD-10CM 编码

N92.5 其他特定的月经不调

N92.0 月经周期规律的月经频发、月经过多

N91.5 未指明的月经稀发

N92.1 月经周期不规律的月经频发、月经过多

N94.6 未指明的痛经

流行病学和人口统计学

- 大多数 AUB 由子宫病变引起
- 在月经过多的女性中，20% 存在凝血功能障碍

体格检查和临床表现

- 体格检查结果取决于病因。如子宫增大/形态不规则可能提示子宫肌瘤，或在阴道检查时发现宫颈息肉
- 临床表现各异。尽管许多患者主诉为月经周期异常，部分患者存在贫血症状，只有经过仔细询问病史才能发现 AUB。患者可能主诉近期体重增加或在检查时有提示出血病因的其他发现（见下文）
- 全面的体格检查和盆腔检查，以排除导致异常出血的其他原因：
  1. 包括甲状腺、乳腺、肝（如是否存在瘀斑病变）
  2. 患者的生活习惯：肥胖和多毛（多囊卵巢疾病）或瘦弱（饮食失调或过度运动）
  3. 是否存在外阴、阴道或宫颈病变、子宫肿瘤（肌瘤）或卵巢肿瘤、尿道肉阜或憩室、痔疮、肛裂、结直肠病变
  4. 双合诊盆腔检查：子宫正常或增大，轮廓规则或不规则

病因学

- 表 23-2 描述了 AUB 的病因。表 23-3 总结了 30 ~ 50 岁女性 AUB 的病因
- 内分泌疾病（包括高泌乳素血症和甲状腺疾病）也可导致月经过多或不规则出血

表 23-2　异常子宫出血的病因

年龄（岁）	病因（按发生率依次下降的顺序）
青春期前	性早熟（下丘脑、垂体、卵巢）
青春期	• 下丘脑-垂体轴功能失调（暂时性） • 卵泡发育障碍（暂时性） • 性传播疾病、未发现的妊娠 • 血液系统疾病（血管性假血友病因子Ⅶ、Ⅺ）
20～40 岁	• 口服避孕药相关 • 妊娠 • 良性器质性病变（息肉、平滑肌瘤、子宫内膜炎） • 无排卵周期
40～50 岁	• 无排卵周期或周期改变 • 良性器质性病变（息肉、子宫腺肌病、平滑肌瘤或子宫内膜炎） • 肿瘤
50～60 岁	• 激素替代疗法 • 良性器质性病变（息肉、子宫腺肌病、平滑肌瘤、子宫内膜炎） • 生殖器官萎缩 • 肿瘤

Crum CP et al：Diagnostic gynecologic and obstetric pathology, ed 3, Philadelphia, 2018, Elsevier.

表 23-3　30～50 岁异常子宫出血的病因

病因	鉴别诊断
无排卵	• 子宫内膜息肉 • 内膜组织切片中仅显示有基底层组织
子宫内膜息肉	• 内膜组织切片中仅显示有基底层/子宫下段组织 • 内膜组织切片中仅显示有切线方向的功能层组织 • 非典型息肉样腺肌瘤 • 腺肌瘤性息肉 • 子宫黏膜下肌瘤 • 腺肉瘤
慢性子宫内膜炎	• 月经后期的子宫内膜 • 产后/流产后的子宫内膜 • 宫颈组织（浆细胞） • 月经期的子宫内膜 • 淋巴增生性疾病

续表

病因	鉴别诊断
黏膜下平滑肌瘤	• 孕激素 / 他莫昔芬治疗 • 子宫内膜息肉 • 间质肿瘤

Crum CP et al：Diagnostic gynecologic and obstetric pathology，ed 3，Philadelphia，2018，Elsevier.

 诊断

鉴别诊断

- PALM-COEIN 系统：
  1. 子宫内膜息肉（AUB-P）
  2. 子宫腺肌病（AUB-A）
  3. 子宫平滑肌瘤（AUB-L）
  4. 子宫内膜恶变 / 增生（AUB-M）
  5. 凝血功能障碍（AUB-C；最常见血管性血友病）
  6. 排卵功能障碍（AUB-O；最常见多囊卵巢综合征）
  7. 子宫内膜局部异常（AUB-E）
  8. 医源性疾病（AUB-I；如抗凝剂、激素避孕和某些草药）
  9. 未分类（AUB-N）
- 解剖学上除子宫外的病因：
  1. 宫颈肿瘤、宫颈炎
  2. 阴道肿瘤、粘连、创伤、异物、萎缩性阴道炎、感染、尖锐湿疣
  3. 外阴创伤、感染、肿瘤、尖锐湿疣、营养不良、静脉曲张
  4. 尿道：尿道肉阜、憩室、血尿
  5. 胃肠道：痔疮、肛裂、结直肠病变
- 全身性疾病 / 影响：
  1. 外源性激素摄入：激素替代治疗
  2. 药物治疗
  3. 凝血功能障碍：血管性血友病、血小板减少症、肝衰竭
  4. 内分泌疾病：甲状腺疾病、高泌乳素血症、糖尿病
  5. 肾病：常引起继发性凝血功能障碍
  6. 营养状态异常：厌食 / 贪食症

评估

- 详细病史采集：
    1. 初潮年龄
    2. 既往月经特征（新出现的异常或一直如此）
    3. 出血的严重程度
    4. 手术史和药物治疗史可提示其他病因/诱因
- 全面的体格检查，包括盆腔检查（双合诊和窥器检查），以排除上述原因
- 检查应包括甲状腺、乳腺、肝（如有无甲状腺肿、溢乳或瘀斑）
    1. 患者的生活习惯：肥胖和多毛（多囊卵巢疾病）或瘦弱（可能存在饮食失调或过度运动）
    2. 是否存在外阴、阴道或宫颈病变、子宫肿瘤（肌瘤）或卵巢肿瘤、尿道肉阜或憩室、痔疮、肛裂或结直肠病变

实验室检查（根据病史及体格检查进行）

- 血常规评估可能存在的缺铁性贫血或血小板减少症
- 如怀疑存在凝血功能障碍，可行凝血酶原/国际标准化比值（international normalized ratio, INR）和部分凝血活酶测定（或 PFA-100 分析）
- 若初步检查提示存在凝血功能障碍，特别是自初潮起即出血量大的女性，应进行血管性血友病因子活性试验
- 血清或尿 hCG 测定
- 生化检查，包括肝功能
- 甲状腺功能
- 宫颈细胞学检查（除非有近期检查结果）
- 淋球菌和衣原体培养
- 血清促性腺激素和催乳素
- 血清雄激素
- 子宫内膜活检或分段诊刮术，尤其是对于年龄超过 45 岁的患者，或年轻患者伴有长期无排卵性出血且每年月经少于 3 次，或存在长期单一雌激素刺激下的子宫内膜增生高危者
- 便潜血检查
- 尿潜血检查

影像学检查

- 盆腔超声为首选检查。包括测量绝经后女性的子宫内膜厚度，以及评估子宫肌层或子宫内膜异常
- 如果子宫内膜增厚或不规则，可选择液体对比超声（又称生理盐水超声检查、子宫超声造影、生理盐水灌注超声等），通过扩张子宫腔，评估子宫内膜的"充盈缺损"，更有利于检出可能存在的子宫内膜息肉、子宫肌瘤或肿瘤
- 宫腔镜用于检查宫腔内肌瘤或息肉
- MRI 有助于更好地显示大的肌瘤或子宫病变，但较少应用

(Rx) 治疗

非药物治疗

- 增加铁的摄入量，包括铁剂和富含铁的饮食以纠正贫血
- 必要时改变生活方式，包括减重、锻炼、低碳水化合物饮食

常规治疗

- 孕激素：
  1. 醋酸甲羟孕酮（口服），10 ~ 20 mg/d，共 15 d
  2. 醋酸甲地孕酮，40 ~ 120 mg/d，分次服用，共 15 d
  3. 口服避孕药：每日 3 次，每次 1 片，共 5 ~ 7 d；随后患者应继续每日口服避孕药
- 雌激素：
  1. 如发生严重或威胁生命的出血，则每 4 h 静脉滴注 25 mg 结合雌激素，直至出血得到控制；最长使用 24 h
  2. 对于没有生命危险的长期出血：结合雌激素（倍美力）1.25 mg（雌二醇 2 mg）每 4 h 1 次，共 24 h，然后使用醋酸甲羟孕酮（普维拉）引起撤退性出血；序贯服用雌激素和孕激素（倍美力每日 1.25 mg 共 24 d，后 10 d 加用普维拉每日 10 mg）或口服避孕药

长期管理

- 孕激素：
  1. 醋酸甲羟孕酮每日 10 mg，共 12 d，随后周期性使用以诱导每月撤退性出血

2. 炔诺酮每日 2.5～10 mg，每日 1 次，每月使用 12 d，或每日 0.35 mg（市售"迷你片"）

3. 长效醋酸甲羟孕酮（狄波-普维拉）每 3 个月肌内注射 1 次，每次 150 mg

4. 口服避孕药每日 1 片，周期性或连续服用

5. 释放左炔诺孕酮的宫内节育器（曼月乐，经 FDA 批准用于治疗严重子宫出血）

- 来曲唑或克罗米芬：不是治疗异常子宫出血的常规药物，但对计划妊娠的无排卵性异常子宫出血患者有益。对于希望接受促排卵治疗的患者，孕激素撤退疗法可能会适得其反。与使用随机诱导排卵相比，接受撤退疗法的患者妊娠率更低。在患有多囊卵巢综合征的女性中，来曲唑在诱导排卵方面优于枸橼酸克罗米芬。人类绝经期促性腺激素（human menopausal gonadotropin，hMG）可用于不使用口服促排卵药或患有下丘脑功能障碍的女性

- 其他：

1. 抗前列腺素类药物（布洛芬或萘普生钠可减少患者 40% 的出血）

2. 达那唑（因副作用已很少使用）

3. 促性腺激素释放激素类似物（gonadotrophin releasing hormone analogue，GnRH-a）；通常用于减少出血和改善贫血，并为外科手术做准备

4. 氨甲环酸（Lysteda）是经 FDA 批准的抗纤维蛋白溶解药物，可用于治疗周期性月经过多。在月经期间，肾功能正常患者的剂量为每日 3900 mg（每片 650 mg，每日 3 次，每次 2 片），经期最多可用 5 d

5. 可使用福莱导尿管（Foley 导尿管）填塞宫腔压迫内膜

- 手术治疗：

1. 诊刮术及宫腔镜手术

2. 子宫内膜切除术

3. 子宫动脉栓塞术

4. 子宫切除术

随访

使用避孕药或醋酸甲羟孕酮治疗数周期后，可停药并观察患者

月经是否恢复正常。如患者无妊娠意愿，通常使用激素避孕药继续进行周期管理。

转诊

治疗失败应转诊至妇科相关领域专家处就诊。

 重点和注意事项

- 务必进行妊娠试验
- 如果年轻患者初潮时出血即严重到需要紧急处理，则出血性疾病的风险更高，如血管性血友病
- 45 岁以上新出现的 AUB 是子宫内膜活检的适应证

患者宣教材料可从 ACOG 获得。地址：409 12th Street SW，Washington，DC 20024-2188；电话：202-638-5577

相关内容

子宫内膜癌（相关重点专题）

重度月经出血（月经过多）（相关重点专题）

子宫肌瘤（相关重点专题）

推荐阅读

Munro MG et al: FIGO classification system (PALM-COEIN) for causes of abnormal uterine bleeding in nongravid women of reproductive age, *Int J Gynaecol Obstet* 113:3-13, 2011.

第 24 章 月经过多
Heavy Menstrual Bleeding (Menorrhagia)

Christina M. Johnson, Nima R. Patel

何子凝 译 姚颖 审校

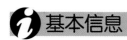 基本信息

定义

　　AUB 是包括多种月经异常的广义术语（正常女性经期约为 5 d；月经周期为 21～35 d）。月经过多可导致女性因月经而大量失血（即每个月经周期出血量＞80 ml）。此外，异常出血还包括经期延长、月经间期出血、月经频发、月经不规律等症状，过去我们曾用"不规则子宫出血（metrorrhagia）、月经频发（polymenorrhea）、月经稀发（oligomenorrhea）"等术语描述这些情况。

　　为了规范术语并根据病因对异常子宫出血进行分类，于 2011 年采用 PALM-COEIN 分类系统，其具体包括：子宫内膜息肉、子宫腺肌病、子宫平滑肌瘤、子宫内膜恶变和非典型增生、凝血功能异常、排卵障碍、子宫内膜局部异常、医源性和未分类。例如，AUB-P 即指由息肉引起的异常子宫出血。

同义词

　　功能失调性子宫出血
　　月经周期不规则

ICD-10CM 编码

N92.0　月经周期规律的月经频发、月经过多
N92.1　月经周期不规律的月经频发、月经过多
N92.2　青春期月经过多
N92.4　更年期月经过多
N92.6　未指明的月经不规律

流行病学和人口统计学

发病率：育龄期女性异常子宫出血的发病率为 10% ～ 15%；在临床上，异常子宫出血见于 30% 的门诊患者以及 70% 的妇科咨询患者。

好发人群：13 ～ 50 岁的育龄期女性。

患病率：在全部女性人群中患病率达 9% ～ 14%。

遗传学因素：月经过多的患者中约 20% 存在遗传性凝血相关疾病，最常见血管性血友病和血小板功能障碍。

危险因素：遗传易感性、抗凝治疗、肥胖、内分泌疾病、自身免疫疾病、肝病、肾病。

体格检查和临床表现

- 病史：年龄、初潮或绝经年龄、出血类型、出血严重程度、疼痛、基础疾病、手术史、用药史、家族史，是否有多毛症、痤疮、存在甲状腺功能异常或其他内分泌疾病

如果月经初潮后持续出现月经过多，应筛查凝血功能障碍的症状和体征，包括产后出血、手术相关出血、与口腔治疗相关的出血、易受伤、鼻出血和频繁的牙龈出血

- 体格检查：肥胖、多毛症、痤疮、甲状腺结节、胰岛素抵抗的体征（黑棘皮病）、凝血功能障碍的体征（瘀点、瘀斑、皮肤苍白、关节肿胀）、盆腔检查（包括外阴检查、窥器检查和双合诊）

病因学

- 妊娠 / 流产
- 子宫内膜息肉
- 子宫腺肌病
- 子宫平滑肌瘤
- 子宫内膜非典型增生或子宫内膜癌
- 遗传性或获得性凝血功能障碍
- 排卵障碍（最常见于多囊卵巢综合征）
- 子宫内膜相关疾病
- 动静脉畸形
- 感染
- 医源性因素

Dx 诊断

鉴别诊断

妊娠、性传播疾病、多囊卵巢综合征、甲状腺功能障碍、下丘脑-垂体-卵巢轴未成熟或绝经过渡期卵巢功能减退导致的无排卵、子宫病变（包括子宫内膜非典型增生或子宫内膜癌、平滑肌瘤、子宫腺肌病或子宫内膜息肉）、凝血功能障碍、口服避孕药或抗凝药（华法林）等药物引起的非子宫来源的医源性出血（来源于泌尿系统、胃肠道、阴道或宫颈的出血）

评估

- 病史采集
- 体格检查
- 通过实验室检查、病理学检查和影像学检查明确病因

实验室检查

- 妊娠试验
- 血常规
- 促甲状腺激素（thyroid-stimulating hormone，TSH）
- 沙眼衣原体检测（针对高危人群）
- 按需行宫颈细胞学检查
- 靶向筛查出血性疾病
- 对于年龄 > 45 岁，以及年龄 < 45 岁且有无对抗雌激素暴露史（多囊卵巢综合征、肥胖）、药物治疗无效以及持续异常子宫出血的患者，推荐进行子宫内膜活检或宫腔镜下子宫内膜活检
- 对于怀疑贫血的患者，进行铁代谢检查

影像学检查

- 经腹或经阴道盆腔超声
- 如果超声检查不能明确或需要进一步评估盆腔情况，可行宫腔超声造影或宫腔镜检查
- MRI 有助于更好地制订手术方案或进一步评估解剖结构异常

℞ 治疗

手术治疗

- 刮宫术
- 对于子宫内膜息肉和黏膜下平滑肌瘤，可行宫腔镜下子宫病变切除术
- 子宫肌瘤切除术
- 子宫内膜切除术
- 子宫动脉栓塞术
- 子宫切除术

常规治疗

对于急性大量出血的患者，可根据指征给予口服孕激素、口服避孕药、静脉注射雌激素、氨甲环酸和（或）输血治疗。外科治疗包括刮宫术，子宫动脉栓塞术或子宫切除术。

长期管理

- 周期性或连续应用复方激素类避孕药（口服药物、透皮贴剂、阴道环）
- 孕酮宫内节育器
- 口服或注射孕酮
- 促性腺激素释放激素类似物
- NSAID
- 氨甲环酸、氨基己酸
- 达那唑（因显著的副作用而很少使用，应用时需有充分的证据）
- 选择性孕激素受体调节剂（其对平滑肌瘤相关性出血的治疗效果正在研究中）
- 手术切除病变，包括息肉切除术或肌瘤切除术等
- 子宫平滑肌瘤患者可行子宫动脉栓塞治疗
- 无生育要求的患者可行子宫内膜切除或子宫切除术
- 积极处理导致出血的原因，给予药物治疗或替代治疗

转诊

- 如果在初始激素类药物治疗无效，建议及时转诊至妇科相关领域专家处就诊

- 如果考虑器质性病变或恶性肿瘤，建议转诊至妇科专科医师处行手术治疗
- 如果子宫内膜活检提示子宫内膜非典型增生或恶性肿瘤，建议转诊至妇科专科医师或妇科肿瘤医师处就诊。子宫内膜增生患者经孕激素治疗后再次活检是必要的。如果子宫内膜出现腺体复杂性增生或非典型增生，提示有进展为恶性肿瘤的可能，应咨询妇科肿瘤医师

相关内容

异常子宫出血（相关重点专题）

推荐阅读

Bradley LD, Gueye NA: The medical management of abnormal uterine bleeding in reproductive aged women, *Am J Obstet Gynecol* 214(1):31-44, 2016.

Committee on Practice Bulletins-Gynecology: Practice bulletin no. 128: diagnosis of abnormal uterine bleeding in reproductive-aged women, *Obstet Gynecol* 120:197-206, 2012.

Committee on Practice Bulletins-Gynecology: Practice bulletin no. 136: management of abnormal uterine bleeding associated with ovulatory dysfunction, *Obstet Gynecol* 122:176-185, 2013.

Polycystic Ovary Syndrome

Fred F. Ferri

潘宁宁　译　张春妤　审校

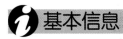 基本信息

定义

多囊卵巢综合征（polycystic ovary syndrome，PCOS）的特点是由于无排卵而在卵巢中积累发育不完全的卵泡，与卵巢雄激素的产生有关。完全性 PCOS 与多囊卵巢、闭经、多毛症和肥胖有关。根据目前公认的定义，PCOS 的诊断标准见表 25-1。

表 25-1　已发布的 PCOS 诊断标准

	1990 年 NICHD/NIH 标准	2003 年鹿特丹标准	2009 年 AE-PCOS 标准
诊断标准	需同时符合： ● 临床和（或）生化检查发现高雄激素血症 ● 月经失调	需至少符合以下 2 项： ● 临床和（或）生化检查发现高雄激素血症 ● 排卵障碍 ● PCOM	需符合： ● 高雄激素血症和（或）高睾酮血症 ● 卵巢功能障碍：排卵过少或无排卵和（或）多囊卵巢
排除标准	先天性肾上腺皮质增生症、分泌雄激素的肿瘤、库欣综合征及高催乳素血症	先天性肾上腺皮质增生症、分泌雄激素的肿瘤、库欣综合征	缺乏 21- 羟化酶的非典型肾上腺皮质增生症、分泌雄激素的肿瘤、雄激素合成药物的使用或滥用、高雄激素-胰岛素抵抗-黑棘皮病综合征、甲状腺功能障碍及高催乳素血症
临床特征	多毛症、痤疮和脱发	多毛症、痤疮、雄激素性脱发	多毛症

续表

	1990 年 NICHD/NIH 标准	2003 年鹿特丹标准	2009 年 AE-PCOS 标准
PCOM	不包括	至少一侧卵巢满足以下 1 项： • ≥ 12 个直径为 2～9 mm 的卵泡 • 卵巢容积为 10 ml	至少一侧卵巢满足以下 1 项： • ≥ 12 个直径为 2～9 mm 的卵泡 • 卵巢容积为 10 ml

AE-PCOS，雄激素过多和 PCOS 协会；NICHD/NIH，美国国家儿童健康和人类发展研究所 / 美国国立卫生研究院；PCOM，多囊卵巢形态学表现

From Fielding JR et al：Gynecologic imaging，Philadelphia，2011，Saunders.

同义词

Stein-Leventhal 综合征

ICD-10CM 编码
E28.2　多囊卵巢综合征

流行病学和人口统计学

- 育龄期女性的发病率为 6%～25%（是该人群最常见的内分泌紊乱）
- 症状通常在月经初潮时开始出现，诊断经常在青春期或成年早期
- 子宫内膜癌和卵巢癌的风险增加
- PCOS 是无排卵性不孕最常见的原因

体格检查和临床表现

- 月经稀发或闭经
- 功能失调性子宫出血
- 不孕症
- 多毛症
- 痤疮、脱发、黑棘皮病（图 25-1）
- 肥胖（仅 40%），主要为腹型肥胖
- 胰岛素抵抗（2 型糖尿病）
- 高血压

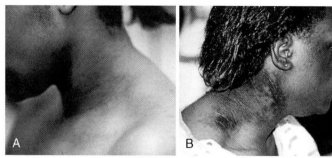

图 25-1 （扫本章二维码看彩图）黑棘皮病。**A**. 患者颈部外侧下部皱褶中度黑棘皮病（即皮肤变暗和增厚）。该患者可见面部多毛症（鬓角处）。**B**. 另一例严重胰岛素抵抗的黑棘皮病患者。（B，Courtesy Dr. R. Ann Word，Dallas，Texas. From Melmed S et al：Williams textbook of endocrinology，ed 12，Philadelphia，2011，Saunders.）

扫本章二维码看彩图

病因学和发病机制

血清黄体生成素（luteinizing hormone，LH）水平升高和血清 LH/卵泡刺激素（follicle-stimulating hormone，FSH）比值增大可能是由下丘脑分泌的促性腺激素释放激素（gonadotropin-releasing hormone，GnRH）增加或原发性垂体功能异常（较少见）导致。这可引起雄激素分泌失调且卵巢内的雄激素增加，导致卵泡闭锁、卵泡成熟停滞、多囊卵巢和无排卵。高胰岛素血症是导致卵巢高雄激素的另一个因素，与 LH 过高无关。有假说认为胰岛素样生长因子（insulin-like growth factor，IGF）受体在 PCOS 与糖尿病的相关性中发挥作用。图 25-2 介绍了 PCOS 的病理机制。

Dx 诊断

PCOS 的诊断需排除继发性疾病（分泌雄激素的肿瘤、高催乳素血症、成年期发病的先天性肾上腺皮质增生症）。

临床诊断：

- PCOS 的症状、体征和生化特征在女性中差异较大，且可能随时间推移而改变
- PCOS 是有雌激素分泌的慢性无排卵的最常见原因。孕激素撤退试验阳性可以证实有雌激素分泌。如果有雌激素作用，则甲羟孕酮（Provera）10 mg 每日 1 次给药 5 d 可出现撤退性出血
- 月经稀发、多毛症、肥胖和卵巢多囊样改变可以诊断 PCOS

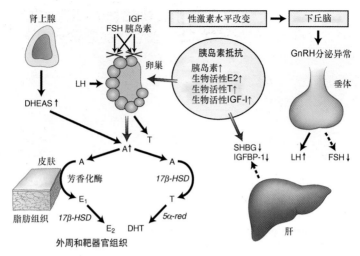

图 25-2 （扫本章二维码看彩图）多囊卵巢综合征（PCOS）的发病机制。卵泡对体内生理量的卵泡刺激素（FSH）反应不足，可能是由于胰岛素样生长因子（IGF）或胰岛素与 FSH 相关信号通路之间的相互作用受损，这也可能是 PCOS 无排卵的一个重要原因。胰岛素抵抗与循环或组织中胰岛素和生物活性雌二醇（E2）、睾酮（T）和 IGF1 的水平增加有关，导致许多组织中激素水平异常。垂体中黄体生成素（LH）过度分泌而 FSH 分泌减少、肝内性激素结合球蛋白（SHBG）及 IGF 结合蛋白 1（IGFBP-1）产生减少、肾上腺分泌硫酸脱氢表雄酮（DHEAS）增加和卵巢分泌雄烯二酮（A）增加均可造成 PCOS 持续无排卵和雄激素过多的前馈循环。过量的 E2 和 T 主要来源于 A 在外周组织和靶器官中的转化。T 转化为强效类固醇雌二醇或双氢睾酮（DHT）。还原性 17β - 羟类固醇脱氢酶（17β-HSD）酶活性可由多个功能重叠的基因的蛋白质产物所赋予：5α - 还原酶（5α-red）由至少两个基因编码，芳香化酶由一个基因编码。GnRH，促性腺激素释放激素。（From Melmed S et al：Williams textbook of endocrinology，ed 12，Philadelphia，2011，Saunders.）

鉴别诊断

闭经的原因：

- 原发性闭经（在 PCOS 患者中不常见）

  1. 遗传性疾病（特纳综合征）

  2. 解剖异常（如处女膜闭锁）

- 继发性闭经

  1. 妊娠

  2. 功能性闭经 [原因不明、神经性厌食、应激、过度运动、甲状腺功能亢进、甲状腺功能减退（较少见）、肾上腺功能

障碍、垂体功能障碍、严重的全身性疾病、药物（如口服避孕药、雌激素或多巴胺激动剂）]

3. 生殖道异常（子宫肿瘤、子宫内膜瘢痕形成、卵巢肿瘤）

实验室检查

- 初诊时行糖耐量试验，之后每 2 年检查 1 次，以排除糖尿病。糖耐量受损非常常见，可发生于约 30% 的 PCOS 患者
- 空腹血脂检测（排除血脂异常）、谷丙转氨酶（alanine aminotransferase，ALT）、谷草转氨酶（aspartate aminotransferase，AST）检测（排除肝脂肪变性）
- LH/FSH > 2.5
- 催乳素水平升高 25%
- 雄激素升高［睾酮（游离睾酮和总睾酮）、硫酸脱氢表雄酮（DHEA-S）］，以排除分泌雄激素的肿瘤
- 其他：促甲状腺激素（排除甲状腺功能减退）、17- 羟基孕酮（排除先天性肾上腺皮质增生症）、24 h 尿皮质醇和肌酐（排除库欣综合征）
- 表 25-2 总结了用于排除其他原因所致排卵功能障碍和高雄激素血症的相关实验室检查

表 25-2　用于排除其他原因导致的排卵功能障碍和高雄激素血症的实验室检查

实验室检查	评估疾病	建议
总睾酮和（或）生物活性睾酮	分泌雄激素的肿瘤	如果有分泌雄激素的肿瘤的症状，或需要高雄激素血症的生化指标来诊断 PCOS 时需进行检测。睾酮水平迅速升高或总睾酮 > 200 mg/dl 时提示有分泌雄激素肿瘤的可能
硫酸脱氢表雄酮	分泌雄激素的肿瘤	如有分泌雄激素的肿瘤的症状时需要进行检测。虽然 PCOS 患者硫酸脱氢表雄酮会有一定程度的升高，但迅速升高或水平很高时，应及时检查肾上腺雄激素分泌肿瘤
晨起测量 17- 羟基孕酮	晚发型先天性肾上腺皮质增生症	该病由部分肾上腺酶缺陷引起，可破坏皮质醇的生成，促肾上腺皮质激素代偿性增高及继发性雄激素过量分泌。患者的症状与 PCOS 相似。正常值 < 200 mg/dl，如果升高，建议行促肾上腺皮质激素刺激试验

续表

实验室检查	评估疾病	建议
24 h 尿皮质醇和肌酐；地塞米松抑制试验；唾液皮质醇	库欣综合征	女性出现月经模式突然改变、晚发型多毛症或其他皮质醇过多的表现（如高血压、满月脸、水牛背、色素沉着纹和皮肤敏感）时需排除库欣综合征
催乳素	高催乳素血症	可伴有溢乳。月经周期不规律的女性需除外此病
甲状腺功能检查	甲状腺功能亢进或减退	所有月经周期不规律的女性均需考虑排除甲状腺功能障碍

From Setji TL，Brown AJ：Polycystic ovary syndrome：update on diagnosis and treatment，Am J Med 127：912-919，2014.

影像学检查

盆腔超声（图 25-3）可见卵巢增大 2 ～ 5 倍，伴白膜增厚，可见≥ 20 个小卵泡，直径 1 ～ 15 mm。需要注意的是，单纯超声提示卵巢多囊改变并不能诊断 PCOS，因为 20% 伴有卵巢多囊改变的女

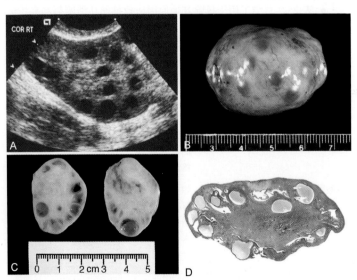

图 25-3 （扫本章二维码看彩图）A. 多囊卵巢的超声图像显示许多小囊泡。B. 多囊卵巢的大体外观，被膜下可见大量卵泡。C. 多囊卵巢的大体标本横切面显示皮质下囊性卵泡。D. 低倍显微镜下显示囊性卵泡及纤维化的卵巢皮质。（From Crum CP et al：Diagnostic gynecologic and obstetric pathology, ed 3, Philadelphia，2018，Elsevier.）

性没有症状。

 治疗

治疗的目标是纠正 PCOS 异常的激素分泌状态：

- 腹腔镜卵巢楔形切除术可减少卵巢分泌雄激素。腹腔镜卵巢
  打孔术（laparoscopic ovarian drilling，LOD）是一种有效的替
  代治疗，且不会诱发卵巢过度刺激综合征
- 口服短效避孕药或黄体生成素释放激素（luteinizing hormone-
  releasing hormone，LHRH）类似物可以减少卵巢分泌雄激素
- 推荐所有患有 PCOS 的肥胖女性减重。腹部脂肪的减少可能
  是恢复正常排卵的关键
- 克罗米芬、hMG 或 LHRH 脉冲给药可刺激 FSH 分泌
- 可应用尿促卵泡素（纯 FSH）
- 二甲双胍可改善排卵，提高胰岛素敏感性，并可能改善高雄
  激素血症

治疗选择：

- 对于无妊娠计划的多毛症患者，治疗包括口服避孕药、糖皮
  质激素、LHRH 类似物或螺内酯（抗雄激素）。非那雄胺和氟
  他胺在治疗多毛症方面与螺内酯的有效性相近
- 可通过克罗米芬（单独或联合使用糖皮质激素、人绒毛膜促
  性腺激素或溴隐亭）、hMG、尿促卵泡素、LHRH 脉冲给药
  或卵巢楔形切除术来实现妊娠目的。二甲双胍亦可诱导排
  卵。一项试验比较了芳香化酶抑制剂来曲唑及克罗米芬治疗
  不孕症的有效性，结果显示，来曲唑治疗 PCOS 不孕症患者
  可获得更高的活产率和获卵数。若考虑行体外受精（in vitro
  fertilization，IVF），新鲜胚胎的移植成功率通常优于冷冻胚
  胎，但研究发现，接受 IVF 助孕的 PCOS 不孕症患者其冷冻
  胚胎移植相对新鲜胚胎移植的活产率更高，卵巢过度刺激的
  风险更低，首次胚胎移植后发生子痫前期的风险更高[1]
- 建议对抑郁症患者进行心理咨询，PCOS 患者抑郁评分异常
  的风险增加 4 倍
- 表 25-3 是对 PCOS 患者评估和管理的助记表

---

① Chen ZJ et al：Fresh versus frozen embryos for infertility in the polycystic
ovary syndrome，N Engl J Med 375：523-533，2016.

表 25-3　MY PCOS：多囊卵巢综合征（PCOS）的评估和管理助记表

	评估	管理
代谢	2 小时糖耐量试验（口服 75 g）葡萄糖，在服糖的 0 min 和 120 min 测定血糖水平 血脂 肝功能检查（如果合并有非酒精性脂肪肝的高危因素）	生活方式干预：饮食、运动和减重（如果超重或肥胖） 二甲双胍用于不能通过生活方式纠正的糖耐量异常 如果患者符合诊断标准（成人治疗小组Ⅲ或美国心脏病学会/美国心脏协会指南），可使用他汀类药物治疗
周期控制	询问月经情况，正常月经周期为 28 d（21 ～ 35 d）	如果闭经≥ 3 个月，可用孕酮诱导撤退性出血（妊娠试验阴性后进行） 激素治疗，举例： ● 含雌激素的口服避孕药（按月、季循环使用或连续使用） ● 阴道环 ● 激素贴片 ● 单纯孕激素药丸（吸烟者、高血压者） ● 含孕激素的宫内节育器（曼月乐） ● 必要时孕激素诱导撤退性出血（醋酸甲羟孕酮 10 mg/d，共 10 ～ 14 d；微粒孕酮 400 mg/d，共 10 ～ 14 d） ● 二甲双胍（二线治疗）
社会心理	筛查抑郁症、进食障碍 确认 PCOS 是一个重要的医学问题，并给予非判断性支持 压力管理 加强自我保护行为	如果确定患者出现抑郁症或进食障碍，需转诊至精神科和（或）行抗抑郁治疗
美容方面	基于 Ferriman-Gallwey 评分来评估多毛症 评估痤疮和男性型脱发 如果不确定多毛症或非典型症状的程度，可测定血清雄激素水平	含雌激素的避孕药 抗雄激素（如螺内酯或非那雄胺）。有致畸性，仅用于避孕 醋酸环丙孕酮（美国未上市） 13.9% 盐酸依氟鸟氨酸乳膏 激光或电解术 痤疮的局部治疗 2.5% 或 5% 米诺地尔可用于治疗男性型脱发

续表

	评估	管理
排卵和生育	PCOS 患者的不孕咨询有所减少，但患者并非典型的不孕症 评估生育目标	如果存在不孕，应考虑转诊至生殖内分泌专家处进行克罗米芬治疗 二甲双胍的作用有限
睡眠呼吸暂停	睡眠呼吸暂停筛查：白天嗜睡、晨起头痛、反流症状、打鼾、可观察到呼吸暂停	参考相关睡眠研究 如果诊断睡眠呼吸暂停，建议给予持续气道正压治疗

PCOS，多囊卵巢综合征

From Setji TL，Brown AJ：Polycystic ovary syndrome：Update on diagnosis and treatment，Am J Med 127：912-919，2014.

预后

表 25-4 总结了 PCOS 患者的代谢性并发症。

表 25-4　PCOS 的代谢并发症

糖耐量异常（糖耐量受损或 2 型糖尿病）	在肥胖的 PCOS 女性中，30% 存在糖耐量受损，10% 的女性在 40 岁之前被诊断为 2 型糖尿病。在纤瘦的 PCOS 女性中，10% 存在糖耐量受损，1.5% 患有 2 型糖尿病
肥胖	PCOS 女性的肥胖率差异很大。以往肥胖的患病率是根据就诊的 PCOS 女性群体来估计的。近期的一项研究对比了就诊的 PCOS 患者和就业前体检的普通女性人群，结果显示肥胖和超重在 PCOS 人群中并无明显增多。在这项研究中，63.7% 的 PCOS 患者为肥胖，而普通人群中筛查出的 PCOS 患者肥胖率为 28%，在非 PCOS 者肥胖率为 28%。PCOS 的症状包括高雄激素血症和排卵过少，而肥胖可以加重这些症状
代谢综合征	美国 33% ～ 50% 的 PCOS 女性有代谢综合征，而在同年龄段的国家健康营养监测调查人群中，这一比例仅为 12%。相比之下，意大利只有 8.2% 的 PCOS 女性符合代谢综合征的诊断标准。因此，代谢综合征因地理位置而不同，这一发现可能与体重指数不同有关，但遗传学及饮食等其他因素可能也有一定的影响
高血压	数据尚存争议，一项大型研究表明，高血压或血压升高在 PCOS 女性中的发病率是普通人群的两倍以上（27% *vs.* 12%）

血脂异常	与对照组相比，PCOS 女性血脂异常更为常见（15% *vs.* 6%）。在 meta 分析中，PCOS 女性的甘油三酯升高 26 mg/dl（95%CI 17～35），低密度脂蛋白胆固醇升高 12 mg/dl（95%CI 10～16），高密度脂蛋白胆固醇降低 6 mg/dl（95%CI 4～9）。PCOS 女性小而浓缩的低密度脂蛋白胆固醇的水平和比例较高
非酒精性脂肪肝和非酒精性脂肪性肝炎	非酒精性脂肪肝和非酒精性脂肪性肝炎被认为是 PCOS 女性的潜在并发症。PCOS 女性脂肪肝的患病率估计为 15%～55%，这取决于所使用的诊断参数（血清丙氨酸转氨酶或超声）。PCOS 患者患非酒精性脂肪肝包括非酒精性脂肪性肝炎、代谢综合征、胰岛素抵抗及高雄激素血症的风险可能更高
心血管疾病	许多研究提出了 PCOS 女性心血管疾病的异常替代标志物，但有关心血管疾病风险的数据互相矛盾，有的研究指出 PCOS 女性患心血管疾病的风险增加，而有的研究未发现这种差异。虽然识别 PCOS 人群中心血管危险因素并予以治疗很重要，但仍需进一步研究心血管疾病的风险和并发症，以明确长期风险

CI，置信区间

From Setji TL，Brown AJ：Polycystic ovary syndrome：update on diagnosis and treatment，Am J Med 127：912-919，2014.

相关内容

闭经（相关重点专题）

异常子宫出血（相关重点专题）

推荐阅读

Dokras AS et al: Increased risk for abnormal depression scores in women with polycystic ovary syndrome: a systematic review and meta-analysis, *Obstet Gynecol* 117(1):145-152, 2011.

Legro RS et al: Letrozole versus clomiphene for infertility in the polycystic ovary syndrome, *N Engl J Med* 371:119-129, 2014.

McCartney CR, Marshall JC: Clinical practice: polycystic ovary syndrome, *N Engl J Med* 375:54-64, 2016.

Setji TL, Brown AJ: Polycystic ovary syndrome: update on diagnosis and treatment, *Am J Med* 127:912-919, 2014.

Wilson JF: In the clinic: the polycystic ovary syndrome, *Ann Intern Med* 154(3): ITC2-2–ITC2-15; quiz ITC2-16, 2011.

Adrienne B. Neithardt

潘宁宁 译 张春妤 审校

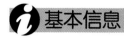 基本信息

定义

经前期综合征（premenstrual syndrome，PMS）包括发生在月经周期黄体期的各种躯体和情绪不适，可严重到干扰患者的日常生活和（或）人际交往。症状在月经开始后不久即会消失。

ICD-10CM 编码

N94.3 经前紧张征

流行病学和人口统计学

- 经前期疾病可影响约 12% 的育龄期女性，多达 80% 的女性在黄体期会有至少 1 种躯体或情感症状（表 26-1）
- 严重经前焦虑症（premenstrual dysphoric disorder、PMDD）多为精神病学诊断，发生于 1.3% ～ 5.3% 的女性
- PMS 的患病率与年龄、种族及社会经济地位无关
- PMS 患者的就诊年龄通常为 30 ～ 50 岁
- 基于一些同卵双胎的研究，考虑可能存在一定的遗传成分，但尚未明确相关基因
- PMS 的自然病程尚不明确

体格检查和临床表现

- 多样化和潜在的致残症状。表 26-1 总结了 PMS 的常见症状
- 与多种心理、躯体和行为症状有关
- 寻求治疗最常见的原因是情感症状
- 最常见的情感症状：抑郁、易怒、焦虑、情绪不稳定、愤怒、易哭泣、悲伤、极端敏感、紧张
- 最常见的躯体症状：头痛、腹胀、便秘、乳房胀痛、偏头痛、

表 26-1　周期性经前期综合征的常见症状

躯体症状

腹部肿胀	便秘或腹泻
痤疮	头痛
酒精不耐受	肢体水肿
乳房胀痛和压痛	体重增加
笨拙	

情绪和精神症状

焦虑	失眠
性欲改变	易怒
抑郁	嗜睡
疲劳	情绪波动
贪食（尤其是盐和糖）	惊恐发作
敌意	偏执狂
无法集中注意力	对自己或他人施暴
食欲增加	远离他人

From Goldman L，Schafer AI：Goldman's Cecil medicine，ed 24，Philadelphia，2012，WB Saunders.

　　疲劳、体重增加、疼痛和心悸
- 最常见的行为症状：贪食
- 其他行为症状：食欲增加、酒精摄入增加、动作缓慢、效率降低、不愿运动、长期居家、睡眠改变、性欲改变、健忘、注意力不集中

病因学

- 病因不明。PMS 被认为是由于类固醇激素对血清素、γ-氨基丁酸、多巴胺系统和肾素–醛固酮系统的影响，从而导致腹胀等症状
- 由于 PMS 的多因素、多器官表现，因此不可能是单一病因

Dx 诊断

鉴别诊断

- 排除性诊断，应当排除其他内科疾病或心理障碍

- 需排除的常见疾病：抑郁症或焦虑症、贫血、偏头痛、子宫内膜异位症、甲状腺疾病

评估

- 病史
- 体格检查
- 实验室检查除外其他疾病
- 如果没有其他诊断，可通过规律的月经史、基础体温图表或血清孕酮升高证实患者存在排卵

  1. 如果患者不排卵，则不能诊断 PMS

  2. 患者填写两个月经周期的问卷是评估是否存在 PMS 或 PMDD 最准确的方法。如果患者的症状不仅发生在黄体期，则不能诊断为 PMS，需要进一步检查

     a. 如果症状出现在卵泡期，于经前有加重，则是另一种情况

     b. 如果在卵泡期没有出现症状，则可以诊断 PMS

实验室检查

- 没有可以明确诊断 PMS 的特异性检查
- 甲状腺功能检查可以排除甲状腺疾病

Rx 治疗

非药物治疗

- 个体化治疗方案可使患者对治疗的反应最大化
- 心理社会干预：

  1. 教育

  2. 压力管理

  3. 改变环境

  4. 充足的休息和睡眠

  5. 规律锻炼

- 营养建议：

  1. 规律且均衡饮食

  2. 摄入充足的蛋白质、纤维和碳水化合物；低脂

  3. 避免高盐、高单糖饮食，因其可导致水潴留、体重增加和躯体不适

4. 避免酒精和毒品；可能对情绪产生不良影响

5. 补钙（19～50 岁的女性 1000 mg/d，14～18 岁的女性 1300 mg/d），以减少躯体和情绪症状

6. 关于补充维生素 D 缓解 PMS 症状获益的数据混杂，需要更多的研究

7. 一些小样本研究推荐应用吡哆醇（维生素 B_6）80 mg 每日 1 次以改善抑郁、疲劳和易怒

常规治疗

抑制排卵：

- 口服避孕药：每日 1 粒，持续使用治疗效果更好
- 单纯孕激素口服避孕药：每日 1 粒
- 口服微粒化孕酮：月经周期第 17～28 天使用，每日早晨 100 mg，晚上 200 mg
- 孕激素栓剂：月经周期第 17～28 天使用，200～400 mg，每日 2 次
- 甲羟孕酮：150 mg 肌内注射，每 3 个月 1 次
- 左炔诺孕酮植入物：行手术置入，每 5 年 1 次
- 经皮雌二醇：每贴 100 μg，每 3 日 1 次，每次 1～2 贴
- 达那唑：100～200 mg/d（此剂量不抑制排卵）；有明显的不良反应
- GnRH 激动剂：每日由鼻内喷雾或每月皮下注射；可出现严重的低雌激素血症，需关注骨质疏松症和血管舒缩症状

抑制躯体症状：

- 螺内酯：月经周期的第 14～28 天使用，25～50 mg 每日 2 次，需要可靠的避孕
- 甲芬那酸
  1. 治疗液体潴留：月经周期的 24～28 d 使用，250 mg 每日 3 次
  2. 治疗疼痛：月经周期的 19～28 d 使用，500 mg 每日 3 次
- 溴隐亭：月经周期的 10～26 d 使用，5 mg/d
- 萘普生：月经周期的 17～28 d 使用，550 mg 每日 2 次或月经周期的 17～28 d 使用，500 mg 每日 2 次

抑制心理症状：

- 选择性 5- 羟色胺再摄取抑制剂（serotonin-selective reuptake

inhibitor，SSRI）或 5- 羟色胺能抗抑郁药是 PMS/PMDD 的一线治疗药物，主要治疗心理症状，但也可治疗部分躯体症状

- 舍曲林、帕罗西汀、氟西汀、西酞普兰、依他普仑
- 2013 年 Cochrane 综述报告指出，与安慰剂相比，连续用或黄体期用药的获益明显增加
- 5- 羟色胺及去甲肾上腺素再摄取抑制剂（serotonin-norepinephrine reuptake inhibitor，SNRI），如文拉法辛；为超说明书用药，但其起效迅速且有效
- 喹硫平（思瑞康）：小型研究
- 安非他酮：不如其他治疗有效

长期管理

- 治疗目的是提供有效且最安全的治疗，但在很大程度上仍为试验研究，且有部分是错误的。治疗者应首先尝试改善患者最明显的症状
- 有限的证据表明，针灸和（或）穴位按压可以改善部分 PMS 相关症状并提高患者生活质量。仍需要更多的研究来确定这一方法是否与传统治疗（如 SSRI 治疗）效果相同或更好
- 严重而顽固的 PMS 可行双侧卵巢切除术；在手术前可试验性给予 GnRH 或达那唑治疗（双侧卵巢切除术非常罕见）
- 建议术后给予雌激素替代治疗以降低骨质疏松、心脏病和泌尿生殖系统萎缩的风险

预后

随着时间的推移，90% 的女性症状可得到改善。

转诊

- 如果发现患者存在潜在的精神障碍（认知 - 行为疗法），应当咨询心理学家或精神病学家
- 如果考虑手术治疗应转诊至妇科相关领域专家处就诊

相关内容

痛经（相关重点专题）

经前焦虑症（相关重点专题）

推荐阅读

Armour M et al: Acupuncture and acupressure for premenstrual syndrome, *Cochrane Database Syst Rev* 8:CD005290, 2018.

Hofmeister S, Bodden S: Premenstrual syndrome and premenstrual dysphoric disorder, *Am Fam Physician* 94(3):236-240, 2016.

Jahanfar S et al: The heritability of premenstrual syndrome, *Twin Res Hum Genet* 14(5):433-436, 2011.

Marjoribanks J et al: Selective serotonin reuptake inhibitors for premenstrual syndrome, *Cochrane Database Syst Rev* 6:CD001396, 2013.

第 27 章 经前焦虑症
Premenstrual Dysphoric Disorder

Fred F. Ferri

孟浩 译 梁华茂 杨光 审校

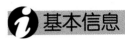
基本信息

定义

《精神疾病诊断与统计手册》（第 5 版）将过去 1 年的大多数月经周期中至少出现以下 5 种症状作为定义经前焦虑症（premenstrual dysphoric disorder，PMDD）的标准。

- 这些症状大部分出现在黄体期的最后一周，在卵泡期开始后的数天内开始缓解，在月经结束后的 1 周内消失。患者必须出现以下至少 1 种症状：
  1. 明显的抑郁情绪、绝望感或妄自菲薄
  2. 明显的焦虑、紧张、兴奋、烦躁不安
  3. 明显的情绪不稳定（如突然感到悲伤或泪流满面，或对拒绝更加敏感）
  4. 持续且明显的愤怒、易激惹或人际关系紧张
- 必须另外出现以下至少 1 种症状，如果加上上述的 1～4 种症状，则总共有 5 种症状：
  1. 对日常活动（如工作、学校、朋友、爱好）的兴趣下降
  2. 主观感觉集中注意力困难
  3. 嗜睡、易疲劳或明显精力不足
  4. 食欲明显改变、暴饮暴食或渴望特定食物
  5. 睡眠过度或失眠
  6. 主观感觉不知所措或不受控制
  7. 其他躯体症状，如乳房触痛或肿胀、头痛、关节或肌肉疼痛、腹胀感或体重增加
- 该病可明显干扰工作或学习或正常的社交和人际关系（如逃避社会活动、工作或学习效率低下）
- 该病可加剧其他疾病的症状，如重性抑郁症、惊恐障碍、心境恶劣或人格障碍（尽管其可能与这些疾病叠加）

- 前 3 个标准必须在至少 2 个连续的症状周期内通过前瞻性每日评分以确认（在确认之前，可进行临时诊断）
- 症状不能归因于某种物质（如毒品、药物或其他治疗）或另一种疾病（如甲状腺功能亢进）的作用

注意：在有月经的女性中，黄体期对应于排卵和月经开始之间的时期，而卵泡期始于月经。在没有月经的女性（如已行子宫切除术）中，可能需要测量循环性激素以确定黄体期和卵泡期的时间

ICD-10CM 编码

N94.3 经前紧张征

流行病学和人口统计学

- PMDD 发生于 3% ～ 5% 的育龄期女性
- 遗传因素发挥重要作用（同卵双生及母亲患有 PMDD 的女性发病率增加）
- 30% ～ 76% 的 PMDD 女性有终身抑郁症病史

体格检查和临床表现

- 体格检查可能完全正常
- 可能出现情绪低落、心动过速、因共病（如惊恐障碍、重性抑郁症）而出汗
- 症状出现在月经周期的后半期（黄体期），从月经第 1 天到排卵（卵泡期）都不会出现

病因学

- 未知。目前认为 5- 羟色胺缺乏和 5- 羟色胺能系统对月经周期阶段性激素波动的敏感性改变发挥一定作用
- 孕酮似乎是 PMDD 症状的主要诱发因素，但雌激素也可能引发症状

Dx 诊断

鉴别诊断

- 经前期综合征
- 心境恶劣综合征

- 人格障碍
- 惊恐障碍
- 重性抑郁症
- 甲状腺功能亢进
- 多囊卵巢综合征
- 药物或酒精滥用
- 肠易激综合征
- 子宫内膜异位症

评估

- 诊断基于详细的病史并排除器质性病变或精神疾病。尚无客观的诊断性检查
- 应使用连续两个月经周期的前瞻性症状检查表来确诊。常用的诊断工具包括经前活动日历、经前综合征日记和每日症状严重程度记录表（daily record of severity of problems，DRSP）

实验室检查

- 通常不需要
- 如果诊断尚不明确，可进行血清促甲状腺激素测定以排除甲状腺问题，血常规以排除贫血，并行血生化以评估电解质

Rx 治疗

非药物治疗

- 减少咖啡因、精制糖或钠的摄入可能对某些患者有帮助
- 增加有氧运动、戒烟、限制饮酒和规律睡眠通常有益
- 减压和压力管理可降低症状的严重程度
- 认知行为疗法可能有助于减少症状

常规治疗

- 选择性 5- 羟色胺再摄取抑制剂可有效治疗 PMDD。常用药物及初始剂量为氟西汀 10 mg，每日 1 次；舍曲林 50 mg，每日 1 次；帕罗西汀 10 mg，每日 1 次；西酞普兰 20 mg，每日 1 次。许多患者需要更高剂量才能获得治疗效果。上述药物可在整个月经周期连续给药或仅在出现症状时给药。黄体期

给药或间歇给药是指在排卵时开始用药，在月经开始时停止用药。SNRI（如文拉法辛）对以心理症状为主的女性亦可能有效

- 其他有效的药物包括苯二氮䓬类药物（阿普唑仑 0.25 mg 每日 3 次必要时使用）和三环类抗抑郁药氯米帕明（起始剂量为 25 mg 每日 1 次）
- GnRH 激动剂对 PMDD 患者有效。长期使用 GnRH 激动剂会导致骨质丢失加速和血管舒缩症状，因此需要反向添加治疗。据报道，激素干预（如每月肌内注射亮丙瑞林）在一些患者中有效，但应仅用于对一线和二线药物无反应的患者
- 营养补充剂（维生素 B_6 100 mg/d，维生素 E 600 IU/d，碳酸钙 1200 mg/d，镁 500 mg/d）也常用于减轻部分患者的症状，但效果有限
- 严重难治性病例可考虑卵巢切除术

相关内容

经前期综合征（相关重点专题）

推荐阅读

American Psychiatric Association. *Desk reference to the diagnostic criteria from DSM-5.* American Psychiatric Association: Arlington, VA.

Biggs WS, DeMuth RH: Premenstrual syndrome and premenstrual dysphoric disorder, *Am Fam Physician* 84(8):918-924, 2011.

Hofmeister S, Bodden S: Premenstrual syndrome and premenstrual dysphoric disorder, *Am Fam Physician* 94(3):236-240, 2016.

第28章 痛经
Dysmenorrhea

Barbara McGuirk

王彦洁 译 张春妤 审校

 基本信息

定义

痛经是指由月经期子宫收缩引起的痉挛性疼痛。估计患病率在 45% ～ 95% 之间。无论年龄与国籍，痛经均是女性最常见的妇科症状。

痛经的类型：

- 原发性痛经是指无器质性疾病的月经期腹痛
- 继发性痛经是与已明确的病变相关的月经期腹痛

同义词

月经期痉挛痛

月经期腹痛

ICD-10CM 编码

N94.3　原发性痛经

N94.5　继发性痛经

N94.6　未指明的痛经

流行病学和人口统计学

- 约 50% 的月经期女性受痛经的影响，其中约 10% 的女性患有严重痛经，并因此每月中有 1 ～ 3 d 会影响工作或生活
- 痛经最常见于 20 ～ 24 岁的女性
- 原发性痛经可能出现在排卵性月经周期开始后的 6 ～ 12 个月
- 继发性痛经可能发生在初潮后的任何年龄，但由于潜在的致病因素，可能更多见于 30 ～ 40 岁的女性。患者可主诉性交疼痛、月经过多、经间期出血或性交后出血

体格检查和临床表现

- 疼痛性质为尖锐绞痛，位于下腹正中，不涉及附件区，但可能放射至腰背部和大腿上部
- 患者在非经期行盆腔检查无明显异常
- 伴随症状：恶心、呕吐、头痛、焦虑、疲劳、腹泻、晕厥或腹胀
- 下腹痉挛痛通常持续 < 24 h，很少持续超过 2 ~ 3 d
- 继发性痛经：常主诉性交疼痛，双合诊时子宫或附件压痛、子宫后屈固定、子宫骶韧带结节、盆腔肿块或子宫增大、轮廓不规则

病因学

前列腺素 $F_2\alpha$ 是引起痛经的物质。它可刺激子宫收缩和宫颈狭窄（变窄）并增加血管加压素的释放。行为和心理因素也与原发性痛经有关。原发性痛经仅发生在排卵周期中。

继发性痛经通常由子宫内膜异位症、子宫腺肌病、子宫平滑肌瘤引起，较少见的因素有 IUD、先天性或后天性生殖道梗阻（包括宫颈狭窄）。

 诊断

鉴别诊断：继发性痛经

- 子宫腺肌病
- 盆腔粘连
- 宫颈狭窄
- 米勒系统先天性畸形
- 异位妊娠
- 子宫内膜异位症
- 处女膜闭锁
- 使用 IUD
- 子宫平滑肌瘤
- 卵巢囊肿
- 盆腔淤血综合征
- 盆腔炎

- 息肉
- 阴道横隔
- 表 28-1 列出了青少年痛经的鉴别诊断

表 28-1 青少年痛经的鉴别诊断

	临床表现	诊断
原发性痛经	痉挛性盆腔疼痛可能伴有腰背部和大腿上部疼痛 / 沉重感，以及恶心、呕吐、腹泻、头痛、乳腺疼痛、疲劳和眩晕。症状与月经同时开始或略早于月经开始时间，持续 1～3 d	查体正常；妇科内诊仅针对性活跃的青少年。超声可用于症状不典型（如初潮即出现腹痛）或对非甾体抗炎药及激素治疗无反应的患者
子宫内膜异位症和子宫腺肌病 *	**尽管经过充分治疗，但痛经仍逐渐加重**；除经期外，非月经期亦可出现疼痛加剧	生殖道梗阻畸形或出血性疾病患者风险增加；然而，大多数患有子宫内膜异位症的青少年盆腔解剖结构和出血指标均正常。诊断基于手术所见。在因慢性盆腔痛进行腹腔镜探查的青少年中，多达 69% 存在此疾病
米勒管发育异常伴部分月经流出道梗阻	**疼痛开始于或略晚于月经初潮**。存在已知的尿道畸形（通常与米勒管发育异常并存）	盆腔超声检查提示子宫异常（如残角子宫）；可能需要 MRI 检查才能确定某些病变（如梗阻性阴道横隔）。在因慢性盆腔痛而进行腹腔镜探查的青少年中，8% 存在此疾病
盆腔炎	性活跃的青少年突发痛经加重，程度从轻度不适到急腹症	临床诊断基于双合诊发现子宫或附件压痛；支持证据包括尿痛、性交疼痛、**阴道分泌物增多**、发热和白细胞计数升高
妊娠并发症	偶发的疼痛和出血可能被误诊为痛经	尿妊娠试验阳性

粗体表示重点诊断指标
* 子宫腺肌病是指子宫内膜组织侵入子宫肌层
From Kliegman, RM: Nelson Textbook of Pediatrics, ed 21, Philadelphia, 2020, Elsevier.

评估

- 原发性痛经：特征性病史、体格检查和超声检查正常，无盆腔疼痛的确定原因
- 继发性痛经：体格检查和超声检查可能发现阴道 / 子宫异常、子宫肌瘤、子宫腺肌病、息肉、子宫内膜异位症等

实验室检查

- 没有特异性检查能够诊断痛经
- 存在感染时白细胞计数升高
- 人绒毛膜促性腺激素检查排除异位妊娠

影像学检查

- 盆腔超声检查可评估是否存在子宫平滑肌瘤、子宫腺肌病、卵巢囊肿
- 生理盐水超声检查可评估子宫腔，以排除子宫内膜息肉或黏膜下平滑肌瘤

℞ 治疗

非药物治疗

- 通过热敷、加热垫或热水袋加热下腹部可缓解不适
- 提供安慰，告知痛经可以治疗

常规治疗

- 表 28-2 总结了痛经的治疗
- NSAID，如布洛芬 400 ～ 600 mg，每 4 ～ 6 h 1 次或萘普生钠 500 mg，每 12 h 1 次
- 周期性或连续口服避孕药（仅服用活性药片），主要用于原发性痛经的女性
- 含左炔诺孕酮的 IUD 越来越多地被用于减轻痛经症状。在很多情况下，其对疼痛的改善甚至优于口服避孕药
- 镁补充剂（研究进行中）
- 硫胺素补充剂（研究进行中）
- 鱼油补充剂（研究进行中）
- 继发性痛经：针对特定潜在疾病进行治疗

表 28-2 痛经的治疗

	药物	方案	注释
NSAID，共 5 d	布洛芬 200 mg	2 片口服，每 4～6 h 1 次	非处方药
	萘普生钠 275 mg	首剂 550 mg，然后 275 mg 口服，每 6 h 1 次	患者可能更倾向于 550 mg 口服每 12 h 1 次的给药方案，效果相同
	塞来昔布［环氧合酶（COX）-2 抑制剂］*	400 mg，随后疼痛时可 200 mg 口服，每 12 h 1 次	可用于血管性血友病患者
激素类避孕药	复方口服避孕药或阴道环	连续激素治疗（vs. 标准的 21 d 激素治疗后行 7 d 安慰剂治疗）可提供更好的缓解效果，但可能会增加月经间期出血的风险	有限的证据显示口服药和阴道环优于复方激素贴片；治疗方法可基于患者偏好
	单纯孕激素治疗	DMPA 150 mg 肌内注射或 104 mg 皮下注射，每 3 个月 1 次；左炔诺孕酮宫内节育器，使用 5 年；依托孕烯皮下埋植剂，使用 3 年	与 LARC 相比，DMPA 的潜在不良反应包括体重增加、干扰青春期骨密度增加，以及更高的停用率
促性腺激素释放激素激动剂	亮丙瑞林	11.25 mg 肌内注射，每 3 个月 1 次	考虑用于子宫内膜异位症但激素治疗无效的患者；建议反向添加，以防骨质丢失

* 该药可能会导致严重的心血管和胃肠道事件。肝肾功能不全、心力衰竭、胃肠道出血或溃疡的患者慎用。完整的处方信息可访问网址：www.accessdata.fda.gov/drugsatfda_docs/label/2011/020998s033,021156s003lbl.pdf

DMPA，醋酸甲羟孕酮；LARC，长效可逆避孕；NSAID，非甾体抗炎药

From Kliegman，RM：Nelson textbook of pediatrics，ed 21，Philadelphia，2020，Elsevier.

长期管理

可以尝试针灸和经皮电刺激。但是，尚无足够的证据支持瑜伽、针灸或按摩对痛经有治疗作用。如果药物治疗无效，则应根据继发性痛经的原因考虑进行腹腔镜或其他手术治疗。应进行有针对性的体格检查以寻找妇科肿块或结节。针灸等非传统方法已被用于缓解

部分患者的症状。现已证实左炔诺孕酮 IUD 能有效缓解原发性痛经。

预后

绝大多数患者均能得到满意的治疗，且预后良好。原发性痛经的慢性并发症如果没有得到充分的治疗，可能会导致焦虑和抑郁。对于某些原因引起的继发性痛经，不孕会成为一个问题。

转诊

如果发现痛经的继发原因，请咨询相关专家进行进一步的药物或外科治疗（如妇科相关领域专家、泌尿外科医师、生殖内分泌科医师、疼痛管理中心等）。

相关内容

性交疼痛（相关重点专题）

子宫内膜异位症（相关重点专题）

经前焦虑障碍（相关重点专题）

经前期综合征（相关重点专题）

第 29 章 闭经
Amenorrhea

Rachel Wright Heinle，T. Caroline Bank

李泽丽 译 姚颖 审校

 基本信息

定义

- 闭经是指月经停止，根据既往有无月经来潮分为原发性闭经和继发性闭经
- 原发性闭经是指 15 岁时，第二性征已发育，但无月经来潮。若在 13 岁时第二性征仍未发育，即应开始行原发性闭经的相关检查
- 继发性闭经是指正常月经周期建立后，月经停止超过 6 个月

ICD-10CM 编码
N91.0 原发性闭经
N91.1 继发性闭经
N91.2 未指明的闭经

流行病学和人口统计学

- 在美国，原发性闭经的发病率不足 1%，继发性闭经的发病率为 5% ~ 7%
- 发病率没有种族或民族差异

病因学

- 生理性闭经
  1. 妊娠期
  2. 哺乳期
  3. 体质性青春期延迟
  4. 绝经期
- 病理性闭经
  1. 原发性闭经（括号内为占比）

a. 高促性腺素性功能减退症（43%）

　　（1）45X（27%）

　　（2）46XX（14%）

　　（3）46XY（2%）

b. 性腺功能亢进（30%）

　　（1）米勒管发育不全（15%）

　　（2）阴道横隔（3%）

　　（3）处女膜闭锁（1%）

　　（4）多囊卵巢综合征（PCOS）（7%）

　　（5）先天性肾上腺皮质增生症（1%）

　　（6）库欣病和甲状腺疾病（2%）

　　（7）雄激素不敏感综合征（1%，表 29-1）

表 29-1　乳腺发育正常的原发性闭经的先天性解剖学因素 *

诊断	米勒管发育不全	雄激素不敏感	阴道横隔	处女膜闭锁
原发性闭经 †	15%	1%	3%	1%
原发性闭经伴明显阴道梗阻或无阴道 †	75%	5%	15%	5%
染色体 ‡	46，XX	46，XY	46，XX	46，XX
性腺	卵巢	睾丸	卵巢	卵巢
血清睾酮 ‡	正常女性水平	正常男性水平（偏高）	正常女性水平	正常女性水平
阴道	缺失或较浅	缺失或较浅	被横隔阻断可能增厚或变薄，高位或低位	被薄膜阻断，可因阴道积血而呈蓝色
腋毛 / 阴毛	＋	缺失，除非是不完全性雄激素不敏感	＋	＋
周期性疼痛	±	－	＋	＋
子宫	缺失或始基子宫	－	＋	＋

续表

诊断	米勒管发育不全	雄激素不敏感	阴道横隔	处女膜闭锁
肿块	－	－	＋ 当阴道积血压迫尿道时可表现为急性尿潴留	＋ 可表现为急性尿潴留
做 Valsalva 动作时有阴道凸出物	－	－	－	＋
其他系统相关异常	泌尿系统和骨骼异常	腹股沟疝；成年期性腺恶性肿瘤	15% 的患者主要为泌尿系统异常	可能增加泌尿系统异常的风险
治疗	阴道扩张或阴道重建	16～18 岁后切除性腺阴道扩张或重建阴道	外科手术取决于横隔的位置和程度；手术范围可能很大；应尽快手术	尽快切除处女膜；严禁行诊断性针吸活检，因为有感染风险
生育能力	需要辅助生殖技术；体外授精并代孕	不孕	不确定，低位横隔预后较高位好	通常不孕

＋，存在；－，不存在；±，可能存在或不存在

* 盆腔检查时未见宫颈。阴道短；可能消失或梗阻

† Data from Reindollar RH, Byrd JR, McDonough PG：Delayed sexual development：a study of 252 patients，Am J Obstet Gynecol 140：371，1981.

‡ 有时可用于鉴别雄激素不敏感和米勒管发育不全

From Kliegman RM et al：Practical strategies in pediatric diagnosis and therapy，ed 2，Philadelphia，2004，Elsevier.

    c. 低促性腺素性功能减退症（27%）

      （1）体质性延迟（14%）

      （2）GnRH 缺乏（5%）

      （3）其他中枢神经系统疾病（1%）

      （4）垂体疾病（5%）

      （5）进食障碍、精神压力（2%）

2. 继发性闭经

    a. 高促性腺素性功能减退症（10.5%）

      （1）46，XX 伴性腺衰竭（10%）

      （2）染色体核型异常（0.5%）

    b. 低促性腺素性功能减退症（67.5%）

      （1）PCOS（28%）

      （2）进食障碍、精神压力（15.5%）

      （3）甲状腺功能减退（1.5%）

      （4）希恩综合征（1.5%）

      （5）库欣综合征（1%）

      （6）垂体肿瘤 / 空蝶鞍综合征（2%）

    c. 雄激素增多症（2%）

      （1）非典型先天性肾上腺皮质增生症（0.5%）

      （2）卵巢肿瘤（1%）

    d. 高催乳素血症（13%）

    e. 结构性异常（7%，Asherman 综合征）

体格检查和临床表现

- 特纳综合征

1. 除非是嵌合体，通常表现为原发性闭经

2. 身材矮小

3. 内眦赘皮

4. 低位耳

5. 高腭穹

6. 小颌畸形

7. 感觉神经性耳聋

8. 中耳炎

9. 蹼颈

10. 色素痣

11. 盾胸

12. 乳头间距大

13. 乳腺不发育

14. 二叶主动脉瓣

15. 主动脉缩窄

16. 肘外翻

　　17. 第 4 掌骨短

　　18. 指甲过凸

　　19. 下肢水肿

　　20. 肾畸形

　　21. 自身免疫性疾病，包括甲状腺炎

　　22. 糖尿病

● 单纯性腺发育不全：与特纳综合征不同，没有特异性表现

● 米勒管发育不全

　　1. 散发性遗传

　　2. 原发性闭经

　　3. 乳腺发育正常

　　4. 阴毛和腋毛正常

　　5. 女性外生殖器正常

　　6. 无子宫和阴道上部

　　7. 有卵巢

　　8. 部分患者存在肾和脊柱畸形，需评估肾发育情况

● 阴道横隔和处女膜闭锁

　　1. 原发性闭经

　　2. 渐进性周期性下腹痛

　　3. 盆腔查体可见阴道横隔或处女膜闭锁

　　4. 阴道积血时可触及直肠前方包块

● 雄激素不敏感综合征

　　1. 原发性闭经

　　2. 部分患者为 X 连锁隐性遗传

　　3. 乳腺发育正常

　　4. 无阴道和腋毛

　　5. 腹股沟或腹股沟管内可能存在睾丸

　　6. 无子宫和阴道

　　7. 无相关的肾和脊柱畸形

● 成年起病型先天性肾上腺皮质增生症

　　1. 更多见于阿什肯纳兹犹太人、因纽特印第安人、法国裔加拿大人和墨西哥人

　　2. 临床表现与 PCOS 类似

　　3. 雄激素过多的表现（男性化、多毛、痤疮）

　　4. 高血压

- 5-α 还原酶缺乏
  1. 原发性闭经
  2. 青春期逐渐男性化
- PCOS
  1. 通常表现为继发性闭经和月经过少
  2. 诊断通常采用鹿特丹标准，以下标准中至少满足 2 项：
     a. 稀发排卵或无排卵
     b. 高雄激素血症
     c. 超声提示卵巢多囊样改变
  3. 与代谢综合征及肥胖相关（60% ～ 80% 的患者）
  4. 胰岛素抵抗，易患 2 型糖尿病
- 库欣综合征（罕见，患病率为 1/1000 000）
  1. 继发性闭经
  2. 雄激素过多的表现
  3. 脂肪分布异常［颈背脂肪垫（水牛背）、蜘蛛腿、向心性肥胖］
  4. 皮肤萎缩形成腹纹
  5. 易出现瘀斑
  6. 高血压
  7. 近端肌无力
- 甲状腺功能减退
  1. 继发性闭经
  2. 嗜睡
  3. 便秘
  4. 食欲下降
  5. 体重增加
  6. 畏寒
  7. 脱发
  8. 皮肤干燥
  9. 心动过缓
- 原发性卵巢功能不全（既往称卵巢早衰）
  1. 40 岁前出现继发性闭经伴促性腺激素升高（FSH 和 LH）
  2. 卵巢切除或盆腔放疗或化疗史
  3. 血管舒缩症状
  4. 阴道干涩、黏膜菲薄无皱襞

5. 可能存在自身免疫性疾病或核型异常

- 高催乳素血症

  1. 通常表现为继发性闭经

  2. 有抗精神病药物、口服避孕药、抗抑郁药、抗高血压药物、H2 受体阻滞剂、阿片类药物等用药史

  3. 垂体腺瘤可能出现头痛、呕吐、视力改变

  4. 溢乳

- 希恩综合征

  1. 有产后出血导致继发性闭经史

  2. 无乳汁分泌

  3. 有垂体功能减退的其他表现

- Asherman 综合征

  1. 刮宫术史

  2. 继发性闭经

  3. 反复流产 / 不孕

- 功能性下丘脑病变

  1. 通常表现为继发性闭经

  2. 进食障碍、过度锻炼或精神压力大

  3. 使用毒品

- Kallmann 综合征：通常表现为嗅觉缺失，兼有 GnRH 神经元和嗅神经基板先天性发育缺陷

Dx 诊断

- 闭经检查的第一步是通过血 / 尿妊娠试验除外妊娠

- 诊断性检查取决于病史和查体情况（图 29-1）

- 体格检查明确乳房 Tanner 分期以及是否有子宫有助于指导评估（如有乳房发育但无子宫则一定是米勒管发育不全或雄激素不敏感综合征）

- 原发性闭经

  1. 盆腔超声或 MRI 可发现子宫、宫颈、卵巢或阴道的解剖学异常

  2. 当无子宫或怀疑特纳综合征时应检查染色体核型（米勒管发育不全综合征：46，XX；雄激素不敏感综合征：46，XY；特纳综合征：45，XO）

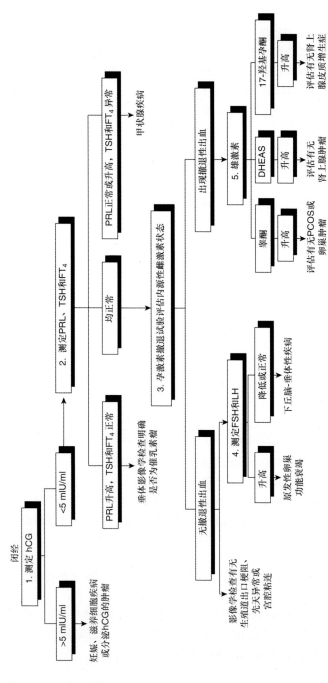

图 29-1 闭经的诊断流程。DHEAS，硫酸脱氢表雄酮；FSH，卵泡刺激素；FT_4，游离甲状腺激素；hCG，人绒毛膜促性腺激素；LH，黄体生成素；PCOS，多囊卵巢综合征；PRL，催乳素；TSH，促甲状腺素（From McPherson RA，Pincus MR：Henry's clinical diagnosis and management by laboratory methods, ed 23, Philadelphia, 2017, Elsevier.）

3. 血清 FSH、TSH/FT$_4$、催乳素、雌二醇：

　　a. FSH 40 mIU/ml 伴雌二醇 < 20 pg/ml 提示原发性卵巢功能不全

　　b. 催乳素 > 200 ng/ml 提示催乳素瘤。阈值水平可能因实验室不同而异，建议医师熟悉所在机构的正常范围

4. 当无子宫或有高雄激素表现时应检测血清睾酮水平（雄激素不敏感综合征为男性水平，米勒管发育不全为女性水平）

5. 当有高雄激素表现时，应查 17-α 羟基孕酮水平以除外先天性肾上腺皮质增生症。除了由于 21- 羟化酶活性降低导致 17-α 羟基孕酮水平升高外，还可能表现为血清孕酮和去氧皮质酮水平升高、高钠血症和低钾血症

6. 以下情况应行头颅 MRI

　　a. 高催乳素血症

　　b. 视野缺损

　　c. 有下丘脑垂体功能障碍的表现

● 继发性闭经：

1. 血清 FSH、TSH/FT$_4$、催乳素、雌二醇：

　　a. 低血清 FSH 伴低雌二醇提示低促性腺素性功能减退症

　　b. 高血清 FSH 伴低雌二醇提示高促性腺素性功能减退症

2. 孕激素撤退性出血

　　a. 10 mg 甲羟孕酮口服 10 d

　　b. 撤退性出血提示为阴道（流出道）和卵巢功能正常的有雌激素分泌的无排卵

3. 雌孕激素序贯试验

　　a. 孕激素撤退性出血试验阴性的患者应口服雌激素（结合雌激素 0.625 ～ 2.5 mg/d）25 ～ 35 d，随后口服甲羟孕酮 10 d

　　b. 发生撤退性出血表明性腺功能减退

　　c. 无撤退性出血提示子宫功能缺陷（如 Asherman 综合征）

4. 血清 LH、睾酮和脱氢表雄酮（DHEA-S）：

　　a. 有高雄激素表现时应行检测

　　b. 血清睾酮 > 200 ng/ml 提示为可产生雄激素的肾上腺或卵巢肿瘤（血清睾酮中度升高应高度怀疑，对卵巢或肾上腺肿瘤而言不需要阈值）。PCOS 患者可能表现为轻度升高

　　c. DHEA-S > 700 μg/dl 提示肾上腺来源较卵巢来源可能性

　　大（中度升高应高度怀疑，对卵巢或肾上腺肿瘤而言不
　　需要阈值）
　　d. PCOS 患者可出现 LH/FSH ＞ 2，尽管并非鹿特丹诊断标准
5. 影像学检查：
　　a. 怀疑 PCOS 或卵巢肿瘤时应行盆腔超声检查
　　b. 怀疑肾上腺肿瘤时应行腹部 CT
　　c. 必要时行头颅 MRI
　　d. 怀疑 Asherman 综合征的患者可行子宫输卵管造影
　　（hysteron salpingography，HSG）、超声宫腔造影或诊断
　　性宫腔镜检查
6. 很少需要做的其他检查：
　　a. 怀疑血色素沉着病时应测定血清转铁蛋白
　　b. 怀疑结节病时应测定血清血管紧张素转化酶
　　c. 40 岁以前出现原发性卵巢功能不全时应检查染色体核型

Rx 治疗

- 闭经的治疗取决于病因和患者目标，如想治疗多毛症或计划妊娠
- 性腺功能减退患者应使用雌激素替代治疗及钙片和维生素 D，以避免骨质疏松。有子宫的女性需要连续或间断口服孕激素以避免子宫内膜增生或子宫内膜癌，通常使用复方口服避孕药
- 许多有解剖异常的患者可能需要手术矫正。米勒管发育不全患者通常可待情感成熟并准备好进行一系列维持阴道开放的阴道扩张和术后护理措施后进行阴道成形术。如果不能进行充分的矫正，则常需要通过代孕来完成妊娠。在这些患者中，通常还需评估有无相关的泌尿生殖系统异常（如肾发育不全），如果存在相关病变需要进行适当治疗
- 在雄激素不敏感综合征患者中，性腺恶性肿瘤的发生率为22%，但是很少在 20 岁前发病。在乳房发育且达到成人身材后可进行腹腔镜手术切除性腺。如果患者没有子宫，则只需要雌激素替代治疗，不需要孕激素
- 成年发病型先天性肾上腺皮质增生症女性可使用低剂量糖皮质激素和性激素治疗以部分阻断促肾上腺皮质激素（adrenocorticotropic hormone，ACTH）对肾上腺功能的刺激，

从而减少肾上腺过度分泌雄激素
- 原发性卵巢功能不全的患者需要雌孕激素替代治疗。这些患者需要利用供卵体外受精来受孕，且出现骨质疏松和心脏病的风险亦增加。原发性卵巢功能不全与自身免疫性疾病相关，如甲状腺功能减退、Addison 病和糖尿病。因此，应测定空腹血糖、TSH 和清晨皮质醇（如果临床条件允许）。存在 Y 染色体的患者，推荐在诊断后切除性腺以避免性腺肿瘤
- 甲状腺功能减退应给予甲状腺素替代治疗
- 治疗高催乳素血症应避免使用诱发催乳素升高的药物或使用多巴胺激动剂，如溴隐亭或卡麦角林。垂体腺瘤很少需要手术，但如果发现继发性功能受损（如视力改变），当药物治疗无效或病变快速增长时，可行手术治疗
- 下丘脑性闭经的治疗取决于病因。进食障碍或过度锻炼的患者需要改变习惯，进行营养咨询。优秀的运动员可能选择不改变运动方案，因此需要雌激素治疗以预防骨质疏松症。如果存在不孕症，可采用枸橼酸克罗米芬、外源性促性腺激素或脉冲式 GnRH 疗法以诱导排卵
- PCOS 的主要治疗方法是通过饮食和运动减重。其他治疗方案包括：
  1. 服用口服避孕药或周期使用孕激素以维持正常子宫内膜
  2. 使用胰岛素增敏剂（如二甲双胍）以减少胰岛素抵抗和改善排卵功能。但近期研究表明，胰岛素增敏剂在改善排卵方面可能没那么有效
  3. 口服避孕药和（或）螺内酯治疗高雄激素血症
  4. 枸橼酸克罗米芬或芳香化酶抑制剂（如来曲唑）以诱导排卵
- 在 Asherman 综合征患者中，利用宫腔镜松解宫腔粘连后，应长期使用外源性雌激素以刺激子宫内膜组织再生
- 遗传因素导致的闭经应进行遗传咨询
- 重度抑郁、神经性厌食症、神经性贪食症或其他重度精神障碍的患者需要咨询精神科医生

并发症

- 骨质疏松症
- 子宫内膜增生和子宫内膜癌
- 不孕症

预后

取决于闭经的原因。

患者和家属教育

- 安慰闭经患者，建立信心
- 所有子宫内膜完整的女性都应了解应用雌激素而无孕激素拮抗的风险，无论雌激素是外源性（如通过激素治疗）还是内源性（如多囊卵巢综合征）
- 应告知低雌激素的女性进行雌激素替代治疗对于防止骨质丢失的重要性
- 应告知未来生育的可能性

推荐阅读

Gordon Catherine M et al: Functional hypothalamic amenorrhea: an endocrine society clinical practice guideline, *J Clin Endocrinol Metab* 102(5):1413-1439, 2017.

Klein DA, Path MA: Amenorrhea: an approach to diagnosis and management, *Am Fam Physician* 87(11):781-788, 2013.

相关内容

不孕症（相关重点专题）

垂体腺瘤（相关重点专题）

多囊卵巢综合征（相关重点专题）

催乳素瘤（相关重点专题）

希恩综合征（相关重点专题）

Turner 综合征（相关重点专题）

Ghamar Bitar

吴鹭龄　译　梁华茂　李楠　审校

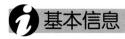 基本信息

定义

绝经是指 40 岁以后月经永久停止 1 年，或卵巢功能丧失（无其他病理或生理原因）后永久停止排卵。绝经是女性一生中的一个阶段，表现为雌激素水平的波动，继而出现卵巢功能下降。40 岁之前也可因卵泡耗竭而出现原发性卵巢功能不全（既往称为卵巢早衰）和绝经。

同义词

绝经卵巢衰竭

ICD-10CM 编码

E28.310　有症状的过早绝经

E28.319　无症状的过早绝经

N95.1　绝经期和女性绝经状态

N95.8　其他特定的绝经和围绝经期功能紊乱

Z78.0　无症状的绝经状态

流行病学和人口统计学

- 美国女性绝经的平均年龄为 51 岁
- 绝经年龄主要由基因决定
- 吸烟者比不吸烟者绝经平均早 1.5 年
- 绝经过渡期或围绝经期平均在末次月经前 4 年开始
- 围绝经期通常开始于女性 45 岁及以后
- 在美国，每天约有 4000 名女性进入绝经期

体格检查和临床表现

- 绝经血管舒缩症状：（血管舒缩症状、潮热、潮红）、盗汗、

心血管疾病、冠状动脉疾病、动脉粥样硬化、头痛、疲乏和嗜睡。潮热的平均持续时间为 7.4 年，但其很大程度上取决于围绝经期开始的时间

- 月经完全停止或一段时间的月经周期不规律及大量 / 少量出血
- 萎缩性阴道炎可导致阴道灼热感、瘙痒、出血、性交疼痛
- 骨质疏松症
- 骨量减少
- 心理障碍：
  1. 焦虑
  2. 抑郁
  3. 失眠
  4. 精神紧张
  5. 易怒
  6. 注意力不集中
- 性功能变化、性欲下降、性交疼痛
- 尿失禁

病因学

- 最常见的病因：卵巢功能生理性衰竭使得卵泡内的颗粒细胞及卵泡膜细胞对内源性促性腺激素无反应，导致雌激素生成减少；下丘脑-垂体轴的负反馈减少，FSH 及 LH 分泌增加，导致基质细胞在 LH 刺激下继续产生雄激素
- 外科去势
- 其他导致绝经的因素包括早期绝经家族史、吸烟、失明、染色体异常核型（特纳综合征、性腺发育不良）、性早熟及左利手

Dx 诊断

鉴别诊断

- 原发性卵巢功能不全
- 子宫腔粘连综合征（Asherman 综合征）
- 下丘脑功能障碍
- 甲状腺功能减退
- 垂体瘤
- 肾上腺功能异常

- 卵巢功能异常
- 多囊卵巢综合征
- 妊娠
- 卵巢肿瘤
- 子宫内膜结核

评估

- 体格检查、身高、体重、血压、乳房检查和骨盆检查
- 如果临床表现高度符合绝经症状，可给予安慰或经适当诊疗后给予激素替代治疗（如雌激素等）以缓解绝经症状。如治疗后所有症状均消失，则可确诊此病。然而，在使用雌激素之前，需采集完整的病史并行体格检查。雌激素治疗的禁忌证为雌激素依赖性肿瘤、不明原因的异常子宫出血、血栓性静脉炎病史及急性肝病
- 孕激素试验：口服醋酸甲羟孕酮分散片 10 ~ 20 mg 或肌内注射孕酮 100 mg，观察是否出现撤药性出血。若无出血，则考虑为低雌激素状态。虽然此检查很常用，但仍存在争议
- 评估冠状动脉疾病的风险、骨质疏松症、吸烟史、个人史、乳腺癌史、肝病史、凝血功能异常或不明原因的阴道出血

实验室检查

- FSH、LH 和雌激素水平：FSH 显著升高和雌激素水平显著降低可诊断卵巢功能衰竭。只有在年轻患者需排除多囊卵巢综合征时再检测 LH。如果患者符合绝经的临床标准，则无需进行 FSH 检查。同样，由于雌激素水平随月经周期波动，因此很少需要检查，且较少具有诊断价值
- 抗米勒管激素（由颗粒细胞产生）水平下降
- 需查 TSH 以除外甲状腺功能减退。如果患者有泌乳症状或怀疑垂体腺瘤，需查催乳素水平
- 行血生化以排查系统性疾病
- 根据标准指南对月经不规律或围绝经期或绝经后出血的患者进行宫颈细胞学检查、子宫内膜活检、刮宫手术
- 美国妇产科医师学会推荐行乳房 X 线检查来进行预防保健

影像学检查

- 根据标准指南，如果怀疑鞍区垂体瘤，应行 CT 或 MRI 检查

- 如合并骨质疏松症，行骨密度检查
- 结合临床病史（如在绝经后出血的情况下），行盆腔超声以检查子宫内膜

Rx 治疗

非药物治疗

- 均衡饮食：低脂饮食，总脂肪摄入量 < 30% 的卡路里；总热量应能满足维持体重或减重需求
- 戒烟、戒酒、减少咖啡因摄入
- 运动：负重运动预防骨质疏松症
- 增强骨盆底肌肉力量的凯格尔运动
- 充足的钙摄入量：每日摄入 1500 mg 钙是维持绝经后女性钙平衡的必要条件
- 改变外界环境温度（可改善潮热并减少夜间盗汗）
- 维生素 E
- 避免摄入咖啡因、酒精和辛辣食物等会引起潮热的因素
- 阴道润滑剂可缓解由阴道干燥导致的性交困难（如阴道润滑保湿剂、K-Y 润滑剂或阴道保湿霜）

常规治疗

低剂量、短疗程的全身性激素治疗对改善血管舒缩症状最为有效。有症状的患者可采用不同形式的雌激素替代治疗，可使用口服雌激素和经皮雌激素贴片，应给予最低有效剂量。

- 口服雌激素举例：
  1. 结合雌激素片：起始剂量为每日 0.3 mg，根据症状可增加至 1.25 mg
  2. 雌二醇：起始剂量为每日 0.5 mg，可增加至每日 2 mg
  3. 酯化雌激素片：起始剂量为 0.3 ~ 1.25 mg
  4. 雌酮硫酸酯哌嗪：起始剂量为每日 0.75 ~ 3 mg
  5. 酯化雌激素 / 睾酮合剂：给予酯化雌激素 1.25 mg 和甲基睾酮 2.5 mg（Estratest）或酯化雌激素 0.625 mg 和甲基睾酮 1.25 mg（Estratest 半量），可提高性满意度和性欲
- 如果患者因良性疾病已行子宫切除术，则只需单用雌激素。在有子宫的患者中，孕激素可预防长期因雌激素刺激而无孕

激素拮抗所导致的子宫内膜增生，从而对预防子宫内膜癌的发生至关重要。孕激素可每日连续给药或周期性给药。最常用的孕激素包括醋酸甲羟孕酮 2.5 mg、5 mg 及 10 mg；黄体酮胶囊 100 mg、200 mg 及 400 mg；炔诺酮 5 mg。由于一段时间后患者会出现闭经，因此首选激素连续替代治疗。应告知患者在激素替代治疗开始的前 6 ～ 9 个月可能出现不规则点滴出血。周期性激素替代治疗可导致撤退性出血

- 常用的复方口服制剂包括 Femhrt、Prefest、Prempro、Activella、Premphase 等。但美国预防服务工作组不建议将雌孕激素联合治疗用于预防绝经后女性的慢性疾病，如心血管疾病等

- 结合雌激素和巴多昔芬合剂被批准用于治疗与绝经相关的中重度血管舒缩症状，也可用于预防子宫完整的女性的绝经后骨质疏松症

- 透皮贴剂可使用雌激素（Estraderm、Vivelle 或 FemPatch）0.025 ～ 0.1 mg 每周 2 次或 Climara 0.025 ～ 0.1 mg 每周 1 次。在此类制剂中，可通过类似的方式使用孕激素。CombiPatch（雌激素和孕激素合剂）每周 2 次或 Climara Pro（雌二醇 / 左炔诺孕酮控释贴片）每周 1 次

- 可局部使用阴道药膏治疗萎缩性阴道炎。很少会出现全身吸收，但血药浓度无法预测。常规剂量为 0.5 ～ 2 g 每日阴道内使用，用药 3 周，停药 1 周。症状好转后，每周 1 ～ 2 次维持即可

- 雌二醇阴道片（Vagifem）。初始剂量：阴道放入 1 片，每日 1 次，共 2 周。维持剂量：每周 2 次，每次 1 片

- 阴道环（Femring）。相当于等量释放 0.5 mg/d，每 3 个月置入 1 次或 Estring 0.0075 mg/d

- 0.06%EstroGel（雌二醇凝胶）每日 1 泵（1.25 g/d），涂抹至一侧手腕至肩部之间

- FDA 规定的绝经期激素治疗的禁忌证包括：活动性肝病；现患、既往或疑似乳腺癌；活动性或近期血栓栓塞性疾病（心绞痛、心肌梗死）；已知或疑似雌激素敏感的恶性肿瘤；已知对治疗药物的活性成分或药物赋形剂过敏；迟发性皮肤卟啉病；既往特发性或现患静脉血栓栓塞；未明确诊断的阴道出血；未经治疗的高血压；未经治疗的子宫内膜增生

- 对于禁用雌激素或拒绝服用雌激素的女性，可采用以下方案：1. 5- 羟色胺再摄取抑制剂，尤其针对有绝经期心境障碍的女性

2. 醋酸甲羟孕酮冻干粉注射剂（Depo-Provera）150 mg 每月肌内注射（有助于缓解潮热）

3. 可乐定 0.05 ～ 0.15 mg/d（疗效不确切）口服或透皮贴剂

4. Bellergal-S（疗效不确切）

- 替勃龙可显著改善血管舒缩症状、性欲及阴道润滑。尚未在美国上市

长期管理

激素替代治疗仅限短期内使用，除非长期使用的利大于弊。根据美国妇女健康协会（Women's Health Initiative，WHI），FDA 对绝经后激素替代药物设立了"黑盒"警告，建议使用最低剂量、最短疗程治疗。因此，考虑激素替代的患者在开始治疗前应进行充分的激素替代咨询，之后定期进行咨询，至少每年 1 次。

预后

接受治疗后，患者的症状会得到缓解，骨质疏松症的发病率亦会降低。终身随访是有必要的，其目的在于监测治疗的必要性，预防并发症的发生，包括根据 ASCCP 指南进行定期的宫颈细胞学检查（直到 65 岁）、盆腔检查、乳房检查、乳房 X 线检查和针对异常子宫出血的子宫内膜取样。如果不治疗，血管舒缩症状可自行改善，然而，一小部分女性可能需要数年时间。部分 80 多岁的女性患者仍有潮热症状。泌尿生殖系统将继续萎缩。骨质疏松症和冠状动脉疾病风险会逐年增加。

转诊

大多数绝经妇女由妇科医生治疗。但亦可由对围绝经期治疗有兴趣的初级保健医生进行诊治。

 重点和注意事项

专家点评

- 激素替代治疗的短期风险包括胆囊炎发病率增加 18 倍、第 1 年发生血栓-心脏事件的风险增加 3 倍多、卒中和心肌梗死的风险可能增加
- WHI 的研究结果发现，每 10 000 名接受 1 年激素替代治疗

（雌孕激素合剂）的女性中，冠状动脉事件增加 7 例，卒中增加 8 例，肺栓塞增加 8 例，8 例患乳腺癌比安慰剂组发病时间早。激素替代治疗的优势是每 10 000 名女性中结直肠癌发病减少 6 例和髋部骨折减少 5 例

- 激素替代治疗不能作为冠心病的一级或二级预防
- 雌激素替代治疗只适用于出现绝经期症状且影响生活质量的患者
- 有趣的是，在绝经早期即开始激素治疗的女性可能有心脏和有其他方面的获益。近期一项研究表明，在绝经后 6 年内开始口服雌二醇治疗组的亚临床动脉粥样硬化的进展比安慰剂组少［以颈动脉内膜－中膜厚度（carotidartery intima media thickness，CIMT）的变化来衡量］，但在绝经后 10 年及以上开始治疗的患者无此获益。雌二醇对绝经后动脉粥样硬化的心脏 CT 指标无显著影响[1]

相关内容

潮热（相关重点专题）

骨质疏松症（相关重点专题）

推荐阅读

Avis NE et al: Duration of menopausal vasomotor symptoms over the menopause transition, *JAMA Intern Med* 175(4):531-539, 2015.

Freeman EW et al: Duration of menopausal hot flushes and associated risk factors, *Obstet Gynecol* 117:1095, 2011.

Hill DA, Hill SR: Counseling patients about hormone therapy and alternatives for menopausal symptoms, *Am Fam Physician* 82(7):801-807, 2010.

Hill DA et al: Hormone therapy and other treatments for symptoms of menopause, *Am Fam Physician* 944:884-889, 2016.

Pinkerton JV: Hormone therapy for postmenopausal women, *N Engl J Med* 382(5):446-455, 2020.

Randal A: AACE releases guidelines for menopausal hormone therapy, *Am Fam Physician* 86:864, 2012.

[1] Hodis HN et al：Vascular effects of early versus late postmenopausal treatment with estradiol，N Engl J Med 374：1221-1231，2016.

Fred F. Ferri

张黎明　译　梁华茂　杨光　审校

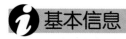 基本信息

定义

- 40 岁以下女性出现闭经、月经稀发或异常子宫出血，持续 4 个月或以上，伴有 FSH 水平处于绝经范围内，即达到原发性卵巢功能不全的诊断标准
- 40 岁以前绝经

同义词

高促性腺素性功能减退症

卵巢功能早衰

早发绝经

性腺发育不全

ICD-10CM 编码

E28.3　原发性卵巢衰竭

E28.310　有症状的早发绝经

E28.39　其他原发性卵巢功能衰竭

E28.9　未指明的卵巢功能不全

流行病学和人口统计学

发病率： 美国女性发病率为 1%～4%。

好发年龄： 35 岁时为 1∶250，40 岁时为 1∶100。

体格检查和临床表现

- 最常见的临床表现是由于卵巢功能间歇性改变导致的月经模式改变
- 5%～30% 的患者有患原发性卵巢功能不全的亲属

- 10%～30% 的患者同时患有自身免疫疾病，其中最常见的是甲状腺功能减退
- 雌激素缺乏的症状包括潮热、盗汗、注意力不集中、阴道干涩和不孕
- 体格检查可能发现自身免疫疾病的表现，如白癜风、甲状腺肿大或 Turner 综合征（颈蹼、身材矮小和高弓状腭）

病因学（表 31-1）

95% 的病例为特发性。

表 31-1　原发性卵巢功能不全的机制和病因

卵泡耗竭加速

遗传：Turner 综合征、脆性 X 前突变、半乳糖血症

毒物：化疗、放疗、感染（如流行性腮腺炎或巨细胞病毒感染）

自身免疫：多腺体功能衰竭、甲状腺功能减退、Addison 病、白癜风、重症肌无力

卵泡刺激异常

促性腺激素受体功能异常；卵泡刺激素 / 黄体生成素受体突变

酶缺陷：芳香化酶缺乏症、黄体化卵泡

Ⅸ 诊断

鉴别诊断

- 妊娠
- 继发性闭经的原因包括进食障碍、运动、药物、结节病、多囊卵巢综合征、下丘脑性闭经、高泌乳素血症 / 催乳素瘤和库欣病

评估

- 排除妊娠后，初始评估应包括血清催乳素、FSH 和 TSH 测定
- 如果 FSH 水平在绝经范围内（放射免疫测定 > 40 μIU/ml），则应在 1 个月内复查并同时测定血清雌二醇水平，以确诊原发性卵巢功能不全

实验室检查

一旦诊断卵巢功能早衰，其他评估包括：

- 自身免疫疾病、肾上腺功能不全（占 3%）：应测定血清抗肾上腺抗体和抗 21- 羟化酶抗体
- 甲状腺功能减退：血清 TSH、T_4 和抗甲状腺过氧化酶（thyroid peroxidase，TPO）抗体
- 所有病例均应通过双能 X 射线吸收法（dual energy X-ray absorptiometry，DXA）测量骨密度来筛查骨质疏松症
- 应对所有患者进行染色体核型分析，以发现染色体异常，如 Turner 突变体或 X 染色体缺失
- 应检查脆性 X 综合征（*FMR1* 基因）的前突变

影像学检查

盆腔超声检查在此类患者的管理中未被证实有益。

Rx 治疗

非药物治疗

由于诊断会造成心理创伤，应向所有低自尊和有抑郁情绪的女性提供咨询或患者支持小组。

常规治疗

- 对于年轻女性，给予生理性雌孕激素替代治疗直至其达到自然绝经年龄是合理的
- 通过透皮贴剂每日给予 100 μg 雌二醇可达到正常女性月经期的平均雌激素水平，并可有效治疗症状
- 首选的防止子宫内膜癌的黄体制剂是环甲羟孕酮（10 mg/d，每月服用 12 d）
- 在接受雌孕激素治疗时可能怀孕，如发现妊娠试验呈阳性，应立即停止治疗

长期管理

- 应鼓励每日摄入 1200 mg 钙和 800 IU 维生素 D_3，以防止骨质丢失。血清 25- 羟维生素 D 水平应保持在 30 ng/ml 或更高
- 肾上腺抗体阳性的患者应每年行促肾上腺皮质激素刺激试验

　　评估肾上腺功能不全
- 希望避孕的患者应使用屏障避孕或宫内节育器
- 养育子女的方法包括领养、代孕、捐卵和捐胚胎

预后

　　应鼓励诊断明确的女性保持良好的生活方式，以保证骨骼和心血管健康，包括定期进行负重锻炼、摄入足够的钙（每日 1200 mg）和维生素 D（每日 800 IU），以及健康饮食以预防肥胖，并筛查心血管危险因素。

转诊

　　对于有生育需求的患者，转诊至妇产科相关领域专家和生殖内分泌科医师可能有所帮助。

重点和注意事项

专家点评

- 应排除常见病因，包括染色体异常、脆性 X 综合征及自身免疫疾病
- 健康管理主要针对缓解症状及保护骨骼健康，但亦应包括对患者的社会心理支持

预防

　　早期诊断原发性卵巢功能不全对预防骨质疏松症和冠状动脉疾病非常重要。

患者和家庭教育

- https://medlineplus.gov/primaryovarianinsufficiency.html
- www.earlymenopause.com
- www.nichd.nih.gov/health/topics/poi/resources/patients

相关内容

　　闭经（相关重点专题）

合征
Genitourinary Syndrome of Menopause

Jiaying Bi, Matthew H. H. Young, Rachel Wright Heinle

王润生 译 梁华茂 卢艳慧 审校

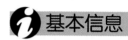 基本信息

定义

绝经期泌尿生殖系统综合征（genitourinary syndrome of menopause，GSM）是一组与绝经有关的慢性进行性症状和体征的集合，包括由于雌激素和其他性激素减少导致的外阴阴道和膀胱-尿道区的改变。症状和体征包括阴道干燥、灼热、酸胀和刺激感；性相关症状包括缺乏润滑、不适或疼痛、性功能异常；泌尿系统症状如尿频、尿急、尿失禁和反复尿路感染等。

同义词

外阴阴道萎缩（vulvovaginal atrophy，VVA）
萎缩性阴道炎
泌尿生殖器萎缩

ICD-10CM 编码

N95.1　绝经及女性更年期状态
N95.2　绝经后萎缩性阴道炎

流行病学和人口统计学

发病率： GSM 可在女性一生中的任何时期发生，但在绝经后更为常见，超过 50% 的绝经期女性出现 GSM，而绝经前女性仅有 15%。

患病率： 根据一项基于人群的横断面研究，在美国，40 ～ 65 岁性活跃女性中 57% 患有 GSM。

危险因素：

- 绝经期
- 非绝经期雌激素减少
- 双侧卵巢切除
- 吸烟
- 酗酒
- 性生活频率下降和禁欲
- 卵巢功能衰竭
- 缺乏锻炼
- 未经阴道分娩
- 肿瘤治疗导致雌激素缺乏

体格检查和临床表现

- 主要症状包括阴道干涩、性交疼痛、灼烧感、瘙痒和排尿困难
- 可见大阴唇和阴道口萎缩，包括阴唇变薄、阴道口变窄、阴道缩窄变浅、外阴和阴道组织苍白干燥、失去皱褶和弹性
- 实验室检查可能提示阴道 pH 值升高（＞5.0），阴道表皮细胞成熟指数下降
- 阴道分泌物可呈淡黄色、稀薄、水样，可发生尿道肉阜
- GSM 症状还包括超过 50% 的患者的性满意度下降，对人际关系产生负面影响

病因学

- GSM 的病因为低雌激素状态，主要由于围绝经期及绝经后女性体内的内源性雌激素水平下降
- 其他低雌激素的原因包括产后和哺乳期、使用有抗雌激素作用的药物、双侧卵巢切除术、下丘脑性闭经或闭经联合糖皮质激素治疗、原发性卵巢功能不全、乳腺癌治疗 [包括化疗、盆腔手术、放疗和芳香化酶抑制剂（aromatase inhibitor，AI）等]

Ⓓⓧ 诊断

鉴别诊断

- 阴道感染，包括念珠菌外阴阴道炎、细菌性阴道病、滴虫病和脱屑性阴道炎

- 香水、除臭剂、肥皂、润滑剂、杀精剂、会阴垫或内裤衬垫引起的刺激性皮炎
- 外阴阴道病变，包括硬化性苔藓、扁平苔藓和慢性单纯性苔藓
- 癌症及癌前病变，包括外阴上皮内肿瘤、外阴癌及乳腺外 Paget 病
- 外阴疼痛
- 其他导致频发尿路感染或相关症状的病因

评估

- 完整的病史，主要关注抗雌激素类药物的使用和肿瘤治疗，包括化疗、盆腔手术和放疗
- 盆腔检查：大阴唇和小阴唇的形状、颜色变化；阴蒂包皮和阴蒂萎缩情况；外阴和阴道组织改变；某些患者可出现炎症伴潜在阴道出血
- 实验室检查（见"实验室检查"）

实验室检查

- 在无其他原因的情况下，阴道 pH 值可达 4.6 以上
- 阴道成熟指数（vaginal maturation index，VMI）：阴道上皮涂片的显微镜观察结果可能包括旁基底细胞增加、中层细胞和浅表细胞显著减少（＜5%）

Rx 治疗

全身激素治疗：可单用雌激素或联合雌孕激素治疗外阴阴道症状。如同时出现血管舒缩症状且需处理，则首选全身激素治疗。此治疗通常与其他类型的治疗相结合。

局部雌激素治疗：建议作为 GSM 的主要治疗方法，并辅以非激素类润滑剂和阴道保湿剂。该治疗可作为改善外阴阴道症状和下尿路症状的短期治疗。治疗方案包括雌激素乳膏、阴道环、雌激素片、阴道栓、阴道内脱氢表雄酮（dehydroepiandrosterone，DHEA），FDA 已批准使用低剂量阴道雌激素产品治疗 GSM（表 32-1）。

选择性雌激素受体调节剂（selective estrogen receptor modulator，SERMS）：部分具有雌激素激动作用的 SERM 可改善 VMI、阴道 pH 值、阴道干涩和性交疼痛（如每日口服奥培米芬 60 mg）。

巴多昔芬和结合雌激素：巴多昔芬（20 mg）联用结合雌激素

表 32-1 绝经期泌尿生殖系统综合征的激素治疗

治疗	药物	剂量		注释
		初始剂量	维持剂量	
阴道乳膏				
雌二醇 -17b	Estrace（Allergan, Irvine, CA）	0.5～1.0 g/d, 疗程 2 周	0.5～1.0 g, 每周 1～3 次	FDA 批准的剂量更高（每日负荷剂量＝ 2.0～4.0 g；维持剂量＝ 1.0 g, 1～3 次 / 周）
结合雌激素	Premarin（Pfizer, New York, NY）	0.5～1.0 g/d, 疗程 2 周	0.5～1.0 g, 每周 1～3 次	FDA 批准的剂量更高，且为周期性用药（治疗 GSM 时 0.5～2.0 g/d, 共 21 d, 然后停药 7 d; 治疗性交疼痛时，① 0.5 g/d, 共 21 d, 然后停药 7 d; ② 0.5 g, 每周 2 次
阴道栓				
雌二醇半水合物	Vagifem（Novo Nordisk, Bagsværd, Denmark）, Yuvafem（Amneal, Bridgewater, NJ）	插入 10 μg, 每日 1 次, 共 2 周	每周 1 次	—
雌二醇 -17b 软胶囊	TX-004HR	4, 10 或 25 μg/d, 疗程 2 周	每周 1 次	FDA 尚未批准

续表

治疗	药物	剂量		注释
		初始剂量	维持剂量	
DHEA（普拉雄酮）	Intrarosa（AMAG Pharmaceuticals, Waltham, MA）	6.5 mg，每日 1 次	6.5 mg，每日 1 次	—
阴道环				
雌二醇 -17b	Estring（Pfizer, New York, NY）	置入 90 d（2 mg 约每日释放 7.5 μg）	每 90 d 更换 1 次	—
醋酸雌二醇	Femring（Warner Chilcott UK Limited, Larne, Northern Ireland, UK）	置入 90 d（12.4 mg 或 24.8 mg，每日分别释放 0.05 mg 或 0.1 mg）	每 90 d 更改 1 次	经阴道给药，但可提供治疗 VMS 和 GSM 的全身激素水平
选择性雌激素受体调节剂				
奥培米芬	Osphena（Duchesnay USA, Rosemont, PA）	60 mg/d	60 mg/d	FDA 批准用于治疗性交疼痛

FDA，美国食品药物监督管理局；VMS，血管舒缩症状。

From Faubion SS et al: Genitourinary syndrome of menopause: management strategies for the clinician, Mayo Clin Proc 92: 1842-1849, 2017.

（0.45 mg 或 0.625 mg）可显著改善血管舒缩、外阴阴道症状及性交疼痛，同时可防止骨量丢失，对子宫内膜和乳房无不良影响。

非药物治疗

非激素治疗：外阴阴道症状可通过在性交中使用非激素类润滑剂和定期使用长效阴道保湿剂来改善。

点阵 CO_2 激光治疗：澳大利亚的一项研究报道，点阵 CO_2 激光治疗在长期（12 ～ 24 个月）改善性功能、缓解性交疼痛症状、改善膀胱功能和脱垂症状方面具有显著效果。然而，激光或基于能量的治疗设备尚未被 FDA 批准用于治疗外阴阴道症状。

常规治疗

奥培米芬 60 mg/d。

长期管理

阴道用雌激素的处方剂量（表 32-1）

补充和替代治疗

据报道，阴道透明质酸保湿剂可改善外阴阴道症状，与基于雌激素的治疗同样有效。

转诊

- 性交后出血应排除宫颈癌
- 如果存在生殖道溃疡，伴有腹痛、便血和不明原因的体重下降，应进行全身疾病（如克罗恩病）的相关会诊评估
- 伴有其他相关症状的复发性尿路感染可能需行生殖器检查和（或）膀胱镜检查

 重点和注意事项

专家点评

- 雌二醇环可能随排便、性交、冲洗或 Valsalva 动作而脱落。鼓励使用阴道环者自行取下或更换阴道环
- 乳腺癌患者应慎重考虑全身激素治疗的安全性
- 局部使用雌激素药膏时，建议至少在阴道性交前 12 h 使用，以防止性伴侣吸收雌激素

患者和家庭教育

临床医生应与绝经后女性讨论维持性功能的概念。对于有性伴侣的女性，定期阴道性交或刺激有助于维持阴道健康，也能在未来的性活动中达到舒适和满足。对于没有性伴侣的女性，建议定期使用阴道振动器或其他刺激器，以维持健康阴道的功能。

相关内容

雌激素缺乏性阴道炎（相关重点专题）

推荐阅读

Behnia-Willison F et al: Safety and long-term efficacy of fractional CO2 laser treatment in women suffering from genitourinary syndrome of menopause, *Eur J Obstet Gynecol Reprod Biol* 213:39-44, 2017, https://doi.org/10.1016/j.ejogrb.2017.03.036.

Gandhi J et al: Genitourinary syndrome of menopause: an overview of clinical manifestations, pathophysiology, etiology, evaluation, and management, *Am J Obstet Gynecol* 215:704-711, 2016, https://doi.org/10.1016/j.ajog.2016.07.045.

Gass MLS et al: Management of symptomatic vulvovaginal atrophy: 2013 position statement of the North American Menopause Society, *Menopause* 20(9):888-902, 2013, https://doi.org/10.1097/gme.0b013e3182a122c2.

Hodges AL et al: Diagnosis and treatment of genitourinary syndrome of menopause, *Nurs for Womens Health* 22(5):423-430, 2018, https://doi.org/10.1016/j.nwh.2018.07.005.

Kim HK et al: The recent Review of the genitourinary syndrome of menopause, *J Menopausal Med* 21(2):65-71, 2015, https://doi.org/10.6118/jmm.2015.21.2.65.

Mac Bride MB et al: Vulvovaginal atrophy, *Mayo Clin Proc* 85(1):87-94, 2010, https://doi.org/10.4065/mcp.2009.0413.

Shifren JL: Genitourinary syndrome of menopause, *Clin Obstet Gynecol* 16:508-516, 2018, https://doi.org/10.1097/grf.0000000000000380.

Barbara McGuirk

何子凝　译　姚颖　审校

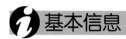 **基本信息**

定义

有功能的内膜腺体和间质出现在宫腔以外的部位时，被称为子宫内膜异位症。子宫内膜异位症是一种慢性雌激素依赖性疾病，可引起痛经和盆腔疼痛。

> ICD-10CM 编码
> N80.0　子宫内膜异位症
> N80.1　卵巢子宫内膜异位症
> N80.2　输卵管子宫内膜异位症
> N80.3　盆腔腹膜子宫内膜异位症
> N80.4　直肠阴道隔和阴道子宫内膜异位症
> N80.5　肠道子宫内膜异位症
> N80.6　皮肤瘢痕子宫内膜异位症
> N80.8　其他部位子宫内膜异位症
> N80.9　未指明的子宫内膜异位症

流行病学和人口统计学

患病率：

- 育龄期女性子宫内膜异位症的发病率为 10%
- 痛经患者发病率为 40% ～ 60%
- 不孕症女性发病率为 28% ～ 50%
- 发病高峰年龄为 40 岁左右

最常见的确诊年龄： 25 ～ 29 岁

遗传学因素：

- 家族相关性：若一级亲属患病，则患者的风险较普通人群增加 7 ～ 10 倍

- 多基因−多因素遗传模式
- 患者的女性一级亲属的发病率为 6.9%

体格检查和临床表现

- 痛经、性交疼痛和不孕症是典型的子宫内膜异位症三联征
- 盆腔痛的程度与子宫内膜异位症的病变范围（疾病分期）、病变类型或病灶大小无关，但与病灶的浸润深度有关
- 其他症状包括异常子宫出血（经前期点滴出血、月经过多）、周期性腹痛、间歇性便秘或腹泻、排便困难、尿痛、排尿困难、血尿、尿频
- 罕见表现包括经期出现月经性血胸、血性胸腔积液、大量腹水
- 出现严重不适的患者病灶浸润深度通常 ＞ 1 cm
- 双合诊检查可发现宫骶韧带、直肠子宫陷凹、直肠阴道隔有触痛性结节，子宫后倾固定，附件肿块，全身或局部压痛

病因学

- 经血逆流和种植学说：伴随经血逆流，有活性的子宫内膜细胞植入盆腔临近的组织器官（Sampson 理论）
- 体腔上皮化生学说：体腔上皮的多能细胞化生为子宫内膜样细胞
- 血管播散理论：子宫内膜细胞通过子宫血管和淋巴系统向远处播散
- 自身免疫学说：免疫监视功能紊乱导致子宫内膜植入生长

🆂 诊断

鉴别诊断

- 异位妊娠
- 急性阑尾炎
- 慢性阑尾炎
- 盆腔炎
- 盆腔粘连
- 出血性囊肿
- 疝
- 肠易激综合征

- 子宫肌瘤
- 子宫腺肌病
- 神经卡压综合征
- 间质性膀胱炎

评估

- 详细询问病史和体格检查，包括超声检查
- 通过手术获得组织学诊断是子宫内膜异位症明确诊断的唯一依据（金标准）
- 图 33-1 介绍了子宫内膜异位症的诊断和治疗流程

手术分期

- 美国生殖医学会子宫内膜异位症分类系统（ASRM1996 年修订版）是最为广泛接受的分期系统
- 价值：便于用统一的标准记录术中所见

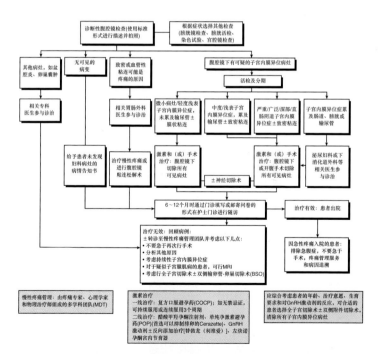

图 33-1　子宫内膜异位症患者腹腔镜检查后的临床路径示例。（From Magowan BA：Clinical obstetrics & gynecology，ed 4，2019，Elsevier.）

- 局限性
    1. 不能作为术后成功妊娠的良好预测指标
    2. 与疼痛、性交疼痛或不孕症没有良好的相关性

I 期	微小病灶型
II 期	轻型
III 期	中型
IV 期	重型

实验室检查

CA12-5：对子宫内膜异位症的总体诊断价值有限。

- CA12-5 在卵巢上皮性肿瘤、肌瘤、子宫腺肌病、急性盆腔炎、卵巢囊肿、胰腺炎、慢性肝病、月经期和妊娠时也可升高
- 当 CA12-5 > 35 U/ml 时，子宫内膜异位症的阳性预测值为 0.58，阴性预测值为 0.96

影像学检查

- 超声：超声可评估附件肿物；超声表现有助于与其他良性或恶性肿瘤相鉴别；但持续呈实性或囊实性的卵巢肿物需通过腹腔镜进行组织学检查以明确诊断
- MRI：
    1. 对子宫内膜异位囊肿具有极高的诊断价值
    2. 对弥漫性盆腔子宫内膜异位症（尤其是局部无明确病灶者）敏感性较低
- CT 可显示为不同密度的附件肿物（图 33-2）

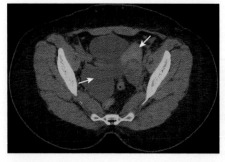

图 33-2 CT 提示密度不等的附件肿块，后证实为子宫内膜异位囊肿。（From Fielding JR et al：Gynecologic imaging, Philadelphia, 2011, WB Saunders.）

Rx 治疗

非药物治疗

对于Ⅰ期或Ⅱ期子宫内膜异位症合并不孕的患者，可行期待治疗（观察 5 ～ 12 个月）。对于所有符合不孕症诊断标准的夫妻，均应进行相关评估。

常规治疗

NSAID 可用于缓解痛经症状。

长期管理

药物治疗：

雌激素-孕激素：

- 长期服用复方口服避孕药（丢弃安慰剂药片，从新的一包药物开始服用活性药片）造成"假孕"状态，至少连续服用 6 个月，可无限期长期应用

孕激素类：

- 口服醋酸甲羟孕酮 10 ～ 30 mg，每日 1 次，特殊情况时剂量可达 100 mg，每日口服 1 次
- 也可肌内注射醋酸甲羟孕酮 100 mg，每 2 周 1 次，共 4 次，随后剂量改为 200 mg 肌内注射，每月 1 次，持续 4 个月
- 孕激素与达那唑相比，价格更低，不良反应较小，缓解疼痛的疗效相近，所以通常被作为一线药物使用，尚无充分证据支持应用达那唑治疗子宫内膜异位症

GnRH 激动剂：

- 诱导药物性绝经
- 由于低雌激素水平可引起骨量减少或骨质疏松症等不良影响，GnRH 激动剂的使用常限制于 6 ～ 12 个月以内。在配合雌激素反向添加治疗等情况下，可以相应延长使用时间。强烈建议将相关病例转诊至专科医师处治疗
- 艾拉戈利（Elagolix）是一种口服 GnRH 拮抗剂，几乎可以完全抑制体内的雌激素。用法为 200 mg 每日 1 次或 150 mg 每日 2 次。它能够有效地改善痛经和非经期疼痛，但可导致低雌激素性不良反应（潮热、高脂血症、骨密度下降）

- 醋酸亮丙瑞林长效制剂 3.75 mg，肌内注射，每个月 1 次；或肌内注射 11.25 mg，每 3 个月 1 次；或那法瑞林喷鼻剂 400 μg 每日 2 次；或戈舍瑞林 3.6 mg 皮下注射，每个月 1 次
- 通过反向添加治疗预防血管舒缩症状及骨质丢失：单纯口服醋酸炔诺酮 5 mg，每日 1 次；或者联合结合雌激素 0.625 mg，口服，每日 1 次
- 有限的研究显示，反向添加治疗可使 GnRH 激动剂的使用时间延长至 1 年

目前正在研究的具有抑制雌激素作用的替代疗法如下：

- 芳香化酶抑制剂：阿那曲唑、来曲唑
- SERM：雷洛昔芬
- 增强细胞介导免疫的药物：细胞因子（白介素 -12 和干扰素 - α 2b）
- 免疫调节剂（洛索立宾、左旋咪唑）
- 抗炎药物：己酮可可碱

手术治疗：

保守性手术治疗：

- 治疗的目的是提高生育能力或缓解对一线药物治疗反应欠佳的疼痛
- 通常采用腹腔镜完成
- 通过切除、电灼或激光切除或破坏子宫内膜异位病灶
- 子宫内膜异位囊肿剥除术；必须清除囊肿壁才能保证远期疗效，减少复发
- 腹腔镜子宫骶神经切断术（laparoscopic uterosacral nerve ablation，LUNA）可治疗痛经或性交疼痛等中线部位疼痛（目前证据尚不推荐使用）
- 对于没有生育要求的患者，术后应立即开始服用 GnRH 激动剂或持续口服避孕药治疗
- 对于有生育要求的患者，手术可显著提高生育能力

根治性手术治疗：

- 治疗的目的是缓解子宫内膜异位症相关性疼痛
- 全子宫切除术合并双侧输卵管-卵巢切除术，切除或消融所有异位内膜病灶
- 进行全面的腹腔探查以确保病灶已被全部清除
- 务必做好处理胃肠道和尿道异位内膜病灶的准备

- 手术缓解疼痛的有效性为 90%；术前必须告知患者不能确保疼痛能够完全缓解
- 所有接受根治性手术治疗的患者均应考虑进行雌激素替代治疗（estrogen replacement therapy，ERT）。ERT 后患者仍有一定的复发概率：对于局限于盆腔的子宫内膜异位症患者，复发率为 0% ~ 5%，而累及肠道的子宫内膜异位症患者的复发率为 18%
- 根治性手术后如果单纯使用雌激素，则植入的异位内膜病灶有恶变的风险

子宫内膜异位症相关性不孕症的治疗：

保守性手术治疗：

- 手术治疗的妊娠率明显高于期待治疗，部分原因是手术恢复了解剖结构（如松解粘连）

辅助生殖技术：

- 用于治疗机制不明的子宫内膜异位症相关性不孕症
- 促排卵治疗（枸橼酸克罗米芬或 hMG）的妊娠率是期待治疗的 3 倍
- 促排卵联合宫内人工授精能够进一步提高妊娠率
- 对于上述治疗无效的患者，可以选择体外受精胚胎移植

预后

除接受根治性手术的患者外，其他患者的复发率较高，应被归为一种慢性疾病

转诊

可转诊至生殖内分泌科医师处行进一步手术或治疗不孕症。

 重点和注意事项

在美国，可通过以下机构获得患者信息：Endometriosis Association，8585 North 76th Place，Milwaukee，WI 53223，414-355-2200 or 800-992-ENDO；Women's Reproductive Health Network，P.O. Box 30167，Portland，OR 97230-9067 or 503-667-7757。

相关内容

痛经（相关重点专题）

性交困难（相关重点专题）

推荐阅读

ACOG: Endometriosis, APO13, Feb 2019.

ACOG: Endometriosis, FAQ013, Jan 2019.

ACOG: Updated guideline on diagnosis and treatment of endometriosis, *Obstet Gynecol,* July 2010. Available at http://journals.lww.com/greenjournal/citation/2010/07000/practice_bulletin_no__114__management_of.41.aspx.

Giudice LC: Endometriosis, *N Engl J Med* 362:2389-2398, 2010.

Jeung I et al: Decreased cytotoxicity of peripheral and peritoneal natural killer cell in endometriosis, *Biomed Res Int* 2016, 2016.

Practice Committee of the American Society for Reproductive Medicine: Endometriosis and infertility: a committee opinion, *Fertil Steril* 98(3):591-598, 2012.

Schrager S et al: Evaluation and treatment of endometriosis, *Am Fam Physician* 87(2):107-113, 2013.

Taylor HS et al: Treatment of endometriosis-associated pain with elagolix, an oral GnRH antagonist, *N Engl J Med* 377:28-40, 2017.

Shivani Shah，Matthew J. Fagan

聂禹菲 译 姚颖 审校

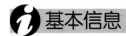 基本信息

定义

盆腔器官脱垂（pelvic organ prolapse，POP）是指阴道组织和（或）子宫下降到阴道腔内。它由盆底结缔组织和肌肉损伤或无力引起。目前对 POP 的定义包括阴道前壁和后壁缺陷，以及盆底结缔组织的顶端缺陷。POP 的同义词包括膀胱膨出（图 34-1）、直肠膨出、子宫脱垂（图 34-2）、小肠膨出（图 34-3）以及阴道穹隆脱垂。应避免将该病描述为"膀胱下垂""子宫下垂"或其他盆腔器官缺陷。这些描述不能准确反映 POP 的病理生理学，而且会使患者无法理解并

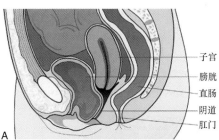

子宫
膀胱
直肠
阴道
肛门

A

扫本章二维码看彩图

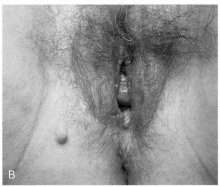

B

图 34-1 （扫本章二维码看彩图）膀胱膨出。（From Magowan BA：Clinical Obstetrics & Gynecology，ed 4，2019，Elsevier.）

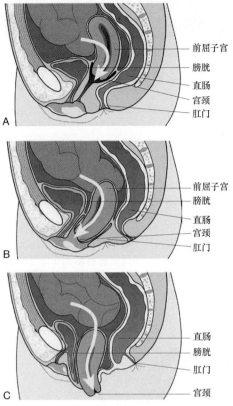

图 34-2 （扫本章二维码看彩图）子宫脱垂。**A**. Ⅰ期；**B**. Ⅱ期；**C**. Ⅲ期。（From Magowan BA：Clinical Obstetrics & Gynecology，ed 4，2019，Elsevier.）

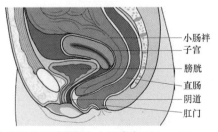

图 34-3 （扫本章二维码看彩图）小肠膨出。（From Magowan BA：Clinical Obstetrics & Gynecology，ed 4，2019，Elsevier.）

产生不必要的心理负担和精神压力。表 34-1 简述各种类型 POP 影响的阴道部位，并标注了相应的 ICD-10 编码。

表 34-1　生殖道脱垂的分类

器官原位置	脱垂	症状（除不适、拖拽感、"脱出物"感外，还有少见的性交问题）
前壁	尿道膨出 膀胱膨出	泌尿系统症状（压力性尿失禁、尿频）
中央	宫颈/子宫：1度、2度和3度脱垂	脱垂引起的溃疡出血和（或）分泌物
后壁	直肠膨出 小肠膨出	肠道症状，特别是排便不完全的感觉，有时需要按压阴道后壁来协助排便

同义词

阴道脱垂

子宫脱垂

生殖器脱垂

子宫下垂

盆底障碍

PFD（盆底功能障碍性疾病）

ICD-10CM 编码

N81.I8　其他女性生殖器脱垂

N81.2　不完全性子宫阴道脱垂

N81.4　未指明的子宫阴道脱垂

N81.5　阴道小肠膨出

N81.6　直肠膨出

N81.82　耻骨宫颈组织不完整或弱化

流行病学和人口统计学

患病率：由于 POP 的定义及诊断标准多样，其患病率难以准确估计。根据美国国家健康和营养调查中自我报告的症状，POP 的患病率为 3% ～ 4%。然而根据体格检查情况，POP 的患病率要高得多。每年每 1000 名女性中有 1.5 ～ 1.8 例进行 POP 手术。每年由 POP 产生的直接医疗费用很高，而且二次手术很常见。

遗传学因素：研究数据表明，POP 存在遗传学因素；然而，除特定的结缔组织病外，尚未发现特定的相关基因或遗传因素。与发病风险增加相关的结缔组织病包括马方综合征和 Ehlers-Danlos 综合征。一般来说，特定家族存在遗传易感性，其会受到外部因素的影响，从而增加女性个体患 POP 的风险。

危险因素：POP 发病潜伏期长，影响因素多。目前已经确定多种危险因素。部分危险因素是可纠正的，提示 POP 是可以预防的，但也有许多危险因素是不可纠正的。最常见的危险因素包括：

- 妊娠、产程和阴道分娩
- 产次
- 年龄
- 慢性阻塞性肺疾病（chronic obstructive pulmonary diseases, COPD）和慢性咳嗽
- 吸烟
- 慢性便秘
- 长期搬重物
- 长期使用类固醇
- 结缔组织病（马方综合征、Ehlers-Danlos 综合征）
- 盆腔手术
- 绝经
- 家族史
- 高加索人种和西班牙裔人群

病因学

- POP 的发生通常为多因素，但妊娠是最常见的相关危险因素
- 肌肉损伤（肛提肌）和结缔组织（耻骨宫颈筋膜）损伤导致盆底失去支撑
- 腹压增加导致盆底支持结构劳损
- 盆底肌肉或结缔组织支持结构的损伤使盆底受力失代偿，导致盆底支持结构进一步损伤
  1. 阴道分娩、产程或手术可能导致盆底支持结构的急性（创伤性）损伤
  2. COPD 合并慢性咳嗽或慢性便秘可导致盆底结缔组织和肌肉的慢性损伤或劳损
  3. 盆底急性或慢性劳损引起的神经损伤可导致失神经支配，继而引起肌肉萎缩
  4. 削弱结缔组织的疾病或药物（马方综合征、皮质类固醇）使其更容易受损

5. 低雌激素可削弱盆底组织，降低其创伤愈合能力

- 盆底支持结构损伤后，阴道组织受到腹压的作用而伸长，膀胱、子宫或肠管下降至阴道内，产生临床症状

体格检查和临床表现

- 膨出症状
  1. 阴道下坠感
  2. 阴道膨出（图 34-4）
- 泌尿系统症状
  1. 排尿困难
  2. 尿频或尿急
  3. 手法复位脱垂后才能完全排尿
  4. 尿不尽
  5. 尿流细弱
- 肠道症状
  1. 排便不尽
  2. 直肠感觉改变（急迫、感觉缺失）
  3. 上托阴道 / 会阴后才能排便
- 性相关症状
  1. 性交困难
  2. 阴道插入困难
- 其他
  1. 阴道长期脱出体外摩擦阴道上皮引起阴道出血
  2. 无法手动复位的嵌顿性脱垂

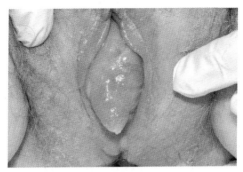

图 34-4 （扫本章二维码看彩图）阴道脱垂导致阴道水肿。（From Crum，CP et al：Diagnostic gynecologic and obstetric pathology，ed 3，Philadelphia，2018，Elsevier.）

Ⓓⓧ 诊断

评估

- 诱发特定症状。根据症状确定其对患者生活质量的影响程度
- 进行详细的盆腔检查。分别检查阴道前壁、后壁和阴道顶端。评估盆底肌张力
  1. 检查采取标准截石位，检查时用 Valsalva 动作评估 POP 程度
  2. 如果症状与检查结果不符，取立位重复检查
- 客观描述检查结果（框 34-1 至框 34-3）

框 34-1　POP-Q 评估的指示点

指示点	描述	范围
Aa	阴道前壁处女膜上方 3 cm 处，大致相当于尿道膀胱连接处	−3～+3 cm
Ba	从 Aa 点到阴道顶端之间的阴道段的最低点。与 Aa 点不同，它不是固定的，但如果 Aa 点是最突出的点，它与 Aa 点相同。当达到最大程度脱垂时，它将与 C 点相同	−3～+TVL
C	宫颈最远端（子宫/宫颈切除后为阴道断端）	
D	后穹隆（子宫切除术后无该点）	
Ap	阴道后壁处女膜上方 3 cm 处	−3～+3 cm
Bp	从 Ap 点到阴道顶端之间的阴道段的最低点。与 Ap 点不同，它不是固定的，但如果 Ap 点是最突出的点，它与 Ap 点相同。当达到最大程度脱垂时，它将与 D 点相同	−3～+TVL
GH（生殖器裂孔）	从尿道口到处女膜下缘	
PB（会阴体）	从处女膜下缘到肛门中点	
TVL（阴道总长度）	无伸展或 Valsalva 动作时	

要点：相对于处女膜的位置测量 6 个点的位置。处女膜上方（里面）的点为负数，处女膜下方的点为正数，处女膜处的点为 0

Modified from Pemberton J (ed)：The pelvic floor, Philadelphia, 2002, WB Saunders; and Bump RC et al：Am J Obstet Gynecol 175 (1)：13, 1996.

框 34-2 **POP-Q 检查与分期**

0 期	无脱垂
Ⅰ期	脱垂最远端在处女膜缘上方≥1 cm 处
Ⅱ期	脱垂最远端在处女膜缘上≤1 cm 处，但在处女膜下方≤1 cm
Ⅲ期	最远点在处女膜缘下方＞1 cm 但＜（TVL-2）cm
Ⅳ期	最远点在处女膜缘下方≥（TVL-2）cm

框 34-3 **Baden Walker 半程系统分级法**

0 级	每个点位于正常位置
1 级	下降到距处女膜半程处
2 级	下降达处女膜
3 级	下降达处女膜以外半程处
4 级	每个点到达最大值

　　1. 用 POP-Q 进行定量

　　2. 用 Baden-Walker 半程系统分级法描述泌尿系统症状

- 泌尿系统症状需单独评估。POP 与尿失禁有关，但并不会导致尿失禁
- 评估晚期 POP（3 期或 4 期）的残余尿量。检查时行膀胱超声或导尿测量残余尿量

实验室检查

- 不适用于 POP 的常规评估。尿液检查可根据是否有尿路症状而定。尿动力学检查可提供更多信息并有助于制订手术计划

影像学检查

- 不适用于 POP 的常规评估。如有其他妇科或泌尿系统疾病，可行影像学检查
- 如患者有特异性症状（如盆腔下坠感）但无 POP，可考虑行盆腔超声（图 34-5）

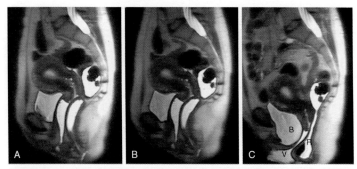

图 34-5　**A**. 1 例经阴道顺产 3 次的女性出现中度全盆腔脱垂，伴压力性尿失禁、盆腔下坠感及便秘。放松时，所有内脏均正常位于骨盆内。**B**. 做凯格尔（Kegel）收缩时，可见所有盆腔器官仍维持原位。**C**. 最大限度向下用力时，膀胱（B）、阴道（V）和直肠（R）均脱垂至盆底以下。（From Fielding JR et al：Gynecologic imaging，Philadelphia，2011，WB Saunders.）

Rx 治疗

一级预防：

- 诊断和治疗慢性咳嗽
- 纠正便秘
- 控制体重、营养和戒烟咨询
- 盆腔肌肉锻炼
- 对于没有 POP 的患者，在子宫切除时应正确处理阴道顶端
- McCall 后陷窝成形术预防阴道穹隆脱垂
- 不建议为预防 POP 行剖宫产
- 未经治疗的尿潴留，即使没有症状，也可能导致膀胱感染、反流和肾损害

POP 的治疗选择：

- 期待治疗：适用于无膀胱排空不全的病例
- 子宫托（图 34-6）：

  1. 支持装置

  2. 材质为硅胶，非乳胶

  3. 有多种形状和大小。应使用最简单和最小但有效的型号

  4. 85% 的女性可成功选择到合适的子宫托（图 34-7），包括性活跃的女性

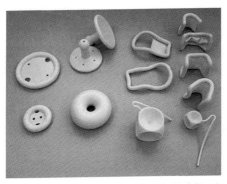

图 34-6（扫本章二维码看彩图）常用阴道子宫托的选择。（From Magowan BA：Clinical Obstetrics & Gynecology，ed 4，2019，Elsevier.）

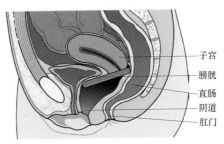

子宫
膀胱
直肠
阴道
肛门

图 34-7（扫本章二维码看彩图）在位环状子宫托。可见阴道前壁被上抬，从而减轻膀胱膨出，纠正子宫脱垂。（From Magowan BA：Clinical Obstetrics & Gynecology，ed 4，2019，Elsevier.）

 5.绝大多数女性可学会自我护理。通常为每个月取下并清洗 1 次或每隔 3 个月诊室清洗和检查 1 次

 6.不良反应 / 并发症

  a.尿路感染风险

  b.常见小的阴道糜烂和极少量出血或点滴出血。绝经后患者的第一次阴道出血需要评估

  c.忽视子宫托可能造成阴道炎、有异味、严重的阴道糜烂 / 出血和瘘

  d.阴道使用雌激素可以预防或治疗糜烂，并将阴道炎和尿路感染的风险降至最低

● 手术：

 1.适用于保守治疗失败或效果欠佳且 POP 症状严重的患者

2. 手术治疗的目标是消除阴道膨出，改善相关症状

    a. 最能改善的症状是阴道膨出 / 脱出

    b. 膀胱和肠道症状的缓解通常与手术矫正 POP 无关

    c. 手术方式的选择应根据患者的主要问题、生活方式和手术预期来制订

3. 评估和治疗检查时发现的各种问题

    a. 混合性脱垂最常见，可见于 60% 的患者

    b. 前壁和顶端混合性脱垂最常见

4. POP 手术有多种分类方法（表 34-2）

    a. 封闭术：

      1）缩窄、缩短或完全关闭阴道

      2）成功率高，复发率低

      3）是患有严重内科合并症且不再有阴道性交的女性的一线治疗

表 34-2　POP 的手术方式

POP-Q 指示点	经阴道	经腹
Aa	前壁修复	尿道固定术
尿道	膀胱颈悬吊术	
Ba	前壁修复	阴道楔形切除术
膀胱	阴道旁修补术 阴道封闭术	阴道旁修补术 经腹阴道骶骨固定术
C	子宫骶韧带悬吊术	经腹子宫切除术
宫颈 / 阴道断端	髂尾肌筋膜固定术 骶棘韧带固定术 曼彻斯特手术 子宫固定术 经阴道子宫切除术 阴道封闭术	宫骶韧带悬吊术 经腹阴道骶骨固定术 子宫悬吊术
D 穹隆	McCall 后穹隆成形术	Halban 后穹隆成形术 Moschcowitz 后穹隆成形术
Ap	直肠阴道折叠术（后壁修补术） 特异部位修补术	会阴骶骨缝合术

POP-Q，盆腔器官脱垂定量系统

From Wein AJ et al: Campbell-Walsh urology, ed 11, Philadelphia, 2016, Elsevier.

4）术后尿失禁发生率高，大多数术者会同时行抗尿失禁手术

b. 重建术

1）重建术是利用正常解剖结构进行

2）网片添加手术不利用解剖结构，可能会加入合成网片

5. 表 34-3 列出了 POP 各种常见手术

表 34-3　POP 的手术治疗

	分类	术式	腔室
封闭		Le Fort 阴道闭合术	全部
		阴道完全闭合术	全部
重建	修补	宫骶韧带悬吊术	顶端
		子宫固定术	顶端
		阴道旁缺陷修补术	前壁
		阴道前壁修补术	前壁
		阴道后壁修补术	后壁
		后壁特定缺陷部位修补术	后壁
		会阴修复术	后壁
	补充网片	骶骨阴道固定术	全部
		骶骨子宫固定术	顶端
		经阴道网片置入术	全部
	非网片	骶棘韧带固定术	顶端
		骶尾筋膜悬吊术	顶端
		肠膨出修补术	后壁

6. 仅切除子宫不能治疗 POP。通常与 POP 修复同时进行，这是暴露关键解剖的必要步骤

7. 对于有生育计划的有症状的女性：推荐使用子宫托或盆底肌肉锻炼；如果需要手术矫正，首选子宫骶骨韧带固定术。应告知患者，妊娠可能会影响修复效果，导致脱垂复发

8. 无压力性尿失禁的女性在接受 POP 阴道手术后有发生术后尿失禁的风险。已有研究证实，在 POP 阴道手术中使用预防性尿道中段吊带术可降低术后 3 个月及 12 个月出现尿失禁的概率，但也伴随更高的不良事件发生率（尿路感染、严重出血相关并发症、尿不尽）

9. 腹壁网片修补术和阴道前壁网片修补术具有更好的持久性，

但发生特殊并发症的风险和可能性更高。使用网片并进行
后壁修复并不能改善治疗结局，而且会增加并发症发生率

10. 据报道，网片侵蚀率高达 10%，生物网片和合成网片的发生率相似。但合成网片的侵蚀通常需要手术修复

预后

- 手术成功率为 70% ~ 95%
- 高达 30% 的患者可能需行第二次 POP 手术
- 未经治疗的 POP 不一定会加重

转诊

- 如果需要手术治疗，或为涉及膀胱功能障碍的复杂病例，需转诊至泌尿外科医师 / 妇科相关领域专家处就诊
- 如果使用合成网片产品，需转诊至接受过专门培训的医师处就诊

 重点和注意事项

- POP 极少（如果有的话）引起疼痛
- POP 的分期并不决定治疗或预后
- POP 的治疗是根据症状和患者的受困扰程度进行的
- 大多数患者的治疗选择是观察、子宫托或手术

相关内容

尿失禁（相关重点专题）

推荐阅读

Altman D et al: Anterior colporrhaphy versus transvaginal mesh for pelvic-organ prolapse, *N Engl J Med* 364:1826-1836, 2011.

Anderson KM et al: Urinary incontinence and pelvic organ prolapse, *Med Clin North Am* 99(2):405-416, 2015.

Barber MD et al: Comparison of 2 transvaginal surgical approaches and perioperative behavioral therapy for apical vaginal prolapse, the Optimal Randomized Trial, *JAMA* 311(10):1023-1034, 2014.

Iglesia C, Smithling KR: Pelvic organ prolapse, *Am Fam Phys* 96(3):179-186, 2017.

Kuncharapu I et al: Pelvic organ prolapse, *Am Fam Physician* 81(9):1117-1120, 2010.

Maher C et al: Surgical management of pelvic organ prolapse in women, *Cochrane Database Syst Rev* 4:CD004014, 2013.

Rapp DE et al: Comprehensive evaluation of anterior elevate system for the treatment of anterior and apical pelvic floor descent: 2-year follow-up, *J Urol* 191:389-394, 2014.

Wei JT et al: A midurethral sling to reduce incontinence after vaginal prolapse repair, *N Engl J Med* 366:2358-2367, 2012.

第 35 章　阴道瘘
Vaginal Fistulas

Adrienne Werth，Anthony Sciscione

吴郁　译　梁华茂　审校

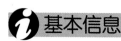 基本信息

定义

阴道瘘是阴道与其他上皮化组织表面之间出现的异常通道（图 35-1）。

同义词

阴道窦道

流行病学和人口统计学

发病率：因良性疾病行子宫切除术后的发病率＜1%（0.08%～0.26%）；根治性子宫切除术后的发病率为 1%～4%。在发展中国家，

扫本章二维码看彩图

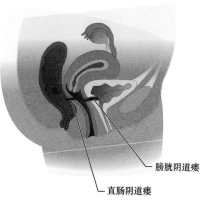

图 35-1　（扫本章二维码看彩图）最常见的两种阴道瘘类型，即膀胱阴道瘘和直肠阴道瘘。（From Fielding JR et al: Gynecologic imaging, Philadelphia, 2011, Saunders.）

膀胱阴道瘘

直肠阴道瘘

由于产科就诊后缺乏复查和随访，发病率很难估计。

患病率： 在发达国家是罕见的产科并发症，但在发展中国家，最准确的患病率估计高达 124/100 000。

危险因素：

发展中国家的危险因素如下：

- 产科创伤
- 产程延长
- 由于头盆不称导致的胎头和母体耻骨之间组织的缺血和坏死

发达国家的危险因素如下：

- 子宫切除术，特别是下列手术：
  1. 广泛膀胱剥离
  2. 医源性肠管或膀胱损伤
  3. 手术时间过长
  4. 腹腔镜手术风险最高，经阴道手术风险最低
  5. 大量失血
  6. 大子宫
  7. 同时存在盆腔粘连导致盆腔正常解剖改变
- 产科创伤
  1. 直肠阴道瘘主要与严重的阴道裂伤有关。危险因素包括：
     a. 初产
     b. 会阴正中切开术
     c. 新生儿出生体重增加
     d. 应用经阴道产钳
  2. 膀胱损伤与子宫破裂相关
- 浸润性癌
- 盆腔放疗。瘘的形成与放疗剂量成正比。也可因治疗后肿瘤坏死所致
- 慢性炎症性疾病
  1. 克罗恩病
  2. 憩室炎
- 盆腔感染
  1. 结核
  2. 梅毒
  3. 性病淋巴肉芽肿
- 创伤

- 既往盆腔手术史
- 糖尿病
- 年龄 > 50 岁，可能是绝经后雌激素缺乏导致组织功能不良的结果，但有些研究不同意该观点
- 吸烟
- 异物：采用尿道下吊带治疗压力性尿失禁可增加尿道阴道瘘的发生率

体格检查和临床表现

- 经阴道排气、排便或排尿
- 频繁尿路感染
- 尿液异味、血尿
- 阴道有黏液脓性恶臭分泌物排出
- 性交疼痛
- 会阴疼痛、会阴皮炎
- 反复阴道感染

病因学（框 35-1）

框 35-1　膀胱阴道瘘的病因

创伤因素
　手术后
- 开腹子宫切除术
- 经阴道子宫切除术
- 抗尿失禁手术
- 阴道前壁脱垂手术（如阴道修补术）
- 阴道活检
- 膀胱活检、内镜切除、激光治疗
- 其他盆腔手术（如血管、直肠）

　外部创伤（如穿透性、骨盆骨折、性生活）
放疗
晚期盆腔恶性肿瘤
感染或炎症因素
外源性异物
产科因素
　梗阻性难产
　产钳裂伤
　子宫破裂
　剖宫产损伤膀胱
先天性因素

From Wein AJ et al：Campbell-Walsh urology，ed 11，Philadelphia，2016，Elsevier.

- 产科：
  1. 阴道裂伤未完全修补或未被发现
  2. 胎头与母体耻骨之间的组织受压时间过长，导致组织坏死
- 妇科：
  1. 广泛分离尿道组织，包括未发现的损伤
  2. 雌激素缺乏、感染、恶性肿瘤或既往放疗史导致组织愈合差且愈合时间长

(Dx) 诊断

鉴别诊断

- 大便失禁或尿失禁
- 盆腔炎
- 阴道感染
- 阴道瘘：
  1. 膀胱阴道瘘
  2. 尿道阴道瘘
  3. 输尿管阴道瘘
  4. 直肠阴道瘘
- 尿路感染

评估

- 详细询问病史，进行体格检查，注意询问克罗恩病的症状；如果患者出现全身症状如体重减轻、疲劳等，需考虑恶性可能。图 35-2 概述膀胱阴道瘘的诊断流程。
- 查询既往产科和外科手术记录
- 评估大便失禁及尿失禁
- 体格检查时，应寻找与克罗恩病相符的肠外体征；淋巴结肿大；检查会阴及肛周有无脓肿、明显瘘管或瘢痕；尿液检查；盆腔检查包括外阴、阴道或宫颈，排除盆腔炎
- 直肠阴道瘘：将混有亚甲蓝的凝胶置入直肠，在阴道发现亚甲蓝有助于确定瘘管的位置
- 膀胱阴道瘘：膀胱内灌注液体。用含染料（靛洋红、亚甲蓝、无菌牛奶）的无菌液体经导尿管注入膀胱，若在阴道可见染料，则可诊断为膀胱阴道瘘

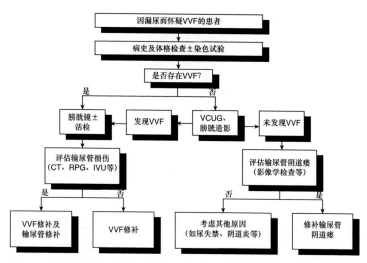

图 35-2　膀胱阴道瘘（VVF）的诊断流程图。CT，计算机断层扫描；IVU，静脉尿路造影；RPG，逆行肾盂造影；VCUG，排尿性膀胱尿道造影。（From Wein AJ et al：Campbell-Walsh urology，ed 11，Philadelphia，2016，Elsevier.）

- 输尿管阴道瘘：双染料棉条试验。口服非那吡啶同时膀胱注射蓝色染料。如阴道内见橙色染料，提示输尿管阴道瘘。如阴道内见蓝色染料，提示膀胱阴道瘘
- 瘘管组织活检

实验室检查

- 尿常规检查
- 尿培养
- 血常规检查
- 尿垫试验
- 淋球菌和衣原体检测

影像学检查

- 怀疑直肠阴道瘘时行直肠镜检查
- 阴道造影（图 35-3 和图 35-4）
- 膀胱镜检查
- 腹盆腔 CT 以排除恶性肿瘤（特别是既往无产科创伤史、瘘、炎症性肠病或已知的盆腔恶性肿瘤的女性；图 35-3）

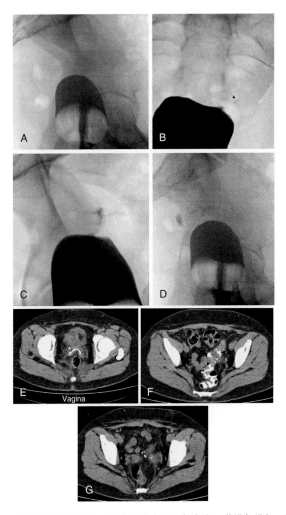

图 35-3 1 例 44 岁女性患者，子宫切除术后 1 年发生阴道排气排便。阴道瘘
已得到治疗。**A.** 阴道造影，患者左侧卧位。**B.** 阴道造影，患者仰卧位。左
侧阴道瘘管刚开始充满造影剂（箭头）。**C.** 造影剂水平延伸，似在肠袢内。
D. 阴道造影，患者左侧卧位，显示小瘘管通向肠袢，根据其与骶骨的关系，
考虑可能为直肠乙状结肠。**E.** 阴道造影后立即进行盆腔 CT 显示阴道内残留
的造影剂（箭头）。**F.** CT 确定直肠乙状结肠内来自阴道的造影剂。**G.** CT 显
示通向直肠乙状结肠 3 mm 直径的短瘘管（箭头）。(From Fielding JR et al:
Gynecologic imaging，Philadelphia，2011，Saunders.)

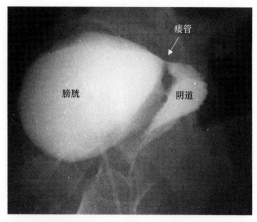

图 35-4 膀胱造影侧位图像显示膀胱阴道瘘。(From Wein AJ et al：Campbell-Walsh urology，ed 11，Philadelphia，2016，Elsevier.)

- 肛管内超声，在可疑瘘管时，亦可同时注射过氧化氢造影剂进行检查
- MRI
- 静脉尿路造影
- 逆行输尿管肾盂造影

Rx 治疗（图 35-5）

非药物治疗
- 无张力手术修复，手术方法如下（表 35-1）：
  1. 经阴道
  2. 经会阴
  3. 经腹
  4. 腹腔镜
  5. 机器人辅助
  6. 经直肠
  7. 经肛管内窥镜
- 如果膀胱阴道瘘较小（＜1 cm）且早期发现，可延长导尿管留置时间至 3 周以上

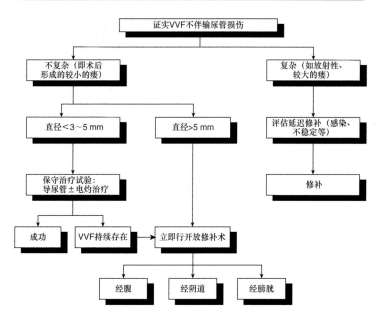

图 35-5　膀胱阴道瘘（VVF）的处理流程。（From Wein AJ et al：Campbell-Walsh urology，ed 11，Philadelphia，2016，Elsevier.）

表 35-1　经腹与经阴道修补膀胱阴道瘘的比较

	经腹	经阴道
切口	腹部切口	阴道切口
修补时机（从瘘管产生到修补的时间）	常推迟 3～6 个月	在没有感染或其他并发症的情况下，可以立即行阴道手术
手术野暴露	位于三角区下方或靠近膀胱颈部的瘘管可能很难经腹暴露	位于阴道断端高处的瘘管可能很难经阴道暴露
输尿管与瘘管的位置关系	靠近输尿管开口的瘘管可能需行输尿管再植术	即使瘘管位于输尿管开口附近，输尿管再植术也不是必需的
性功能	阴道长度没有改变	有阴道短缩的风险（如 Latzko 技术）
辅助皮瓣的使用	网膜、腹膜瓣、腹直肌瓣	大阴唇脂肪垫（Martius 脂肪垫）、腹膜瓣、臀部皮瓣或股薄肌皮瓣

续表

	经腹	经阴道
相对适应证	大瘘管、位处深而窄的阴道高处、放射性瘘管、经阴道手术失败、膀胱容量过小需扩大膀胱、需行输尿管再植术、患者无法保持截石位	不复杂的瘘管、低位瘘管

From Wein AJ et al：Campbell-Walsh urology，ed 11，Philadelphia，2016，Elsevier.

常规治疗

- 治疗尿路或阴道感染
- 如果没有禁忌证，可局部或全身雌激素替代治疗
- 手术修补瘘孔，其后盆腔休息 4 ～ 6 周
- 尽量避免屏气向下用力（Valsalva 动作）
- 图 35-6 介绍原发性和复发性直肠阴道瘘的处理流程

长期管理

如果最初的手术治疗失败，可根据瘘的不同原因进行再次手术，如行皮瓣推进术、括约肌成形术、结肠肛管吻合术（用于直肠阴道瘘）、股薄肌皮瓣手术等。一项来自英国国家卫生服务中心住院患者数据库的 10 年回顾性队列研究显示，11.9% 的患者需要再次手术。

预后

在文献报道中，手术修复的治愈率各不相同，特别是由于瘘管修复类型的不同。在发达国家，由于早期干预，估计治愈率为 84% ～ 100%。

转诊

如果考虑患者存在阴道瘘，应转诊至熟悉瘘管手术的外科医师处进行修补和随访。可考虑咨询泌尿外科医师、结直肠外科医师、妇科肿瘤医师或泌尿妇科医师。

 重点和注意事项

预防

- 产科裂伤应及时修补

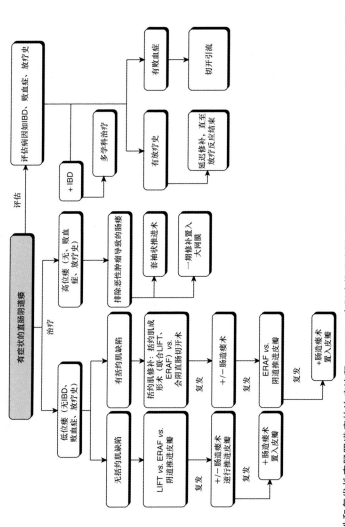

图 35-6 原发性和复发性直肠阴道瘘的治疗流程。 ERAF，直肠内推进皮瓣；IBD，炎症性肠病；LIFT，结扎括约肌间瘘管。（Cameron JL, Cameron AM: Current surgical therapy, ed 12, Philadelphia, 2017, Elsevier.）

251

- 术前筛查高危患者
- 手术中避免泌尿系统并发症（如膀胱或输尿管损伤）
- 复杂子宫切除术后立即行膀胱镜检查以便及时发现损伤

推荐阅读

Champagne BJ et al: Rectovaginal fistula, *Surg Clin North Am* 90:69-82, 2010.
DeRidder D: An update on surgery for vesicovaginal and urethrovaginal fistulae, *Curr Opin Urol* 21:297-300, 2011.
Forsgren C et al: Risk of pelvic organ fistula in patients undergoing hysterectomy, *Curr Opin Obstet Gynecol* 22:404-407, 2010.
Jones HW, Rock JA, editors: *Te Linde's operative gynecology*, ed 11, Philadelphia, 2015, Wolters Kluwer.
Rogers RG et al: Current diagnosis and management of pelvic fistulae in women, *Obstet Gynecol* 128:635-650, 2016.

第 36 章　女性性功能障碍
Sexual Dysfunction in Women

Anngene Anthony

潘宁宁　译　张春妤　审校

 基本信息

定义

女性性功能障碍是指任何干扰女性性行为并对其造成明显痛苦的情况。DSM-5 重新将这些情况分为以下几类：

- 女性性唤起障碍（female sexual arousal disorder，FSAD）：低反应性性欲障碍（hypoactive sexual desire disorder，HSDD）和 FSAD 合并为该类
- 女性性高潮障碍
- 生殖盆腔疼痛 / 插入障碍（genito-pelvic pain/penetration disorder，GPPD）：结合性交疼痛和阴道痉挛诊断
- 继发性原因（如药物治疗、药物滥用、医疗条件等）导致的性功能障碍

女性性功能障碍又被进一步分类为终身性（原发性）或获得性（继发性—出现 6 个月或更长时间）。由于删除了报告为轻中度症状的患者，故更新后的分类系统有很高的假阴性率。这些症状也同样给患者造成了极大的痛苦。诊断标准的改变是为了避免对正常性功能人群的过度治疗。

同义词

HSDD

ICD-10CM 编码（注：新增类别将纳入 ICD-11）
R37　未指明的性功能障碍
F52.0　低反应性性欲障碍
F52.22　女性性唤起障碍
F52.31　女性性高潮障碍
N94.1　性交疼痛
N94.81　外阴疼痛

流行病学和人口统计学

发生率：根据 1999 年全美健康和社会生活调查显示，20% ～ 50% 的女性报告在其一生中存在某种形式的性功能障碍。1/3 的女性有性欲下降，1/4 的女性无法达到高潮。

患病率（表 36-1）：最近一项对 18 岁及以上女性的调查发现，调整年龄后性问题的患病率约为 43%。

好发年龄：相比于其他年龄段的女性，性相关痛苦在中年女性（45 ～ 64 岁）中更为常见。

危险因素

- 与性障碍相关的因素包括健康状况不佳、教育水平低、抑郁、焦虑、甲状腺疾病和尿失禁
- 较高的失眠评分和较短的睡眠时间与性功能下降有关

表 36-1　女性性功能障碍的患病率和定义

	患病率 *	定义 †
性欲低下	9% ～ 60%	性兴趣或欲望降低，没有性想法和（或）缺乏对性活动的接受能力 ‡
性唤起障碍 / 性生活不愉快	5% ～ 51%	**生殖性女性性唤起障碍（GFSAD）**：阴蒂勃起中断、阴道血管充血、阴道润滑障碍
生殖器润滑困难	8% ～ 60%	**心理性女性性唤起障碍（PFSAD）**：性刺激引起的兴奋或快感明显减弱或缺失 **混合型女性性唤起障碍：GFSAD 和 PFSAD**
持续性生殖器唤起障碍	约 1%	与性刺激无关的持续反复的、侵入性和（或）令人痛苦的生殖器唤起感觉，性高潮后不缓解
女性性高潮障碍	7% ～ 65%	经过一段时间充分的性刺激和唤起可以出现明显的性高潮，但缺乏性高潮的体验或性高潮强度降低
性交痛障碍	4% ～ 42%	**性交疼痛**：尝试 / 完全将阴茎、手指或其他物体插入阴道会出现持续 / 反复疼痛 **阴道痉挛**：尽管渴望被插入，但插入阴茎、手指或其他物体时，阴道会出现痉挛或疼痛 ‡
性焦虑	6% ～ 16%	无

* Laumann et al，1999；Nicolosi et al，2005，2006a，2006b；Shifren et al，2008；West et al，2008；Witting et al，2008；Garvey et al，2009.

† Waldinger et al，2009；Basson et al，2010b.

‡ The term vaginismus is no longer preferred, as it includes significant semantic baggage as a psychological disorder.

- 肥胖及超重与性满意度和性欲较低有关
- 关节炎、糖尿病、高血压、恶性肿瘤、神经肌肉疾病、肾衰竭、妇科疾病（如慢性盆腔疼痛）和皮肤病（如苔藓硬化病、银屑病）等合并症可能导致性功能障碍
- 衰老与性反应、性活动和性欲下降有关
- 与更年期相关的激素水平降低会导致阴道润滑不足和性交疼痛

体格检查和临床表现

- 病史：重要的是了解患者对性功能障碍的定义，包括其症状出现的时间和持续时间；确定功能障碍为情境性还是整体性，并确定是否存在多种功能障碍及功能障碍之间的相互关系。如果上述症状给患者带来痛苦即可诊断性功能障碍
- 相关的内科及妇科情况（包括既往妇科手术）
- 社会心理因素，包括性虐待、性取向、抑郁和焦虑、当前性关系和性活动的状况、个人和家庭对性行为的理解
- 目前的用药情况，包括非处方药和草药制剂；酒精、烟草和吸毒；节育方法、药物使用 / 滥用
- 体格检查
  1. 妇科检查有助于识别雌激素和雄激素水平下降、感染、子宫内膜异位症、盆底功能障碍和全身疾病的征象
  2. 怀疑存在诱发外阴疼痛时可行棉拭子检查
  3. 其他器官系统检查（如心血管、甲状腺等）

病因学

- 慢性疾病（如糖尿病、冠状动脉疾病、关节炎、尿失禁等）
- 药物诱发（如抗高血压药物、麻醉药、激素制剂、抗组胺药、苯丙胺类药物、精神类药物）。SSRI 是最常见的与性功能障碍有关的药物
- 妇科疾病［如膀胱炎、子宫切除术后、妇科癌症、乳腺癌（女性气质 / 自我形象问题；化疗的影响）、妊娠后、绝经后］。绝经前双侧输卵管–卵巢切除术（bilateral salpingo-oophorectomy，BSO）与 HSDD 的高风险有关
- 社会心理因素（如宗教、戒律、身份冲突、内疚、关系问题、性虐待、强奸、生活压力）
- 图 36-1 简述 Master 和 Johnson 对人类性反应的 4 个阶段的假设

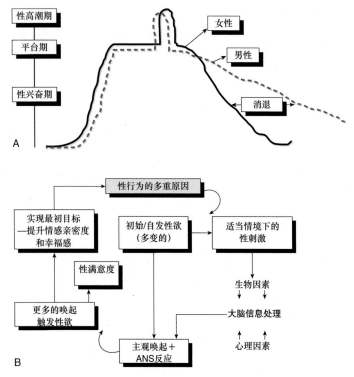

图 36-1 **A**. Master 和 Johnson 假设的人类性反应周期的 4 个阶段。由于男性的性消退期大大延长，故男性在达到另一次高潮前，需要经历长短不等的不应期。正如文中所讨论的，自从这项研究发表以来，人们对性反应周期的理解有了很大的进步。**B**. 循环性人类反应周期重叠出现，人们越来越认识到人类的性反应比 Master 和 Johnson 的假设要复杂，且循环性和灵活性更强。"欲望"最初可能存在，也可能不存在；它可以在体验过程中被触发。唤起和欲望重叠。性刺激的信息处理受到多种心理和生物因素的影响，这种处理的基础可能是个人独特的兴奋和抑制倾向。ANS，自主神经系统。（From Melmed S：Williams textbook of endocrinology，ed 12，Philadelphia，2011，Saunders.）

Dx 诊断

鉴别诊断

- 抑郁症
- 社会心理压力

- 内科疾病（如甲状腺功能障碍）
- 绝经状态可使用 STRAW＋10 工具进行评估

实验室检查

- 宫颈分泌物培养和阴拭子检查以排除感染性疾病
- 按照现行的指南进行宫颈癌筛查
- 如果合并或怀疑慢性疾病可进行适当的实验室检查
- 只有当患者病史提示性功能障碍可能与激素异常有关时，才可检测催乳素、甲状腺功能、雌激素、孕酮、LH、睾酮和性激素结合球蛋白

影像学检查

如果合并或怀疑慢性疾病可进行适当的影像学检查。

 治疗

非药物治疗

- 在处理 HSDD 之前治疗性唤起障碍和盆腔疼痛症状
- 健康宣教，包括对正常性行为的讨论
- 压力管理
- 行为疗法（如认知行为疗法）和正念干预可以治疗性欲低下和唤起障碍
- 为两性关系问题提供咨询（患者或夫妻双方）
- 增强刺激和打破常规的活动
- 分心技术
- 非性交行为
- 姿势变化（如女性上位）
- 润滑剂（如非油基）。有多种非处方润滑剂和按摩油，部分致敏性低，可以安全地用于女性生殖器
- 物理治疗可能对盆底功能障碍和疼痛的患者有效
- Eros 阴蒂治疗装置：已被 FDA 批准的针对 FSAD 症状的装置

常规治疗

性交前应用 NSAID 治疗性交疼痛障碍

长期管理

- 治疗内科、妇科或心理状况
- 减少合并症，包括减肥
- 增加运动（与增加性满意度和性参与度有关）
- 对于由药物所致者，应减少药物剂量或更换药物
- 对于绝经后女性或低雌激素者，尝试雌激素替代治疗，可同时应用或不用孕激素。局部阴道使用雌激素治疗优于全身用药。经皮雌二醇给药在改善性功能方面优于口服雌二醇，因为口服雌二醇可增加循环性激素结合球蛋白（sex hormone-binding globulin，SHBG）并降低游离睾酮，从而对性欲产生不利影响。雌激素替代治疗与改善性交疼痛和阴道干涩有关
- 对于绝经后阴道和（或）外阴萎缩的患者，应用奥培米芬可以改善性功能
- 经皮睾酮治疗：研究结果显示其可增加性活动满意度及性欲。但必须权衡利弊（多毛症、痤疮、男性化和心血管并发症等）。建议监测睾酮水平，以免超生理治疗
- 西地那非（证据来自于随机对照试验，用于传统治疗失败的神经退行性疾病和抗抑郁药诱发的女性性功能障碍患者）。数据存在争议。磷酸二酯酶抑制剂可能会增加生殖器官的血流，但在治疗性唤起障碍方面可能无明显获益。西地那非对 SSRI 引起的性功能障碍有一定帮助
- 最近的一项研究发现，给予安非他酮 300 ～ 400 mg/d 可增加性唤起和性高潮。另外，在 SSRI 所致的性功能障碍患者中，安非他酮辅助治疗也可显著改善女性性功能的关键方面
- 氟班色林（Addyi）：为 HSDD 的非激素治疗，是 5- 羟色胺（5-hydroxytryptamine，5-HT）受体激动剂和 $5-HT_{2A}$ 受体的拮抗剂，治疗 HSDD 的机制尚不清楚。推荐剂量为每日睡前 100 mg。不良反应主要包括低血压、晕厥和中枢神经性抑郁症。饮酒可增加不良反应发生的风险，为用药禁忌证。此治疗效果较好，大约 10% 的女性认为药物"很大程度"或"非常好"地改善了 HSDD 的症状
- 奥培米芬：一种选择性雌激素受体激动剂 / 拮抗剂（SERM）。临床试验显示其对性交疼痛、性唤起和性欲的改善效果显著
- 表 36-2 总结了女性性功能障碍的试验性药物治疗

表 36-2 女性性功能障碍的试验性药物治疗

性功能障碍	性功能障碍的机制	药物类型	超说明书用药和试验性用药	注释
性兴趣/性欲障碍	大脑失去对性刺激的唤起能力	特异性 5-HT 受体亚型或激动剂/拮抗剂	氟班色林：5-HT$_{1A}$激动剂和 5-HT$_{2A}$拮抗剂，部分微弱的 D4 激动剂作用	氟班色林目前已被 FDA 批准用于治疗低反应性性欲障碍
主观性唤醒障碍		促黑素激动剂	布美诺肽：合成肽，MC1R，MC3R、MC4R 通路中的 α-MSH 类似物激动剂	小型随机对照研究显示，女性在性活动前 45 min 应用鼻喷药治疗性唤起障碍有效，但目前赞助商已经停止了这项研究
混合型唤醒障碍		多巴胺激动剂	安非他酮	一项持续 4 个月的小型研究显示，绝经前非抑郁症女性的性唤醒和性反应能提高，但未增加初始性欲
性器官唤起障碍：性刺激时性器官雌激素依赖下	性刺激时性器官不能充血 雌激素低下	为雌激素和睾酮内分泌合成提供底物 具有雄激素和孕激素活性的选择性组织雌激素活性调节剂	局部阴道用 DHEA 替勃龙	3 期 RCT 显示，阴道局部应用 DHEA 12 周有助于阴道上皮成熟，形成较软低的 pH 值和性交 针对性功能障碍的女性的 RCT 显示，替勃龙效果略优于 50 μg/140 μg 雌二醇/炔诺酮复方经皮贴剂 主要的问题是区分出患有性器官唤起障碍且有性器官充血不足的女性。针对糖尿病和 MS 患者的小型 RCT 显示西地那非获益较小
雌激素正常的性器官唤醒障碍	性刺激时性器官不能充血	增强 NO-PDEI 的作用	西地那非、他达那非、伐地那非	
5-HT 能抗抑郁药相关的性高潮障碍	前高潮反应缺失或极度延迟	PDEI	西地那非	一项为期 8 周且入组标准严格的 RCT 显示，患者可从 50～100 mg 西地那非中获益

D4, 多巴胺 4 受体; DHEA, 脱氢表雄酮; 5-HT, 5- 羟色胺; ISSWSH, 国际妇女性健康研究学会; MC1R, 促黑素 -1 受体; MS, 多发性硬化; MSH, 黑色素细胞刺激激素; NO, 一氧化氮; PDEI, 磷酸二酯酶抑制剂; RCT, 随机对照试验

转诊

- 需要手术治疗时（如盆底疾病）应转诊至妇科相关领域专家处就诊
- 对可能受益于咨询或心理治疗的情况（如抑郁、性虐待），可转诊至心理医师处就诊
- 社会服务转诊以积极处理虐待问题

相关内容

低反应性性欲障碍（相关重点专题）

推荐阅读

American College of Obstetricians and Gynecologists Committee on Practice Bulletins-Gynecology: ACOG Practice Bulletin No. 119: female sexual dysfunction, *Obstet Gynecol* 117:996, 2011.

Clayton AH et al: The International Society for the Study of Women's Sexual Health process of care for the management of hypoactive sexual desire disorder in women, *Mayo Clin Proc* 93:467-487, 2018.

Clayton AH et al: Female sexual dysfunction, *Med Clin North Am* 103:681-698, 2019.

Faubion SS et al: Sexual dysfunction in women: a practical approach, *Am Fam Phys* 92(4):281-288, 2015.

Lorenz T et al: Antidepressant-induced female sexual dysfunction, *Mayo Clin Proc* 91(8):1280-1286, 2016.

Taylor HS et al: Effects of oral vs transdermal estrogen therapy on sexual function in early postmenopause: ancillary study of the Kronos early estrogen prevention study (KEEPS), *JAMA Intern Med* 177(10):1471-1479, 2017.

第 37 章　性交疼痛
Dyspareunia

David I. Kurss，Anthony Sciscione

宗璇　译　张春妤　审校

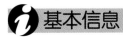 基本信息

定义

与性活动相关的持续性和（或）复发性疼痛，导致明显的焦虑或关系紧张。

ICD-10CM 编码
N94.1　性交疼痛
F52.6　非物质或已知的生理状况引起的性交疼痛

流行病学和人口统计学

患病率（美国）：10% ～ 20% 的女性存在性交疼痛。

好发性别：女性。

高危人群：尚无一致结论，包括以下几点：

- 年龄
- 产次
- 教育程度
- 种族
- 收入
- 婚姻状况
- 然而，最显著的因素是绝经后状态，超过 50% 的绝经后女性存在性交疼痛

危险因素：性交疼痛可降低以下几点：

- 性生活频率
- 性欲和性唤起水平
- 性高潮
- 生理和心理上的性满足感
- 整体幸福感

- 两性关系的质量

病史因素——评估

- 疼痛指标：

  1. 性质（干涩、紧绷、疼痛、灼烧感、酸痛）

  2. 部位（阴道口、阴道中间或深部）

  3. 起病时间

  4. 持续时间

  5. 发生时间（如性交之前或性交时）

  6. 长期性（逐年恶化）

  7. 周期性（与月经周期或其他反复出现的生活事件相关）

  8. 复发性（同一性伴侣、体位性、频率更高或更低）

- 妇科病史

  1. 性传播疾病病史

  2. HSV 或 HPV 感染史

  3. 其他性功能障碍

  4. 既往腹部或妇科手术史

  5. 既往盆腔或腹部放疗史

  6. 子宫内膜异位症、子宫腺肌病、子宫肌瘤、盆腔包块以及卵巢囊肿病史

  7. 盆腔脏器脱垂史

  8. 妇科感染史

  9. 盆腔疼痛史

  10. 绝经期症状 / 更年期泌尿生殖系统综合征病史，这是 50 岁以上女性性交疼痛的最主要原因

  11. 缺乏润滑

  12. 性知识缺乏

  13. 性虐待及创伤史

  14. 原发性和继发性性交疼痛（继发性性交痛为既往有无痛性性交史）

- 产科病史

  1. 会阴撕裂伤

  2. 会阴切开术

  3. 阴道分娩手术助产

  4. 产程延长

  5. 困难的经阴道分娩

- 全身疾病因素：
  1. 慢性疾病史
  2. 胃肠道或泌尿生殖系统症状
  3. 用药史
  4. 心理障碍史
  5. 皮肤病病史
  6. 宗教信仰
  7. 广泛性焦虑症
  8. 压力
  9. 人际关系问题

体格检查和临床表现

- 下生殖道视诊：
  1. 色素减退—考虑色素减退性硬化苔藓
  2. 溃疡
  3. 分泌物
  4. 脱垂
  5. 发育异常
  6. 感染
  7. 阴道壁干涩／苍白／菲薄
- 体格检查：
  1. 对轻微碰触敏感—单点或多点
  2. 触诊压痛—单点或多点
  3. 盆腔脏器脱垂：
     A. 子宫
     B. 膀胱
     C. 宫颈
     D. 阴道
     E. 附件
     F. 直肠
     G. 肠管
  4. 阴道纵隔或横隔
  5. 肛提肌张力
  6. 既往手术所见
  7. 阴道长度、深度以及阴道缩窄感：评估阴道缩短、狭窄和

（或）阴道缺如

8. 阴道壁皱褶减少、质脆

9. 阴道痉挛：阴道肌肉紧张

病因学

- 生殖相关组织的病变
- 社会心理因素
- 婚姻或两性关系不和谐
- 性虐待或身心虐待史
- 绝经 / 高龄
- 药物不良反应
- 感染

Dx 诊断

鉴别诊断

- 先天性畸形（阴道隔或发育不全）
- 处女膜闭锁
- 绝经后改变
- 组织萎缩或衰老
- 缺乏润滑
- 芳香化酶抑制剂的使用 / 低雌激素水平
- 心因性
- 阴道痉挛
- 缺乏性技巧，性唤起不充分
- 处女 / 处女膜因素
- 子宫内膜异位症或子宫腺肌病
- 肛提肌疼痛
- 慢性盆腔痛
- 既往手术史（阴道前 / 后壁缝合术、会阴缝合术、盆底重建术、子宫切除术、会阴切开修补术、阴唇成形术、阴道成形术）：
  1. 阴道的长度、深度、阴道口大小、结构、形状、弹性等方面的改变
  2. 组织粘连
- 感染：

1. HPV
2. HSV
3. 念珠菌病
4. 股癣
5. 急性或慢性输卵管炎或子宫内膜炎
6. 性传播感染

- 盆腔恶性肿瘤
- 盆腔放疗史
- 附件粘连或输卵管脱垂
- 盆腔肿瘤 / 子宫肌瘤 / 卵巢囊肿或扭转
- 子宫脱垂、异位、增大或后倾位
- 生殖器脱垂
- 膀胱尿道膨出、直肠膨出、小肠膨出
- 尿道或膀胱病变（如间质性膀胱炎等）
- 盆腔充血（有争议）
- 外阴前庭炎
- 性交后膀胱炎
- 阔韧带病变
- 既往手术切开部位神经瘤
- 既往经历过性虐待 / 身体虐待 / 心理虐待
- 婚姻 / 两性关系不和谐
- 外阴疼痛
- 硬化性苔藓
- 接触性或过敏性皮炎
- 缺乏维生素 A、B 或 C
- 骑跨性性交疼痛
- 阴部神经痛
- 肌筋膜疼痛综合征
- 直肠 / 结肠病变
- 结构异常或改变：
  1. 肌肉
  2. 骨骼
  3. 韧带
  4. 神经
  5. 邻近的组织 / 结构

评估

- 详尽的病史和完整的体格检查是关键
- 需要时可行以下检查（一般情况下不需要）：
  1. 阴道镜
  2. 膀胱镜
  3. 超声
  4. MRI
  5. 对于无法解释的深部性交疼痛可考虑腹腔镜检查

实验室检查

- 生理盐水悬滴法：
  1. 滴虫病
  2. 念珠菌病
  3. 细菌性阴道病
- 培养：
  1. 宫颈
     a. 淋病
     b. 衣原体
  2. 阴道
  3. 病变处
  4. 尿液
- 外阴、阴道或宫颈活检
- 宫颈细胞学检查
- HSV 抗体
- 促性腺激素水平

影像学检查

盆腔或腹部超声。经阴道超声可以较清晰地观察到子宫和附件（卵巢/输卵管）；当其他检查诊断不明确时可考虑盆腔 MRI（图 37-1）。

Rx 治疗

非药物治疗

- 患者教育

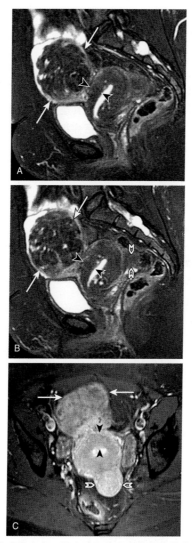

图 37-1　1 例 41 岁女性患者，子宫腺肌病和子宫肌瘤伴盆腔疼痛、月经紊乱、月经过多和性交疼痛。A ～ B. 矢状位 T2 加权脂肪抑制图像显示 1 个大的前壁浆膜下子宫肌瘤，内部为以低信号为主的混杂信号（白色箭头）和一个较小的后壁浆膜下子宫肌瘤，内部为低至中等信号（空心箭头）。结合带增宽（黑色箭头），且 T2 信号增强，提示子宫腺肌病。**C.** 轴位三维梯度回波脂肪抑制序列增强后图像显示平滑肌瘤信号增强（白色箭头和空心箭头）伴增宽的结合带（黑色箭头）。（From Fielding JR et al：Gynecologic imaging，Philadelphia，2011，Saunders.）

- 停止使情况恶化的行为、刺激物、药物等
- 性生活时建议使用润滑剂
- 尝试改变性交体位
- 避免插入过深
- 温水或凉水湿敷
- 安慰患者性交疼痛并非恶性或其他令人担忧的疾病
- 强调这是正常的衰老或绝经后症状
- 心理社会干预：
  1. 系统脱敏治疗
  2. 行为矫正
  3. 一般咨询
  4. 婚姻 / 关系咨询
- 阴道扩张器
- 阴道肌肉锻炼和放松技巧
- 手术切除病变组织
- 对病变组织进行手术矫治

常规治疗

- 局部应用利多卡因、非激素类保湿剂和润滑剂
- 皮质类固醇治疗外阴硬化性苔藓等
- 抗生素治疗阴道炎、宫颈炎和附件脓肿
- 扳机点（疼痛触发点）注射
- 按摩或物理治疗
- 针灸
- 经皮神经电刺激
- 压力缓解治疗
- 安全性行为
- 绝经期激素（雌激素）治疗：缓解更年期外阴阴道萎缩 / 绝经期泌尿生殖系统综合征
  1. 局部 / 阴道内用药（片剂 / 阴道环 / 乳霜 / 凝胶）
  2. 全身用药（片剂 / 贴片 / 凝胶 / 喷雾 / 乳霜 / 注射剂）
- 奥培米芬（Osphena）：口服雌激素激动剂 / 拮抗剂，用于治疗可疑阴道萎缩的绝经后女性的中重度性交疼痛。剂量为 60 mg/d。
- 普拉睾酮（Intrarosa）：不含雌激素，但可将其前体脱氢表雄

　　酮在阴道内转化为雌激素和雄激素，用于治疗因可疑阴道、
外阴、阴道口和（或）泌尿生殖系统萎缩引起的绝经后女性
的中重度性交疼痛
- 雌二醇（Imvexxy）：是一种生物等效的雌二醇阴道用制剂，
用于治疗绝经后女性的中重度性交疼痛。用法为前两周每日
使用，随后每周 2 次
- 抗病毒药物
- 病变内注射干扰素
- 温和的止痛药物
- 抗抑郁药

长期管理

上述处理联合以下治疗：
- 视需要安排支持性访视
- 口服避孕药
- 规律性生活
- 均衡饮食
- 补充维生素
- 注意卫生习惯

预后

大部分的患者经过合适的治疗后症状能够减轻或消失。

转诊

　　与其他疼痛情况一样，包括心理学家、皮肤科医师、妇科医师、
传染病科医师、泌尿科医师等的多学科会诊可能会有帮助。

❗ 重点和注意事项

- 性交疼痛是由多种病因引起的复杂症候群，其中一些病因可
能同时存在
- 寻找病因很关键，需要全面的问诊和体格检查
- 在日常接诊时应将性交疼痛作为常规问诊内容，而不是等患
者主动诉说
- 明确疼痛的部位（浅表、中间、深部）对鉴别诊断和治疗很
有帮助

- 像对任何疼痛的物理评估一样，尝试通过精细的棉签试验（使用湿润的棉签触碰外阴）、触诊或用力压迫来再现患者的主诉
- 在不同时进行腹部触诊的情况下进行单指盆腔检查可以更准确地评估生殖器官疼痛的来源
- 个体化治疗
- 在进行医疗咨询时，要以富有同情心的态度对待患者及其伴侣，并保持诚恳的交流
- 需要医师开放思路、不带偏见、积极寻找处理方案来帮助这些默默忍受痛苦的患者

患者和家庭教育

可访问 www.menopause.org。

相关内容

痛经（相关重点专题）

子宫内膜异位症（相关重点专题）

更年期（相关重点专题）

女性性功能障碍（相关重点专题）

雌激素缺乏性阴道炎（相关重点专题）

推荐阅读

Seehusen DA et al: Dyspareunia in women, *Am Fam Physician* 90(7):465-470, 2014.

第38章 避孕
Contraception

Anthony Sciscione，Siri M. Holton

宗璇 译 张春妤 审校

 基本信息

定义

避孕是指性生活活跃的夫妻为避免怀孕采取的各种措施，包括药物或非药物方式，可夫妻一方或双方应用。避孕方式有许多选择，本章并非全面介绍所有方法。避孕的选择如下：

- 无避孕（无保护性生活）：避孕失败率为85%
- 禁欲：避孕失败率为0
- 体外射精：完美应用的避孕失败率为4%，常规应用的避孕失败率为19%
- 安全期避孕（自然避孕），包括：
  1. 完美应用的避孕失败率为1%～9%，常规应用的避孕失败率为20%
  2. 哺乳期闭经避孕法：有效率取决于每日哺乳的次数，在全母乳喂养情况下（特别是产后70～100 d）有效，此方法要求全母乳喂养、闭经以及产后6个月内。产后6个月内的避孕失败率为0.5%～2.0%
- 屏障避孕
  1. 男性用避孕套：完美应用的避孕失败率为3%，常规应用的避孕失败率为12%
  2. 女性用避孕套：完美应用的避孕失败率为5.1%，常规应用的避孕失败率为12.4%；FDA标注的避孕失败率为25%
  3. 宫颈隔膜和宫颈帽：未生育女性的避孕失败率为5%～9%，经产妇的避孕失败率为20%
  4. 杀精剂（气雾剂、泡沫、胶冻、乳霜、片剂）：完美应用的避孕失败率为3%，常规应用的避孕失败率为21%
- 口服避孕药

1. 完美应用的避孕失败率 < 1%，常规应用的避孕失败率为 3%
2. 含雌激素 / 孕激素的复方制剂或孕激素单药制剂
3. 迷你片（仅含孕激素）

   a. 常规应用的避孕失败率为 1.1% ～ 13.2%

   b. 完美应用的避孕失败率为 0.5%

   c. 有效性依赖于每日精确的服用时间
- 激素类皮下埋植剂或注射剂
  1. 依托孕烯（Nexplanon）单根型皮下埋植剂，避孕失败率为 0.05%
  2. 醋酸甲羟孕酮（Depo-Provera）：第一年的避孕失败率为 0.3%
  3. 左炔诺孕酮（Jadelle）双根型皮下埋植剂，在美国未上市
- 性交后紧急避孕
  1. 在无保护性生活后 72 h 内采取紧急避孕措施可降低 75% 以上的妊娠率
  2. 孕激素单药制剂：左炔诺孕酮 1.5 mg 单次口服或先服 0.75 mg，间隔 12 h 后再服 0.75 mg（妊娠率 2.2%）
  3. 选择性孕激素受体调节剂：乌利司他 30 mg 单次口服，避孕效果优于左炔诺孕酮（妊娠率 1.4%）
  4. 含铜 IUD：在无保护性交后 5 日内置入，避孕效果最佳（妊娠率 0.1%）
- IUD
  1. T 型含铜 IUD（30-A）：完美应用的避孕失败率为 0.6%，常规应用的避孕失败率为 0.8%
  2. 左炔诺孕酮（LNG-20）IUD（曼月乐）：使用第一年的避孕失败率为 0.2%，5 年累积避孕失败率为 0.7%
- 女性绝育（输卵管结扎术）：完美应用的避孕失败率为 0.2%，常规应用的避孕失败率为 3%
- 男性绝育（输精管结扎术）：第一年的避孕失败率为 0.1%
- 阴道避孕环（复方依托孕烯 / 乙炔雌二醇阴道环）：避孕失败率约为 0.77%
- 避孕贴片（Ortho Evra）：避孕失败率为 0.4% ～ 0.7%

同义词

生育控制

计划生育

ICD-10CM 编码

Z30　避孕管理

Z30.0　避孕的一般咨询和建议

Z30.011　就诊需要为使用口服避孕药

Z30.012　紧急避孕

Z30.013　就诊需要为使用注射用避孕制剂

Z30.014　就诊需要为使用宫内节育器

Z30.015　就诊需要为使用阴道环激素避孕

Z30.016　就诊需要为使用经皮贴片激素避孕装置

Z30.017　就诊需要为使用皮下埋植避孕药具

Z30.018　就诊需要为使用其他避孕方法

Z30.09　其他关于避孕的咨询和建议

Z30.2　绝育手术

Z30.4　避孕药具监测

Z30.430　宫内节育器置入手术

Dx 诊断

评估

- 为帮助患者选择合适的避孕方法，建议采集以下信息并根据美国疾病预防控制中心医疗资格标准进行咨询：

  1. 详尽的病史

  2. 详尽的手术史

  3. 生育史（是否有生育需求）

  4. 妇科病史，包括：

     a. 既往性传播疾病病史

     b. 既往避孕过程中遇到的问题

     c. 性生活频率

  5. 家族史

- 表 38-1 总结了开始应用避孕措施的时机
- 表 38-2 总结了在开始避孕措施之前需要完善的化验和检查
- 表 38-3 总结了应用避孕措施后常规随访的建议

表 38-1　特定避孕方法的使用时机

避孕方式	开始时间（已确定患者未妊娠）	是否需要其他避孕方法	开始前需进行的体格检查或实验室检查 *
含铜 IUD	随时	不需要	双合诊和宫颈视诊[†]
左炔诺孕酮 IUD	随时	如距月经来潮 > 7 d，需要采用其他避孕方式或禁欲 7 d	双合诊和宫颈视诊[†]
皮下埋植剂	随时	如距月经来潮 > 5 d，需要采用其他避孕方式或禁欲 7 d	无
注射针剂	随时	如距月经来潮 > 7 d，需要采用其他避孕方式或禁欲 7 d	无
复方激素避孕药	随时	如距月经来潮 > 5 d，需要采用其他避孕方式或禁欲 7 d	血压测量
单纯孕激素避孕药	随时	如距月经来潮 > 5 d，需要采用其他避孕方式或禁欲 2 d	无

BMI，体重指数；CDC，美国疾病预防控制中心；IUD，宫内节育器；STD，性传播疾病；U.S.MEC，美国避孕应用医疗资格标准

* 不需要测量体重（BMI）来确定任何避孕方法的医疗合理性，因为所有方法均可（美国 MEC 1）或基本均可（美国 MEC 2）用于肥胖女性。然而，测量基线体重并计算基线 BMI 可能有助于监测身体变化，并向那些可能担心体重变化与避孕方法有关的女性提供咨询

[†] 大多数女性在置入 IUD 时不需要进行 STD 筛查。根据 CDC 的 STD 治疗指南（www.cdc.gov/std/treatment），如果高风险女性尚未筛查过淋病和衣原体感染，则应在置入 IUD 时进行筛查，患有脓性宫颈炎、衣原体或淋球菌感染的女性不应置入 IUD（美国 MEC 4）

From Curtis KM et al：U.S. selected practice recommendations for contraceptive use，2016，MMWR Recomm Rep 65（4）：1-66，2016.

表 38-2 开始避孕前需完善的体格检查和实验室检查

检查项目	避孕方法及种类							
	Cu-IUD 和 LNG-IUD	皮下埋植剂	注射针剂	CHC	POP	避孕套	宫颈隔膜或宫颈帽	杀精剂
体格检查								
血压	C	C	C	A*	C	C	C	C
BMI [体重（kg）/身高（m）²]	—†	—†	—†	—†	—†	C	C	C
乳房检查	C	C	C	C	C	C	C	C
双合诊和宫颈视诊	A	C	C	C	C	C	A‡	C
实验室检查								
血糖	C	C	C	C	C	C	C	C
血脂	C	C	C	C	C	C	C	C
肝酶	C	C	C	C	C	C	C	C
血红蛋白	C	C	C	C	C	C	C	C
血栓	C	C	C	C	C	C	C	C
宫颈细胞学检查	C	C	C	C	C	C	C	C

续表

检查项目	避孕方法及种类							
	Cu-IUD 和 LNG-IUD	皮下埋植剂	注射针剂	CHC	POP	避孕套	宫颈隔膜或宫颈帽	杀精剂
STD 实验室筛查	—[1]	C	C	C	C	C	C	C
HIV 实验室筛查	C	C	C	C	C	C	C	C

BMI, 体重指数; CDC, 美国疾病预防控制中心; CHC, 复方激素避孕药; Cu-IUD, 含铜宫内节育器; HIV, 人类免疫缺陷病毒; LNG-IUD, 左炔诺孕酮宫内缓释节育器; POP, 单纯孕激素避孕药; U.S.MEC, 美国避孕应用医疗资格标准; STD, 性传播疾病

* 当无法测量血压时, 患者应向医生提供其他情况下的血压状况

† 不需要测量体重(BMI)来确定任何避孕方法的医疗合理性。因为所有方法均可(美国 MEC 1)或基本均可(美国 MEC 2)用于肥胖女性。然而, 测量基线体重并计算基线 BMI 可能有助于监测身体变化, 并向那些可能担心体重变化与避孕方法有关的女性提供咨询

‡ 使用宫颈隔膜前应进行双合诊检查(非宫颈视诊)

¶ 大多数女性在置入 IUD 时不需要进行 STD 筛查。根据 CDC 的 STD 治疗指南(www.cdc.gov/std/treatment), 如果高风险女性尚未筛查过淋病和衣原体感染, 则应在置入 IUD 时进行筛查, 患有化脓性宫颈炎、衣原体或淋球菌感染的女性不应置入 IUD(美国 MEC 4)。

From Curtis KM et al: U.S. selected practice recommendations for contraceptive use. 2016. MMWR Recomm Rep 65 (4): 1-66, 2016.

表 38-3　开始避孕后的常规随访

措施	避孕方法				
	Cu-IUD 或 LNG-IUD	皮下 埋植剂	注射 针剂	CHC	POP
一般随访					
告知患者想讨论避孕的不良反应或其他问题，以及拟更换避孕方法时随时返诊。当 IUD/皮下埋植需要取出或需要进行再次注射时，建议患者使用 IUD、皮下埋植剂或注射剂。无需常规随访	√	√	√	√	√
其他常规就诊					
评估女性对目前避孕方法的满意度，以及是否对避孕方法的使用有担忧	√	√	√	√	√
评估健康状况的变化（包括用药），根据美国 MEC（即第 3 类和第 4 类情况和特征），这将改变该方法的适用性，保证安全有效地继续使用	√	√		√	√
考虑进行检查以确定 IUD 是否仍存在	√	—	—	—	—
考虑评估体重的变化，对关心体重变化、认为体重变化与避孕方法有关的女性进行咨询	√	√	√	√	√
测量血压	—	—	—	√	—

CHC，复方激素避孕药；Cu-IUD，含铜宫内节育器；IUD，宫内节育器；LNG-IUD，左炔诺酮宫内缓释节育器；POP，单纯孕激素避孕药；U.S.MEC，美国避孕应用医疗资格标准

实验室检查

- 宫颈细胞学检查是常规检查，无需在开始采取避孕措施前重复检查
- 根据具体情况行衣原体和淋病筛查
- 对疑似妊娠患者完善妊娠试验
- 有早发性血管事件家族史的患者应完善血脂检查

Rx 治疗

非药物治疗

- 男性用避孕套
  1. 95% 的男性用避孕套由乳胶（橡胶）制成，5% 由聚氨酯或天然膜制成（羊小肠制成的避孕套无法阻断性传播疾病的传播）
  2. 正确使用方法：套在勃起的阴茎上，并在避孕套的顶端预留出 1.27 cm 的空间；与非油基润滑剂一起使用
  3. 与杀精剂联合应用可增加避孕效果
  4. 主要优势：是唯一可减少 HIV 传播的避孕措施
- 女性用避孕套
  1. 由聚氨酯制成，一端开口，一端封闭
  2. 正确使用方法：将封闭端覆盖在宫颈上，开口端挂在阴道外，包绕阴茎和阴囊
  3. 对减少 HIV 病毒传播较为有效
- 杀精剂
  1. 主要类型：壬苯醇醚和辛苯醇醚
  2. 制剂：胶冻、乳霜、泡沫、栓剂、片剂、可溶性薄膜
  3. 正确使用方法：性交前应用，可与其他屏障避孕措施联合应用
- 宫颈隔膜和宫颈帽
  1. 必须由专业人员放置，可与避孕凝胶联合使用。当增重或减重 4.5 kg 以上或妊娠后需要重新放置
  2. 隔膜尺寸：50 ~ 105 mm；宫颈帽尺寸：26 mm、28 mm 和 30 mm
  3. 正确的放置可保证女性在活动时无异物感
  4. 宫颈隔膜的正确使用方法：性交前放入，并保留至性生活后 6 h，但不能超过 24 h
  5. 宫颈帽的正确使用方法：正确放置在宫颈上，在阴道内放置时间不能超过 48 h
- 哺乳期闭经避孕法
  1. 要求同时具备纯母乳喂养、闭经和产后 6 个月，如果开始添加人工喂养或出现任何阴道出血的情况，此种方法则不

再适用，需告知患者采取其他避孕措施

2. 在美国并不是常规避孕方式

- 体外射精

  1. 射精前将阴茎退出阴道

  2. 依赖于男性的自控能力，避孕失败率很高

- 自然避孕法

  1. 症状体温避孕法：宫颈黏液法和排卵期疼痛结合基础体温

  2. 排卵法（Billings 法）：考虑宫颈黏液性状

  3. 基础体温法：采用双相体温图

  4. 取决于对男性和女性生殖道生理的认识

     a. 精子在阴道内可存活 2 ～ 7 d

     b. 卵子的寿命为 24 h

- 绝育术

  1. 男性

     a. 输精管结扎术：中断输精管，阻断精子的射精通道

     b. 手术和非手术技术均适用

     c. 较女性绝育术操作更简单，无需全身麻醉

  2. 女性

     a. 是美国 30 岁以上女性最常用的节育方式

     b. 阻断输卵管，自卵子近端和精子远端阻止精子和卵子相遇

     c. 方法：双侧输卵管切除、输卵管结扎并切除一段输卵管、电灼、应用夹子（Filshie、Hulka）或带子（Falope 环）

     d. Essure 法-通过宫腔镜放置微小插入物阻塞输卵管。已退出市场

常规治疗

- 复方口服避孕药：

  1. 标准给药方案：每日 1 次，共 21 d，无药间隔 7 d

  2. 替代方案：延长或持续服药

  3. 多数复方口服避孕药含 < 50 μg 的炔雌醇；复方制剂中应用较多的孕激素包括炔诺酮、左炔诺孕酮、炔诺孕酮、醋酸炔诺酮、双醋炔雌醇、诺孕酯或去氧孕烯等

  4. 三相复方口服避孕药（在整个周期内雌激素和孕激素的剂量不同）、单相口服避孕药（在整个周期内雌激素和孕激素的剂量相同）、雌激素相口服避孕药（在整个周期内给予固

定剂量的孕酮和不同剂量的雌激素）

5. 如与抗生素一起服用，多数情况会因肠胃不完全吸收而影响药物有效性；只有利福平会真正降低避孕效果

6. 体重增加会降低避孕效果

7. 表 38-4 介绍了美国上市的口服避孕药的种类。表 38-5 为 35 岁及以上女性应用雌孕激素复方避孕药的指南

表 38-4　美国上市的口服避孕药种类

	名称	雌激素	孕激素	孕激素含量（mg）
EE 50 μg 单相片	Ovcon 50*	EE	炔诺酮	1.0
	Ortho-Novum 1/50*	美雌醇	炔诺酮	1.0
	Norinyl 1 + 50*	美雌醇	炔诺酮	1.0
EE 35 μg 单相片	Femcon Fe†	EE	炔诺酮	0.4
	Modicon*	EE	炔诺酮	0.5
	Brevicon*	EE	炔诺酮	0.5
	Ovcon 35*	EE	炔诺酮	0.4
	Ortho-Cyclen*	EE	诺孕酯	0.25
	Demulen 1/35*	EE	双醋炔诺醇	1.0
	Ortho-Novum 1/35*	EE	炔诺酮	1.0
	Norinyl 1 + 35*	EE	炔诺酮	1.0
EE 35 μg 双相片	Ortho-Novum 10/11*	EE	炔诺酮	0.5/1.0
EE 35 μg 三相片	Ortho-Novum 7/7/7*	EE	炔诺酮	0.5/0.75/1.0
	Ortho Tri-Cyclen*,‡	EE	诺孕酯	0.18/0.215/0.25
	Tri-Norinyl*	EE	炔诺酮	0.5/1.0/0.5
	Estrostep*,‡	EE（20/30/35）	双醋炔诺酮	1.0
EE 30 μg 单相片	Loestrin 1.5/30*	EE	双醋炔诺酮	1.5
	Ortho-Cept*	EE	去氧孕烯	0.15
	Desogen*	EE	去氧孕烯	0.15
	Lo-Ovral*	EE	炔诺孕酮	0.3

续表

	名称	雌激素	孕激素	孕激素含量（mg）
	Nordette*	EE	左炔诺孕酮	0.15
	Levlen*	EE	左炔诺孕酮	0.15
	Yasmin*	EE	屈螺酮	3.0
EE 30 μg 三相片	Triphasil*	EE（30/40/30）	左炔诺孕酮	0.05/0.075/0.125
	Trilevlen*	EE（30/40/30）	左炔诺孕酮	0.05/0.075/0.125
延长周期（84 片活性片）	Seasonale*	EE	左炔诺孕酮	0.150
延长周期（84 片雌激素 / 孕激素片，7 片含 10 μg EE）	Seasonique	EE	左炔诺孕酮	0.150
EE 25 μg	Cyclessa*	EE	去氧孕烯	0.10/0.125/0.150
	Ortho Tri-Cyclen Lo	EE	诺孕酯	0.18/0.215/0.25
EE 20 μg 单相片	Loestrin 1/20*	EE	醋酸炔诺酮	1.0
	Levlite*	EE	左炔诺孕酮	0.1
	Alesse*	EE	左炔诺孕酮	0.1
21 片激素活性片（2 片惰性片，5 片含 10 μg EE）	Mircette*	EE	去氧孕烯	0.15
24 片激素活性片	Yaz	EE	屈螺酮	3.0
	Loestrin 24Fe	EE	醋酸炔诺酮	1.0
延长周期（84 片雌激素 / 孕激素片，7 片含 10 μg EE）	LoSeasonique	EE	左炔诺孕酮	0.1
24 片激素活性片	Lybrel	EE	左炔诺孕酮	0.09
单纯孕激素	Micronor*	炔雌醇	炔诺酮	0.35

* 通用版已在美国上市
† 咀嚼片
‡ 适用于拟应用口服避孕药治疗痤疮的女性
EE，炔雌醇
From Melmed S et al: Williams textbook of endocrinology, ed 12, Philadelphia, 2011, WB Saunders, Elsevier.

表 38-5 世界卫生组织（WHO）与美国妇产科医师协会（ACOG）关于 35 岁及以上女性使用复方雌孕激素避孕药（口服避孕药、阴道避孕环及避孕贴片）的指南

分类	ACOG 指南	WHO 指南
肥胖	单纯孕激素 * 或宫内节育器可能更加安全	通常利大于弊 [†]
吸烟	应使用单纯孕激素 * 或宫内节育器	不可接受的风险
高血压	应使用单纯孕激素 * 或宫内节育器	不可接受的风险
偏头痛	应使用单纯孕激素 * 或宫内节育器	不可接受的风险
糖尿病	应使用单纯孕激素 * 或宫内节育器	不可接受的风险
无以上高危因素	健康、无吸烟、对避孕方法适应较好的女性，权衡利弊后可使用至 50～55 岁	对于 ≥ 40 岁的女性，心血管疾病的风险随年龄增加，也可能随使用复方避孕药物而增加。如无其他不良临床情况，复方激素避孕药可以用至绝经

* 通用版已在美国上市
[†] 咀嚼片
EE，炔雌醇
From Melmed S et al：Williams textbook of endocrinology, ed 12，Philadelphia，2011，WB Saunders，Elsevier.

8. 图 38-1 介绍了迟服或漏服复方口服避孕药后的推荐措施
9. 图 38-2 介绍了应用复方口服避孕药时呕吐或腹泻后的推荐措施
- 迷你药片：
1. 仅含孕激素，需连续服用
2. 因缺乏雌激素对子宫内膜的作用，可能会造成不规则阴道出血
3. 表 38-6 总结了单纯孕激素口服避孕药的应用指南
- 激素类皮下埋植剂或注射剂：
1. Nexplanon：
   a. 单纯依托孕烯分泌装置，皮下埋植
   b. 最有效的避孕方法
   c. 于 2006 年被 FDA 批准，有效率达 3 年以上
2. Depo-Provera：
   a. 醋酸甲羟孕酮，肌内注射，每 3 个月 1 次

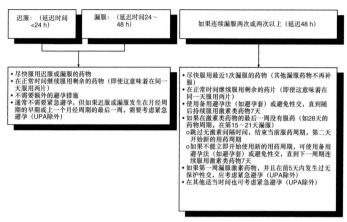

缩写: UPA=醋酸乌利司他

图 38-1　迟服或漏服复方口服避孕药的推荐措施。[From Curtis KM et al: U.S. selected practice recommendations for contraceptive use, 2016, MMWR Recomm Rep 65 (4): 1-66, 2016.]

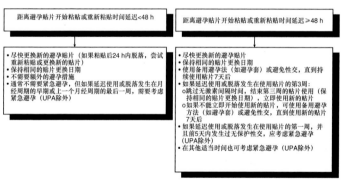

缩写: UPA=醋酸乌利司他
*如果发生贴片脱落, 但不确定何时发生, 则考虑脱落距离贴片应该更换或重新粘贴的时间≥48 h

图 38-2　复方激素避孕贴片延迟使用或脱落后的推荐措施。[From Curtis KM et al: U.S. selected practice recommendations for contraceptive use, 2016, MMWR Recomm Rep 65 (4): 1-66, 2016.]

 b. 主要的不良反应是不规则阴道出血

 c. 停药后生育能力恢复可能在末次注射后 1 年甚至更久

 d. 表 38-7 总结了长效醋酸甲羟孕酮（depot medroxy-progesterone acetate, DMPA）的应用指南

表 38-6 单纯孕激素口服避孕药使用的总结与建议

1. 对于对含雌激素避孕药存在使用禁忌或会引起其他健康问题的女性，单纯孕激素避孕药是一种选择
2. 排卵并未受到持续抑制，单纯孕激素口服避孕药的主要避孕作用是对宫颈黏液和子宫内膜的影响
3. 估计规范使用单纯孕激素口服避孕药的失败率 > 8%。选择单纯孕激素口服避孕药的女性由于哺乳或年龄较大，往往生育能力较差，因此在这些人群中的失败率可能低于生育能力较强的人群
4. 为了使避孕效果最优化，每天同一时间服用避孕药十分重要
5. 月经不规律在使用单纯孕激素口服避孕药的患者中很常见，是停用避孕药的最常见原因

From Melmed S et al：Williams textbook of endocrinology，ed 12，Philadelphia，2011，WB Saunders，Elsevier.

表 38-7 长效醋酸甲羟孕酮（DMPA）使用的总结与建议

1. DMPA 对于需要长期且可逆避孕的女性是非常好的方法
2. DMPA 主要通过抑制促性腺激素的分泌来抑制卵泡成熟和排卵，从而达到避孕效果。它也会影响宫颈黏液
3. DMPA 有两种剂型：150 mg/1 ml，肌内注射；104 mg/0.65 ml，皮下注射
4. DMPA 的理想开始应用时间是月经开始的 5 d 内，以确保避孕效果。每 3 个月重复 1 次，有 2 周的宽限期
5. 虽然 DMPA 不会永久影响内分泌功能，但生育能力的恢复可能会延迟
6. 对不良反应进行全面、坦率的咨询很重要。在选择避孕方法时对信息了解充分的女性，依从性及满意度可能更高
7. 所有使用 DMPA 的女性都会发生月经变化，这是停药最常见的原因
8. 由于 DMPA 可诱发闭经，因此，可用于治疗多种妇科及非妇科疾病，如月经过多、痛经、缺铁性贫血等
9. 尚无高质量的证据表明使用 DMPA 会增加患癌症、心血管疾病或性传播感染的风险。使用 DMPA 可以显著降低患子宫内膜癌的风险
10. 当前使用 DMPA 与骨密度降低有关；骨密度的损失是暂时的，停药后可逆转，其与绝经后骨质疏松症或骨折无关

From Melmed S et al：Williams textbook of endocrinology，ed 12，Philadelphia，2011，WB Saunders，Elsevier.

- 性交后紧急避孕：
  1. 在紧急情况下进行，通常为排卵期未采用避孕措施或避孕失败（如避孕套破损）时
  2. 方法：
  a. 激素法：
  （1）左炔诺孕酮 0.75 mg 间隔 12 h 口服 2 次（next choice）

或 1.5 mg 顿服（Plan B，one step）。紧急避孕需要在意外性交后 72 h 内使用。对 15 岁以上女性为非处方药，15 岁及以下需开具处方

（2）乌利司他是一种孕激素受体激动剂 / 拮抗剂，为处方药。可在意外性交后 5 日内服用，用法为 30 mg 顿服

（3）性交后 5 日内置入含铜 IUD

- IUD
  1. 为防止精子和卵子在输卵管内结合而置入子宫的装置
  2. 美国上市的 IUD：
     a. ParaGard（含铜 T 型 IUD/30-A）：以聚乙烯为支架，绕以铜丝，有效期为 10 年
     b. 曼月乐（左炔诺孕酮宫内缓释系统）：T 形支架，含储存左炔诺孕酮的腔室，每日释放 20 μg，有效期为 5 年
     c. Skyla：更小最低剂量的左炔诺孕酮 IUD，每日释放 14 μg，有效期为 3 年
     d. Liletta：与曼月乐类似，价格略低，每日释放左炔诺孕酮 18.6 μg，有效期为 6 年
     e. Kyleena：每日释放左炔诺孕酮 19.5 μg，有效期为 5 年
- 阴道避孕环（NuvaRing）
  1. 每日释放 120 μg 依托孕烯和 15 μg 炔雌醇
  2. 在一个月经周期中，阴道中放置避孕环 3 周，第 4 周取出作为无避孕间隔，类似口服避孕药的安慰剂
  3. 体重增加会降低避孕效果
  4. 与复方口服避孕药相比，雌激素总量降低，但发生深静脉血栓的风险增加
  5. 图 38-3 总结了延迟置入或重新置入阴道避孕环后的推荐措施
- 避孕贴片
  1. 释放孕激素和雌激素（炔雌醇）
  2. 每片贴剂含有 6 mg 去甲孕酮，每日释放约 150 μg 去甲孕酮和 15 μg 炔雌醇
  3. 用 3 周停 1 周
  4. 体重增加会降低避孕效果
  5. 需注意血栓栓塞风险增加的问题
  6. Ortha Evra 品牌停产；Xulane（通用型）已在美国上市
  7. 图 38-4 介绍了避孕贴片延迟应用或脱落后的推荐措施

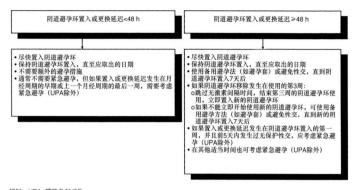

缩写：UPA=醋酸乌利司他
*如果阴道避孕环已经移除，但不确定移除时间，则认为移除时间距离阴道避孕环应被更换或重新置入≥48 h

图 38-3 复方阴道避孕环延迟置入或更换的推荐措施。[From Curtis KM et al：U.S. selected practice recommendations for contraceptive use，2016，MMWR Recomm Rep 65（4）：1-66，2016.]

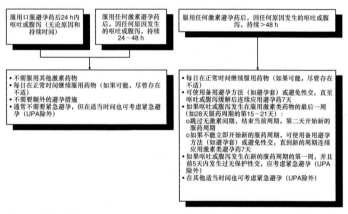

缩写：UPA=醋酸乌利司他

图 38-4 服用复方口服避孕药时呕吐或腹泻后的推荐措施。[From Curtis KM et al：U.S. selected practice recommendations for contraceptive use，2016，MMWR Recomm Rep 65（4）：1-66，2016.]

长期管理

- 使用以上提到的所有避孕方法，均应每年至少随访 1 次，如出现异常症状应随时就诊
- 每年应进行完整的病史采集、体格检查、宫颈细胞学检查涂片（根据指南），需要时进行分泌物培养

- 有合并症的患者接受激素治疗时，应每 6 个月随访 1 次

预后

- 根据患者的药物不良反应，每年或更短间隔随访
- 根据患者不同时期的不同需求和药物不良反应，个体化制订避孕方案。需了解女性的偏好和每种避孕方法的风险、获益、不良反应和禁忌证

专家点评

- 应用激素避孕时，如果出现神经或心脏症状，应立即停药，进行评估，并转诊至相应科室就诊
- 长效可逆避孕方式（IUD 和皮下埋植剂）的避孕效果优于避孕药、避孕贴片或阴道避孕环，在青少年和年轻女性中亦是如此
- 图 38-5 总结了避孕女性出现不规则阴道出血时的处理

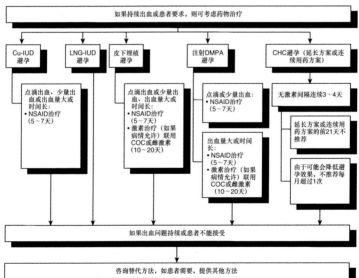

缩写：CHC=复方激素避孕药；COC=复方口服避孕药；Cu-IUD=含铜宫内节育器；DMPA=长效醋酸甲羟孕酮；LNG-IUD=左炔诺孕酮宫内节育器；NSAID=非甾体抗炎药
*如果临床需要，应评估基础疾病，并予以治疗或转诊。无论是月经期还是其他时间，大量或长时间的出血在LNG-IUD和皮下埋植的使用者中都很少见

图 38-5 使用避孕措施的女性出现不规则出血的治疗。[From Curtis KM et al：U.S. selected practice recommendations for contraceptive use，2016，MMWR Recomm Rep 65（4）：1-66，2016.]

相关内容

紧急避孕（相关重点专题）

推荐阅读

Cristobal I et al: The new LNG-releasing IUS: a new opportunity to reduce the burden of unintended pregnancy, *Eur J Obstet Gynecol Reprod Biol* 58-64, 2015.

Curtis KM, Peipert JF: Long-acting reversible contraception, *N Engl J Med* 376:461-468, 2017.

Sonalkar S, Kapp N: Intrauterine device insertion in the postpartum period: a systematic review, *Eur J Contraception Reprod Health Care* 20(1):4-18, 2015.

Spencer A et al: Helping women choose appropriate hormonal contraception: update on risks, benefits, and indications, *Am J Med* 122:497-506, 2009.

Steinbrook R: Science, politics, and over-the-counter emergency contraception, *J Am Med Assoc* 307:365, 2012.

Winner B et al: Effectiveness of long-acting reversible contraception, *N Engl J Med* 366:1998-2007, 2012.

Woodhams EJ, Gilliam M: In the clinic: contraception, *Ann Intern Med*, 2019.

第 39 章 紧急避孕
Emergency Contraception

Emelia Argyropoulos Bachman，Jennifer Buckley，Melissa Nothnagle

宗璇 译 张春好 审校

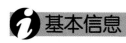 基本信息

定义

紧急避孕（emergency contraception，EC）是指在无保护性生活、性侵、避孕方法使用不当或失败后，为防止妊娠而采取的补救避孕方法。紧急避孕可在无保护性行为后 120 h（5 d）内降低妊娠风险，采取措施越早，效果越好。

机制：紧急避孕药的主要机制是抑制或延迟排卵 / 卵泡发育。紧急放置含铜 IUD 是通过影响精子存活和活力来阻止受精。

有效性：放置含铜 IUD 是所有育龄期女性的一线紧急避孕措施，有效率约 99%；醋酸乌利司他和左炔诺孕酮可防止大多数无保护性行为后的妊娠，前者比后者更有效，尤其是对于超重和肥胖患者。

同义词

事后避孕药

性交后避孕

ICD-10CM 编码

Z30.012 就诊需求为紧急避孕

Z30.09 就诊需求为其他关于避孕的一般咨询和建议

流行病学和人口统计学

在美国，所有妊娠中约 49% 的妊娠和超过 82% 的青少年妊娠是非自愿的，如果采取有效的 EC 措施，估计每年可预防 170 万例非自愿妊娠。

Dx 诊断

实验室检查

- 如果患者 2 周前有过性生活，为明确是否妊娠，可行妊娠试验，但在服用紧急避孕药之前并非必须完善该检查，延迟给药会将降低其疗效，此类药物对已有妊娠无伤害
- 放置含铜 IUD 前必须行妊娠试验

Rx 治疗

常规治疗

- 无保护性交后应尽快使用 EC。所有形式的 EC 均可在无保护性行为后 5 d 内降低妊娠风险，采取措施越早，效果越好。EC 药物的作用机制是延迟排卵，因此需要告知患者在 2 周内应禁欲或严格使用避孕套避孕，以避免后期妊娠
- 紧急放置含铜 IUD：
  1. 紧急置入含铜 IUD 是 EC 最有效的方式
  2. 特别适合希望长期避孕且无放置 IUD 禁忌证的女性
  3. 放置前应完善妊娠试验以排除怀孕
  4. 需要由临床医生放置
  5. 一些女性在放置 IUD 后可能会有阴道点滴出血
- 紧急避孕药（表 39-1）：
  1. 醋酸乌利司他：
     a. 是一种孕激素受体调节剂，用法为 30 mg 顿服

表 39-1 美国上市的紧急避孕药

紧急避孕药		
品牌	剂量	含量
Ella	1 片	30 mg 醋酸乌利司他
Plan B One-Step	1 片	1.5 mg 左炔诺孕酮
Next Choice One Dose	1 片	1.5 mg 左炔诺孕酮
My Way	1 片	1.5 mg 左炔诺孕酮
左炔诺孕酮 0.75 mg	2 片	1.5 mg 左炔诺孕酮

　　b. 较左炔诺孕酮 EC 效果好，为最有效的激素类 EC 选择，属于处方药

　2. 左炔诺孕酮（Next Choice、Plan B One-Step）：

　　a. 总剂量 1.5 mg 左炔诺孕酮

　　b. 1.5 mg 顿服与分两次服用（先服用 0.75 mg，12 h 后再服用 0.75 mg）同样有效，且无更多不良反应

　　c. 该药物对于超重或肥胖（BMI > 25）的女性效果欠佳

　　d. 对任意年龄女性均为非处方药

　3. 雌孕激素复方避孕药：

　　a. 效果欠佳，不良反应发生率最高

　　b. 两剂，间隔 12 h，每剂包含 100 ～ 120 μg 炔雌醇和 0.5 ～ 0.6 mg 左炔诺孕酮（或 1.0 ～ 1.2 mg 炔诺孕酮）

　　c. 属于处方药，但如果患者正在使用复方口服避孕药，则随时可使用

　　d. 紧急避孕网站提供了使用复方口服避孕药紧急避孕的说明（详见 http://ec.princeton.edu/questions/dose.html#dose）

- 不良反应
　1. 恶心：在服用雌孕激素复方制剂进行 EC 的女性中，50% 可出现恶心，20% 可出现呕吐，症状在 1 ～ 2 d 内缓解。推荐在服用雌孕激素复方制剂前 1 h 口服止吐药，如氯苯甲嗪 25 mg。可以根据需要与其他 EC 方法一起使用

　2. 不规则阴道出血：许多患者在采取 EC 措施后的 1 周至 1 个月内会出现不规则阴道出血，通常呈自限性

　3. 其他不良反应包括但不限于头痛、疲劳、痉挛和乳房胀痛

- 禁忌证：
　1. 除药物过敏外，几乎没有其他禁忌证。不影响已有的妊娠

　2. 没有其他循证的禁忌证。对于有长期使用复方激素避孕禁忌证的女性，紧急避孕在预防妊娠方面的益处通常大于理论风险，如患血栓栓塞性疾病、心脏病、肝病或年龄超过 35 岁的吸烟者。不含雌激素的 EC 适用于所有女性，具有更好的疗效，对有以上问题或正在母乳喂养的女性来说尤其如此

长期管理

- 由于紧急避孕药比其他避孕形式的效果差，因此不建议将其

作为常规避孕方法。含铜 IUD 是非常有效的紧急避孕方式，并且可以在体内有效避孕达 12 年

预后

采取 EC 措施后，大多数女性会在 1 ～ 2 周内月经来潮，如果超过 3 周月经仍未来潮，需行妊娠试验。

 # 重点和注意事项

专家点评

- 放置含铜 IUD 是最有效且唯一能达到长期避孕效果的紧急避孕措施
- 在无保护性生活后 5 d 内服用所有形式的 EC 药物均可降低妊娠率，其中醋酸乌利司他效果较好。EC 药物的作用机制是延迟排卵，可导致后期妊娠，因此服药后 2 周内应使用屏障避孕
- 无论 BMI 如何，含铜 IUD 都是非常有效的。在超重和肥胖的女性中，EC 药物的疗效较差，但药物失效的体重阈值尚不明确，可能因人而异。因此，无论 BMI 如何，应向所有女性提供所有的 EC 方案，在进行医疗咨询时需向患者说明肥胖可能影响某些 EC 措施的效果。醋酸乌利司他的避孕效果优于左炔诺孕酮，尤其是对于超重或肥胖的女性
- 服用 EC 药物之前并非必须完善妊娠试验，因为此类药物不伤害已有的妊娠
- 左炔诺孕酮紧急避孕在美国为非处方药且无年龄限制

预防

- 在进行选择之前，应就避孕方法及其适用性向女性提供相关咨询
- 患者应在使用 EC 后立即开始有效的避孕方法。激素避孕可以在 EC 后 1 d 即开始。禁欲或屏障避孕法应持续 2 周
- 遭受性侵的女性均应采取 EC 措施

患者和家庭教育

EC 网站：http://ec.princeton.edu/index.html。

相关内容

避孕（相关重点专题）

推荐阅读

Batur P: Emergency contraception: separating fact from fiction, *Cleve Clin J Med* 79:771-776, 2012.

Brache V et al: Ulipristal acetate prevents ovulation more effectively than levo-norgestrel: analysis of pooled data from three randomized trials of emergency contraception regimens, *Contraception* 88(5):611-618, 2013.

Cheng L et al: Interventions for emergency contraception, *Cochrane Database Syst Rev* 8:CD001324, 2012.

Raymond EG et al: Clinical practice. Emergency contraception, *N Engl J Med* 372:1342-1348, 2015.

第 40 章　不孕症
Infertility

Emelia Argyropoulos Bachman

潘宁宁　译　张春妤　审校

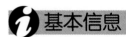 基本信息

定义

　　不孕症是指育龄期夫妇未避孕≥1年未怀孕。当女性＞35岁时，6个月未成功怀孕即应进行评估。如果既往有症状或治疗过，则任何年龄均应尽早评估。

同义词

　　不育症

ICD-10CM 编码
N46　男性不育症
N46.8　其他男性不育症
N46.9　未指明的男性不育症
N97.0　排卵障碍性女性不孕症
N97.1　输卵管因素的女性不孕症
N97.2　子宫因素的女性不孕症
N97.8　其他因素的女性不孕症
N97.9　未指明的女性不孕症
O09.00　不孕症病史患者的妊娠监测，未特指妊娠阶段
O09.01　不孕症病史患者的早期妊娠监测
O09.02　不孕症病史患者的中期妊娠监测
O09.03　不孕症病史患者的晚期妊娠监测
Z31.81　男性因素导致的女性不孕症

流行病学和人口统计学

　　患病率：1/8的育龄期夫妇存在不孕症，这与发达国家不孕症的流行率一致。另有证据表明，不孕症的流行率在历史上也是相对稳定的。

好发性别和年龄：根据不孕症的定义，不孕是针对育龄期夫妇的诊断。男性和女性的患病率都随着年龄的增长而增加，年龄对女性不孕症的影响更为显著。约 40% 的不孕症夫妇由男性因素导致，40% 由女性因素导致。其余病例或为双方因素，或为原因不明的不孕症，即没有明确病因。

峰值发病率：不孕症的发病率随年龄的增长而增加。女性生育率的轻微下滑早在 30 岁就已开始，37 岁以后，女性不孕率急剧升高。女性 45 岁时非辅助生育技术助孕的妊娠变得极为罕见。男性生育率在 30 岁以后随着年龄增长也会出现轻微降低。

危险因素：年龄增长是最常见的危险因素之一，虽然有证据表明年龄增长也会影响男性的生育力，但对于女性而言这一影响更为明显。由于缺乏伴侣或职业因素，越来越多的女性选择推迟生育，这可能也与特定人群的不孕症患病率增高有关。输卵管因素的不孕症可能由子宫内膜异位症、既往输卵管手术史、阑尾穿孔或性传播疾病（如衣原体和淋病感染）所致。排卵功能障碍与超重（特别是肥胖）相关，其他因素还包括 PCOS、下丘脑功能障碍、甲状腺疾病和高泌乳素血症。男性因素不孕症可能为特发性，也可能由创伤、感染、精索静脉曲张、梗阻、下丘脑功能障碍或环境毒素暴露所致。吸烟是影响生育力最常见的不良生活方式。

体格检查和临床表现

- 年龄
- 既往生育史，特别是与另一位伴侣在未避孕的情况下没有怀孕
- 缺乏第二性征
- 异常子宫出血或闭经
- 雄激素过多的临床表现：多毛、痤疮、脱发
- 盆腔检查异常：子宫增大、附件区包块、盆腔或腹部压痛
- 男性泌尿外科手术史或睾丸外伤史

病因学

- 女性因素
  1. 年龄较大
  2. 输卵管因素：盆腔炎、子宫内膜异位症、既往盆腔手术史、阑尾穿孔病史、选择性绝育术史
  3. 解剖因素：子宫肌瘤、子宫内膜息肉、宫腔粘连、子宫畸形
  4. 稀发排卵 / 无排卵：最常见于 PCOS，也可见于甲状腺异常、

高泌乳素血症、非典型先天性肾上腺皮质增生、下丘脑功能障碍
- 男性因素
  1. 精液异常
  2. 选择性绝育
- 特发性：男性和女性均可出现

 诊断

评估

- 确认排卵：是否有规律的月经周期，黄体中期血清孕酮水平，基础体温测定，排卵试纸
- 完善经阴道盆腔超声检查
- 卵巢储备功能检查：抗米勒管激素、月经第 2 ~ 4 天测定 FSH 和雌二醇水平、窦卵泡计数
- 评估输卵管通畅度：HSG（图 40-1）
- 宫腔形态评估：HSG、生理盐水宫腔超声造影、宫腔镜检查或子宫三维超声检查
- 男性因素：精液分析

实验室检查

- 精液分析：严格按照 Kruger 形态学进行分析，取精前禁欲 2 ~ 5 d
- 月经周期第 2 天、第 3 天或第 4 天测定 FSH、雌二醇水平和抗米勒管激素作为卵巢储备功能的衡量指标

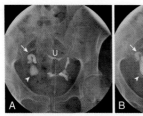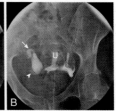

图 40-1 子宫输卵管造影早期（**A**）和晚期（**B**）影像显示在右侧输卵管壶腹部（箭头）附近有一个圆形的造影剂显影，可能是由既往盆腔炎引起输卵管周围盆腔粘连所致。左侧输卵管和子宫显影正常。（From Fielding JR et al: Gynecologic imaging, Philadelphia, 2011, WB Saunders.）

- 黄体中期的孕酮水平（理想状态是在下次月经前 7 d）。由于一天内血清孕酮水平的变异性及缺乏可靠的阈值，多数医生应用临床标准来诊断排卵障碍
- 尿促黄体生成素测定
- TSH 测定
- 排卵稀发 / 无排卵的患者：测定催乳素、睾酮、17- 羟孕酮

影像学检查

- 月经第 2 天或第 3 天行经阴道盆腔超声检查，评估子宫及附件有无异常，同时计数窦卵泡（卵泡直径为 2 ～ 9 mm）作为卵巢储备功能的衡量标准。如果患者合并排卵稀发 / 无排卵的表现，需评估有无卵巢多囊样改变
- 子宫输卵管造影（在月经结束后排卵前的早期卵泡期进行，通常在月经周期的第 5 ～ 12 天）
- 宫腔成像：生理盐水宫腔超声造影、子宫三维超声、宫腔镜检查

℞ 治疗

应尽快为患者安排不孕症评估的相关检查，最好在一个月经周期内完成。不孕症夫妇应跟进自己的检查结果，如果在检查过程中发现异常应接受相应的治疗。

常规治疗

- 表 40-1 概括了女性保存生育力的方法。稀发排卵或不排卵的患者应予促排卵药物，如克罗米芬或芳香化酶抑制剂。最近的一项多中心研究显示，与克罗米芬相比，芳香化酶抑制剂治疗后可获得更高的活产率[1]。从以往的治疗来看，克罗米芬一直应用于临床，但一项设计严谨的随机对照试验证明，应用来曲唑的临床结局优于克罗米芬。下丘脑功能异常导致的排卵功能障碍并不常见，因此，排卵功能障碍的患者一旦通过 MRI 排除了下丘脑或垂体肿瘤，即可注射促性腺激素来激发排卵

---

[1] Legro RS et al：Letrozole versus clomiphene for infertility in the polycystic ovary syndrome，N Engl J Med 371：119-129，2014.

表 40-1　女性保存生育力的方法

	治疗方式						
	冷冻胚胎	冻卵	卵巢组织冷冻	性腺的放射保护	卵巢移位术	根治性宫颈切除术	卵巢功能抑制
医疗状态	标准	医学试验	医学试验	标准	标准	标准	医学试验
定义	取卵，体外受精，形成胚胎后冻存，以备后期移植	获取并冷冻保存未受精的卵母细胞	冷冻卵巢组织，在癌症治疗后再移植回体内	使用屏蔽保护，减少对生殖器官的散射辐射	手术移位卵巢以远离放疗辐射野	手术切除宫颈，保留子宫体	促性腺激素释放激素类似物或拮抗剂，用于卵巢抑制
青春期状态	青春期后	青春期后	青春期前或后	青春期前或后	青春期前或后	青春期后	青春期后
时间要求	月经第 10~14 天，门诊手术	月经第 10~14 天，门诊手术	门诊手术	配合放疗	门诊手术	住院手术	配合化疗
成功率	每次移植成功率约 40%；随年龄和医疗中心不同而异；已有成千上万的婴儿出生	每次移植成功率约 21.6%；已有 200 多例活产	病例报道 2 例活产	只能选择特定放射野和解剖位置	由于血流改变和散射辐射，成功率约 50%	在特定患者中，无证据显示根治性宫颈切除有更高的肿瘤复发率	未知；目前报道的结果相互矛盾，样本量更大的随机试验尚在进行中
费用	每个周期约 12 000 美元；另有储存费和妊娠需要的其他花费	每个周期约 12 000 美元；另有储存费和妊娠需要的其他费用	取材处理过程费用约 12 000 美元，另有储存费和再植的费用	一般计入放疗的费用中	未知，可能属于医保范围	一般计入癌症治疗费用中	约每月 500 美元

续表

	治疗方式						
	冷冻胚胎	冻卵	卵巢组织冷冻	性腺的放射保护	卵巢移位术	根治性宫颈切除术	卵巢功能抑制
时机	治疗前或治疗后	治疗前或治疗后	治疗前或治疗后	治疗期间	治疗前	治疗期间	治疗期间
特殊说明	需要有配偶的精子或供者的精子	对于单身或反对形成胚胎的女性更有吸引力	如果卵巢转移的风险很高，这种方式并不合适；只用于青春期女性	需要专业人员 不能保护卵巢免受化疗药物的影响	需要专业人员	仅限于早期宫颈癌；仅有部分医疗中心可实施	不能保护卵巢免受放疗的影响

Modified from www.livestrong.org/fertility. In Niederhuber JE: Abeloff's clinical oncology, ed 6, Philadelphia, 2020, Elsevier.

- 如果年轻患者输卵管病变较轻，且有时间试孕数个月经周期，则由输卵管因素导致的不孕症患者可以选择手术治疗。如果患者年龄较大或输卵管病变较重，建议其接受 IVF 助孕

- 对于子宫解剖结构异常的患者，如黏膜下肌瘤、子宫内膜息肉、宫腔粘连或纵隔子宫，一旦发现应予手术纠正。不影响宫腔形态的子宫肌瘤可能不影响妊娠，但当子宫浆膜下肌瘤、肌壁间肌瘤导致患者阴道出血过多、疼痛或压迫症状时，则应手术剔除

- 男性不育：应转诊至泌尿外科进行全面的评估。表 40-2 总结了男性保存生育力的方法。如果患者的精液分析提示严重异常，建议患者进一步完善睾酮、FSH、雌二醇、LH、TSH、泌乳素、染色体核型分析及 Y 染色体微缺失的检查。轻度不育可采用宫腔内人工授精（intrauterine insemination，IUI）助孕，但对于重度不育通常需要辅助生殖技术（assisted reproductive technologies，ART）助孕，在实验室进行卵细胞质内单精子注射（intracytoplasmic sperm injection，ICSI），直接将精子注射入卵母细胞内。部分男性可能需要附睾穿刺或睾丸活检才能获得 IVF/ICSI 所需的精子。在男性伴侣有遗传缺陷、夫妻双方不能进行 IVF/ICSI 或男方睾丸活检证实无精症的情况下选择供精是必要的

- 不明原因的不孕症可应用克罗米芬、芳香化酶抑制剂或促性腺激素促排卵联合配偶精子或供精宫内授精进行经验性治疗。由于花费较少，多数医生建议应用口服促排卵药联合人工授精作为一线治疗。如果治疗 3～4 个月经周期后患者未孕，应建议其选择更积极的助孕方式。应用克罗米芬促排卵治疗后是否要应用促性腺激素联合人工授精或 IVF 目前存在争议。有证据表明，在应用克罗米芬治疗 3 个月后采用 IVF 助孕可缩短患者获得妊娠的时间间隔[①]。一项对不明原因不孕症女性的随机试验显示，相对于促性腺激素，应用来曲唑对卵巢进行刺激导致多胎妊娠的概率明显降低，但活产率也降低。来曲唑与克罗米芬治疗的临床结局并无差异

---

① Reindollar RH et al：A randomized clinical trial to evaluate optimal treatment for unexplained infertility：the fast track and standard treatment（FASTT）trial，Fertil Steril 94：888-899，2010.

第 40 章 不孕症

表 40-2 男性保存生育力的方式

	治疗方式				
	精子库（手淫法）	精子库（替代收集法）	性腺的放疗保护	睾丸组织冷冻	睾丸取精
医疗状态	标准	医学试验	标准	医学试验	标准
定义	通过手淫的方式取精后冷冻保存	麻醉后通过睾丸活检或电刺激取精	通过辐射保护减少睾丸接受放疗的剂量	通过活检获取组织后冷冻保存以备以后使用	通过睾丸活检获取精子
青春期状态	青春期后	青春期后	青春期前或后	青春期前或后	青春期后
时间要求	门诊手术	门诊手术	结合放疗	门诊手术	门诊手术
成功率	通常较高；对男性来说是较成熟的方式	如果已获得精子，成功率与标准精子库相似	与选择的放射野和解剖位置有关	尚无人类成功率的报道	在青春期的患者中为 30%～70%
费用	3 份样本约 1500 美元，储存费用约 500 美元/年	因收集方式不同而异	一般计入放疗的费用中	手术费 500～2500 美元；冻存费 300～1000 美元；储存费 500 美元/年	4000～16000 美元（IVF 费用以外）
时机	治疗前	治疗前	治疗期间	治疗前	治疗前或后
特殊说明	每 24 h 可以储存 1 次	用于男性不能射精时	需要专业人员；不能防止化疗造成的影响	可能是青春期前男性的唯一选择	医疗中心应有活检发现时并冻存精子的能力

Modified from www.livestrong.org/fertility. In Niederhuber JE: Abeloff's clinical oncology, ed 6, Philadelphia, 2020, Elsevier.

- 对于卵巢早衰或年龄因素所致不孕症的患者可能需要接受赠卵或捐赠胚胎。部分不孕症夫妇会选择收养
- 对于 LGBT（女同性恋、男同性恋、双性恋者与跨性别者）的夫妇，许多家庭有如下选择：供精 IUI 或供精 IVF、供卵和（或）代孕，最终取决于患者夫妇的需要

补充和替代治疗

针灸被广泛应用于不孕症女性的治疗中。有限的数据表明，针灸治疗有一定的作用，可能的机制是其增加了子宫和（或）卵巢的血流，但尚不能证明针灸能改善 IVF 的临床结局。通过针灸治疗可能可以缓解患者的压力，使患者获益。

预后

- 只要夫妻双方愿意进行不孕症的治疗，如促排卵、超排卵、IUI、IVF 或配子捐赠，大多数夫妻都会获得妊娠
- 对于无法获得妊娠的夫妇来说，收养也是有价值和可行的选择

转诊

一旦患者治疗的复杂程度超过了接诊医生（无论是家庭医生、内科医生还是普通妇科医生）的能力范畴，夫妻双方均应转诊至生殖内分泌专家处就诊。复杂排卵、超排卵、ART 助孕最好由经过认证的生殖内分泌专家进行。

 # 重点和注意事项

专家点评

- 在接受 ART 的患者中，异位妊娠的发生相对常见，ART 助孕后患者经超声检查发现宫内妊娠时，并不能完全除外其合并异位妊娠的可能性
- 在 IVF 周期中采用单胚胎移植越来越常见，其可降低多胎妊娠率
- 在接受 IVF 助孕时，如夫妻双方或一方有一个或多个已知的基因异常或染色体重排，需要进行胚胎植入前单基因 / 单基因缺陷检测（preimplantation genetic testing for monogenic/single-gene defects，PGT-M）或胚胎植入前染色体结构重排

检测（preimplantation genetic testing for chromosomal structural rearrangement，PGT-SR），以了解胚胎是否存在这些遗传异常

- 胚胎植入前非整倍性基因检测（preimplantation genetic testing for aneuploidy，PGT-A）已用于 IVF 周期，以筛查植入前的非整倍性胚胎

预防

- 降低盆腔炎发病率的方法（如使用避孕套）可减少与输卵管因素不孕症相关的盆腔粘连
- 女性必须认识到一个事实，即推迟生育年龄会降低妊娠的成功率。许多女性会选择冻卵或冻存胚胎来保存生育力，以供日后使用
- 卵母细胞、胚胎或精子冷冻保存是推荐患者接受生殖毒性化疗或放疗前保存生育力的手段。基于研究目的，亦可尝试进行卵巢或睾丸组织冷冻。在开始治疗前，所有患者均应转诊至生殖内分泌专家处就诊，以讨论生育力保存的具体方式

患者和家庭教育

诸如 Resolve 等的患者支持组织（www.resolve.org）可帮助不孕症夫妇在进行不孕症评估和治疗期间缓解心理压力。

相关内容

闭经（相关重点专题）

盆腔炎（相关重点专题）

多囊卵巢综合征（相关重点专题）

推荐阅读

Boulet SL: Trends in use of and reproductive outcomes associated with intracyto-plasmic sperm injection, *JAMA* 313(3):255-263, 2015.

Diamond M: Assessment of multiple intrauterine gestations from ovarian stimulation (AMIGOS) trial: baseline characteristics, *Fertil Steril* 103(4):962-973, 2015.

Lindsay TJ, Vitrikas KR: Evaluation and treatment of infertility, *Am Fam Physician* 91(5):308-314, 2015.

Mutsaerts MAQ: Randomized trial of a lifestyle program in obese infertile women, *N Engl J Med* 374:1942-1953, 2016.

Reindollar R: A randomized clinical trial to evaluate optimal treatment for unexplained infertility: the Fast Track and Standard Treatment (FASTT) trial, *Fertil Steril* 94:888-899, 2010.

第41章 女性生育力保存
Fertility Preservation in Women

Helen B. Gomez，Rachel Wright Heinle

潘宁宁 译 张春好 审校

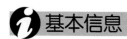 基本信息

定义

生育力保存是指保存卵子、精子或生殖组织以供未来使用的过程。

患者通常会在接受癌症治疗前或是拟择期推迟生育前来寻求生育力保存技术的帮助。

同义词

肿瘤生育学

体外受精

冷冻保存

ICD-10CM 编码

Z31.84 就诊需求为生育力保存手术

Z31.62 就诊需求为生育力保存咨询（癌症治疗前）（性腺组织切除前）

Z31.41 就诊需求为生育力检测

Z31.9 其他特定的生育管理

流行病学和人口统计学

患病率：鉴于生育力保存技术的出现和迅速发展，尚无完善的流行病学资料。目前，人们对生育力保存技术的认知及其应用普遍较少。然而，对于癌症患者的生育选择越来越需要进行讨论。2006年，美国临床肿瘤学学会发布的治疗指南提出，肿瘤学家应与患者讨论治疗后不孕的可能性，并为患者提供转诊以进行生育力保存的咨询和治疗。

2017年，男性和女性癌症患者中有近12%的患者年龄＜45岁。此外，女性癌症的幸存者中，40岁时非手术性提前绝经的患者占

9.1%，这比普通人群的患病率高了近 10 倍。近期的文献显示，在青少年恶性肿瘤女性患者中，81% 的患者和 93% 的患者父母对生育力保存感兴趣，即使治疗选择仅为试验性。

好发性别和年龄：男、女性的生育率均会随年龄的增长而下降，但年龄对女性的影响更为明显，尤其是 35 岁以后。

体格检查和临床表现

- 越来越多的女性选择推迟生育以获得学历或专业成就
- 对于想要推迟生育的女性，应进行细致的病史采集和体格检查。详尽的生育史应包括既往妊娠情况、自然流产或人工流产、妊娠并发症；妇科病史应包括卵巢囊肿、子宫肌瘤、性传播疾病及子宫内膜异位症
- 建议对患者的用药史、吸毒史和家族史进行完整的评估。年龄是指导管理的决定因素。女性在卵母细胞冻存时的年龄越大，未来获得活产的概率越低。≤ 35 岁的女性能在卵母细胞冻存后获得最大活产率，而尝试卵母细胞冻存的女性最大年龄可达 45 岁
- 对于接受化疗、放疗的患者，医生应与其讨论治疗可能引起不孕的风险，并提供可能的干预措施以保存患者的生育力。最终选择的最佳生育力保存方法取决于生殖毒性治疗的方式（放疗 *vs.* 化疗）、未来生育需求的时间、患者年龄、癌症的类型、配偶情况、成本和储存方法

Dx 诊断

鉴别诊断

- 选择性推迟生育
- 放疗的性腺毒性
- 化疗的性腺毒性

评估

初步评估需要与患者讨论其治疗目的、理想的家庭规模和生育时间。医生应给予患者符合实际的期望值。年龄和复苏的卵母细胞数量等因素可预测活产率，已有在线计算器用于指导临床管理。

实验室检查

评估反映卵巢储备的标志物：

- 抗米勒管激素浓度（＞2.7 ng/ml 时卵母细胞质量更好）
- 月经第 3 天的 FSH（＜10 ～ 15 mIU/ml 为正常）
- 月经第 3 天的雌二醇浓度（＜80 pg/ml 为正常）
- 血清抑制素 B（＞45 pg/ml 为正常）

影像学检查

超声检查评估卵巢储备情况：

- 窦卵泡计数（＞3 ～ 4 为正常）
- 卵巢体积（＞3 ml 为正常）

℞ 治疗

保存生育力的方法如下：

- 冷冻保存

  1. 胚胎：胚胎冷冻保存是一种成熟的生育力保存技术，复苏后胚胎移植的活产率与自然繁殖率相近（20% ～ 30%）。女性需接受促性腺激素刺激卵巢，然后在超声引导下通过细针穿刺吸取卵母细胞，卵母细胞在体外与配偶或供精者的精子受精形成胚胎。产生的胚胎采用慢速冷冻或玻璃化冷冻保存以备未来使用。胚胎冷冻保存没有时间限制，冷冻胚胎与不良产科结局无关。然而，对于接受化疗的患者来说，某些情况下无法获取卵母细胞。另外，促排卵治疗不能用于对雌激素敏感的肿瘤患者

  2. 卵母细胞：卵母细胞冷冻保存技术比胚胎冷冻保存更具挑战性。由于卵母细胞中含水量增加，因此在冷冻的过程中冰晶形成、渗透压过高和电解质毒性的风险更高。虽然成功率低于胚胎冷冻保存，但对于在生育力保存时没有配偶的女性，卵母细胞冷冻更具有吸引力，因此应充分向患者告知移植和活产率低的风险。大型回顾性队列研究表明，解冻卵母细胞后约 5% 可以成功移植，在平均年龄为 33 岁的女性中 4% 可获得活产

  3. 卵巢组织：该技术目前仍在初始阶段并且为试验性。卵巢组织冷冻技术的优势在于其更省时，可以保存许多卵母细

胞，且不需要进行卵巢刺激。卵巢组织可以保留在盆腔内或移位至全身其他部位。多采用腹腔镜手术进行取材

- 卵巢移位固定术：该技术可用于计划放疗的患者，可将卵巢移出放疗的辐射野，移位固定至盆腔的其他位置
- GnRH 激动剂：可用于计划化疗的患者。GnRH 激动剂可抑制卵巢功能，并可能防止化疗对卵母细胞的毒性损伤。该治疗还处于起步阶段，其疗效和成果尚不明确，因此不作为生育力保存的一线治疗

最后，在选择生育力保存方法之前，医生必须对患者的治疗目标、未来生育时间和癌症类型进行完整的评估。

预后

一般在门诊通过冷冻胚胎或卵母细胞的方法进行生育力保存。GnRH 激动剂治疗也应在门诊进行。采集卵巢组织和卵巢移位固定术是有创性操作，需进行手术

转诊

美国临床肿瘤学会和美国生殖医学会建议，如果生育是患者在治疗前的顾虑，应将患者尽早转诊至生殖内分泌专家和不孕症专家处就诊。

 重点和注意事项

专家点评

- 生育力保存的两个主要的适应证是癌症治疗和择期推迟生育
- 早期转诊至生殖内分泌专家和不孕症专家处非常重要
- 需要进行以患者生育目标为中心的讨论
- 应当针对每一位患者的具体情况和生育目标选择个体化的生育力保存技术

患者和家庭教育

- 癌症患者的生育力保存：由美国生殖医学学会赞助的患者教育视频。www.reproductivefacts.org/
- 冷冻卵子咨询工具（Egg Freezing Counseling Tool，EFCT）：预测女性择期进行冷冻卵母细胞获得活产的可能性。www.mdcalc.com/bwh-egg-freezing-counseling-tool-efct

推荐阅读

Donnez J, Dolmans MM: Fertility preservation in women, *N Engl J Med* 377(17):1657-1665, 2017.

Loren AW et al: Fertility preservation for patients with cancer: American Society of Clinical Oncology clinical practice guideline update, *J Clin Oncol* 31:2500-2510, 2013.

Von Wolff M et al: Fertility preservation in women—a practical guide to preservation techniques and therapeutic strategies in breast cancer, Hodgkin's lymphoma and borderline ovarian tumours by the fertility preservation network FertiPROTEKT, *Arch Gynecol Obstet* 284:427-435, 2011.

Anthony Sciscione, Ghamar Bitar

刘岗 译 梁华茂 审校

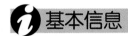 基本信息

定义

女性急性盆腔疼痛是指盆腔或双侧下腹部疼痛，发病时间小于 3 个月，通常呈突然发作。

同义词

急性下腹疼痛

急性耻骨上疼痛

ICD-10CM 编码
R10.2 *盆腔和会阴疼痛 / 女性急性盆腔疼痛 / 急性盆腔疼痛*

流行病学和人口统计学

- 所有年龄段的女性均可发生急性盆腔疼痛

发病率高峰：急性盆腔疼痛最多见于育龄期女性。

患病率：急性盆腔疼痛是一个包含多种病因的广义术语，因此不能计算出一个患病率数值。在美国，最常见的病因包括盆腔炎（截至 2015 年，美国有 250 万女性有盆腔炎病史）、卵巢扭转（占每年妇科急诊手术的 2.7%）、异位妊娠（占所有妊娠女性的 0.6% ～ 2.1%）和阑尾炎（女性的终身风险为 6.7%）。

好发性别和年龄：急性盆腔疼痛最常见于育龄期女性。

体格检查和临床表现

- 当患者出现急性盆腔疼痛时，病史和体格检查是缩小诊断范围的关键
- 标准而详细地询问病史，包括疼痛部位、发作时间、严重程度、放射痛、加重和减轻因素以及疼痛的性质

- 应询问相关症状，如恶心、呕吐、厌食、阴道分泌物、性交疼痛、排尿困难、血尿、尿频、发热、近期上呼吸道感染（upper respiratory infection，URI）的症状、周期性月经周期中期盆腔疼痛、停经或月经不规律等
- 应详尽了解患者的性生活史，包括避孕措施。询问患者是否有卵巢囊肿、子宫肌瘤、近期妊娠（包括异位妊娠）或其他盆腔感染史
- 体格检查应重点关注腹部和盆腔查体

病因学

急性盆腔疼痛的病因多样，取决于患者的年龄和妊娠状态。详见鉴别诊断。

 诊断

鉴别诊断

- 盆腔炎
- 卵巢囊肿破裂
- 附件包块（大多数疼痛是由于 > 4 ~ 5 cm 且有出血的卵巢囊肿）
- 卵巢扭转
- 子宫肌瘤变性或扭转
- 月经间期疼痛
- 输卵管–卵巢脓肿
- 子宫内膜异位症
- 痛经
- 子宫出血 / 积血

与孕早期 / 产后相关的原因：

- 流产
- 异位妊娠（尤其是异位妊娠破裂）
- 产后子宫内膜炎

非产科或妇科原因：

- 阑尾炎
- 尿路感染
- 肾结石
- 憩室炎

- 结肠炎
- 肠梗阻
- 肠系膜淋巴结炎
- 炎症性肠病
- Meckel 憩室
- 便秘
- 疝
- 胃肠炎
- 肌肉骨骼功能障碍
- 外伤

评估

　　首先进行详细的病史询问和体格检查，然后进行有针对性的影像学检查和实验室检查以进一步诊断。

　　盆腔检查包括阴道窥器检查、双合诊和三合诊检查。在窥器检查中，应检查患者是否有活动性阴道出血、阴道或宫颈分泌物、外阴或阴道病变和占位。

- 应通过核酸探针检测淋病和衣原体
- 双合诊和三合诊有助于明确子宫的大小和轮廓、是否有附件包块或压痛，以及患者是否有宫颈举痛

实验室检查

- ESR
- 首先也是最重要的是必须确定患者的妊娠状态。与妊娠有关的急性盆腔疼痛最常见的原因是异位妊娠（自然妊娠的发病率为约 1/7000，辅助妊娠为 1/100）、自然流产或先兆流产。在这两种情况下，必须确定患者的 Rh 状态，如果为 Rh 阴性，则给予抗 D 免疫球蛋白治疗
- 尿液或血清妊娠试验
- 尿常规有助于诊断急性膀胱炎和肾结石，有适应证时也应进行尿培养。淋病和衣原体的核酸探针是非常敏感和特异的检查，应对所有盆腔疼痛患者进行检查。可疑胃肠道疾病、阑尾炎和任何类型的盆腔感染患者应行血常规和 ESR，以帮助确定疾病的严重程度

影像学检查

- 盆腔超声是可疑为妇科因素导致的急性盆腔疼痛的主要影像学检查。超声可用于诊断宫内妊娠和异位妊娠（图 42-1）、子宫肌瘤、附件肿块、肾结石和阑尾炎，从而有助于诊断急性盆腔疼痛的绝大多数鉴别诊断。然而，这项检查亦有局限性，如超声医师的专业水平以及患者身体状态对图像质量的干扰均可影响检查结果

- 对于有非局限性症状或超声检查结果不确定的患者，可行腹部和骨盆 CT 检查。对于患有早期盆腔炎、输卵管-卵巢脓肿的患者，以及患有阑尾炎或其他超声未显示的胃肠道病变的非妊娠患者，CT 的诊断价值很高

- 当 CT 不能辨别盆腔肿块源于子宫还是附件（如肌瘤变性），或需进一步确定卵巢肿块的性质时，可行 MRI 检查。对于有阑尾炎的许多症状和体征，但超声结果不确定的妊娠患者，MRI 亦非常有帮助。同样，当超声结果不确定时，MRI 对于儿科患者亦是一个很好的选择。较低水平的电离辐射及其出色的诊断能力使 MRI 成为这一患者人群非常有用的检查手段

℞ 治疗

非药物治疗

- 仅凭病史、体格检查、实验室检查和影像检查通常不能诊断

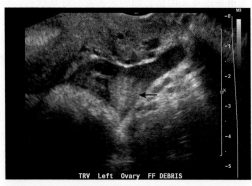

图 42-1 1 例 23 岁异位妊娠破裂患者的超声图像。 在子宫直肠窝可见游离液体，内含不等回声，提示血块（箭头）。（From Soto JA, Lucey BC：Emergency radiology, the requisites, ed 2, Philadelphia, 2017, Elsevier.）

出急性盆腔疼痛的潜在病因。在许多情况下，诊断性腹腔镜检查是完成诊断的必要手段。事实上，即使诊断似乎已确定，腹腔镜检查也可能有不同发现。一项研究显示，在临床诊断为阑尾炎的女性中，只有稍多于一半的患者确诊为阑尾炎

- 对于生命体征不平稳、疑似腹腔内出血或阑尾破裂的患者，应毫不犹豫进行手术。当高度可疑此类诊断时，应放弃实验室和影像学检查，以尽快手术

常规治疗

女性急性盆腔疼痛的初始治疗必须针对其潜在病因。然而，在行各种检查的同时，疼痛也必须得到控制。虽然有时麻醉性镇痛药是最初用以止痛的药物，但 NSAID 才是急性炎症状态下盆腔疼痛患者的传统一线治疗。这些药物对子宫内膜异位症、痛经，以及卵巢占位和卵巢囊肿破裂的非手术患者、自然流产、肾结石、肌肉骨骼功能障碍或盆腔炎 / 输卵管-卵巢脓肿的患者非常有效。部分患者也可根据需要使用热疗和冰敷，以进一步缓解症状。

长期管理

一旦做出诊断，应基于疼痛的潜在病因进行治疗。大多数患者可接受短期非甾类抗炎药和麻醉性镇痛药的联合治疗，直至病情好转或手术结束。抗生素治疗通常只在有感染性病因的情况下应用。

转诊

疼痛持续时间超过 3 ～ 6 个月或无法找到疼痛潜在原因的患者应转诊至妇科相关领域专家及相关科室（消化内科、普外科或骨科）专家处做进一步的检查和治疗。

 # 重点和注意事项

扎实的鉴别诊断知识、详细的病史问询和体格检查，将帮助医生找到绝大多数急性盆腔疼痛患者的潜在病因。作为初步检查的一部分，所有出现急性盆腔疼痛的女性都必须行妊娠试验。如果需要行影像学检查，盆腔超声检查是首选，且大多数情况下应在行 CT 和 MRI 前进行。

相关内容

阑尾炎（相关重点专题）

克罗恩病（相关重点专题）

憩室相关疾病（憩室病、憩室炎、憩室出血）（相关重点专题）

异位妊娠（相关重点专题）

子宫内膜异位症（相关重点专题）

子宫内膜炎（相关重点专题）

盆腔炎（相关重点专题）

自然流产（相关重点专题）

溃疡性结肠炎（相关重点专题）

尿路感染（相关重点专题）

尿石症（相关重点专题）

子宫肌瘤（相关重点专题）

推荐阅读

Kreisel K et al: Prevalence of pelvic inflammatory disease in sexually experienced women of reproductive age—United States, 2013–2014, *CDC MMWR* 66:3, 2017. Accessed at www.cdc.gov/mmwr/volumes/66/wr/mm6603a3.htm.

Kruszka PS, Kruszka SJ: Evaluation of acute pelvic pain in women, *Am Fam Physician* 82(2), 2010.

Potter AW, Chandrasekhar CA: US and CT evaluation of acute pelvic pain of gynecologic origin in nonpregnant premenopausal patients, *RadioGraphics* 28(6), 2008. Special Issue.

Vandermeer FQ, Wong-You-Cheong JJ: Imaging of acute pelvic pain, *Clin Obstet Gynecol* 52(1), 2009.

Adnexal Masses

Helen Toma，Anthony Sciscione

李泽丽　译　姚颖　审校

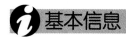 基本信息

定义

附件是指子宫附近的区域，包括卵巢、输卵管及其周围组织。在这些区域生长的肿物统称为附件肿物。

同义词

盆腔肿物

ICD-10CM 编码
R19.09　其他腹腔内和盆腔肿物
C57.4　未指明的子宫附件恶性肿瘤
N83.209　未指明的卵巢囊肿，未特指左右侧
N83.2　其他和未指明的卵巢囊肿

流行病学和人口统计学

患病率：由于附件肿物的病因范围广泛，可源于妇科或非妇科疾病，且良恶性皆有可能，因此很难确定其患病率，并且意义不大。

好发性别和年龄：附件肿物可发生于全年龄段的女性，从儿童期至育龄期及绝经期。

危险因素：需要考虑是否存在恶性肿瘤的危险因素，年龄是卵巢癌最重要的独立危险因素，恶性肿瘤家族史同样重要。卵巢癌最重要的个人危险因素是乳腺癌或卵巢癌家族史。

体格检查和临床表现

- 绝大部分附件肿物是在做盆腔影像学检查或体格检查时被偶然发现
- 尽管不常见，但有时盆腔肿物是因急性或间歇性盆腔或腹部

疼痛而被发现

- 附件扭转或异位妊娠等紧急情况通常伴有较特异的症状，如剧烈疼痛或妊娠早期出血，这种情况应立即进行评估

病因学

　　附件肿物的病因取决于肿物生长的部位，可为良性或恶性。可来源于卵巢、输卵管或子宫。此外，非妇科病因包括来源于盆腔其他器官如膀胱、肾、肠管或腹膜的肿物，也可来源于恶性肿瘤转移。

Dx 诊断

鉴别诊断

- 附件肿物的鉴别诊断应先区分妇科和非妇科病因，进一步鉴别良性和恶性
- 妇科病因：

  1. 良性

     a. 生理性囊肿

     b. 黄体囊肿

     c. 黄素化囊肿

     d. 子宫内膜异位囊肿

     e. 囊腺瘤

     f. 卵巢生殖细胞良性肿瘤（成熟性畸胎瘤）

     g. 良性性索间质肿瘤

     h. 异位妊娠

     i. 输卵管积水

     j. 输卵管周围囊肿

     k. 子宫肌瘤（带蒂肌瘤或宫颈肌瘤）

     l. 输卵管-卵巢脓肿

     m. 附件扭转

     n. 米勒管异常

  2. 恶性

     a. 上皮性恶性肿瘤

     b. 上皮交界性恶性肿瘤

     c. 生殖细胞肿瘤

     d. 性索或间质肿瘤

  　　e. 转移癌

- 非妇科病因：
  1. 良性

     a. 脓肿：盆腔脓肿、阑尾脓肿、憩室脓肿

     b. 膀胱憩室

     c. 输尿管憩室

     d. 异位肾

     e. 神经鞘瘤

  2. 恶性

     a. 肠道肿瘤

     b. 阑尾肿瘤

     c. 腹膜后肉瘤

     d. 转移癌（乳腺癌、结肠癌、淋巴瘤等）

评估

- 附件肿物的评估（图 43-1）首先要全面了解病史，结合患者的个人史和体格检查
- 应获取全面的妇科病史和家族史，并回顾有无其他危险因素
- 应进行全面的生命体征、一般情况及患者症状评估
- 应进行全面的体格检查，包括颈部触诊、锁骨上、腋窝、腹股沟淋巴结、腹部查体和全面的盆腔查体
- 实验室检查和影像学检查见下文

实验室检查

- 育龄期女性应进行妊娠试验
- 如果怀疑感染，应查血常规并进行淋球菌及衣原体培养
- 其他可能有帮助的检查包括尿常规和（或）尿培养、粪便潜血试验。如果怀疑恶性肿瘤可检测血清肿瘤标志物，如 CA12-5、β-hCG、甲胎蛋白和 LDH 等

影像学检查

- 经阴道超声是评估附件肿物的首选检查，可评估肿物大小、成分（囊性、实性、混合性）、部位、有无分隔和乳头等。可同时行腹部超声，在既往手术史导致盆腔结构紊乱或肿物超出盆腔时较有有价值

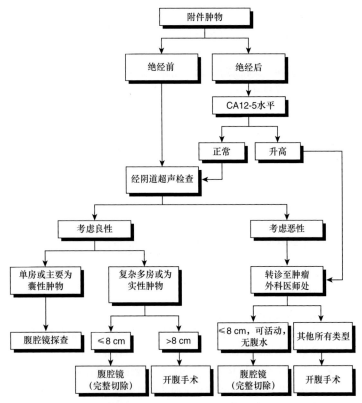

图 43-1 附件肿物的推荐管理。CA12-5，糖类抗原 12-5。（From Disaia PJ et al：Clinical gynecologic oncology，ed 9，Philadelphia，2018，Elsevier.）

- 不推荐通过 CT 和 MRI 检查进行初步评估
- MRI 有助于鉴别非卵巢起源的肿物，尤其是平滑肌瘤
- CT 在评估癌症转移情况、腹水、盆腔或腹主动脉旁淋巴结肿大、尿路梗阻或其他部位的原发癌时最有效

Rx 治疗

附件肿物的治疗（图 43-2）取决于肿物的病因、患者病情是否稳定和恶性肿瘤的可能性。

常规治疗

- 异位妊娠破裂或卵巢扭转属外科急症，须立即手术干预。非

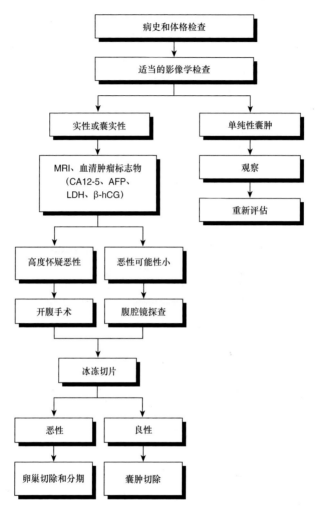

图 43-2 儿童期卵巢肿物的管理。 β -hCG，β - 人绒毛膜促性腺激素；CA12-5，糖类抗原 12-5；LDH，乳酸脱氢酶；MRI，磁共振成像。(From Disaia PJ et al：Clinical gynecologic oncology, ed 9, Philadelphia, 2018, Elsevier.)

妇科来源的附件肿物（如阑尾炎）也可能需要手术干预。表 43-1 总结了附件肿物的手术指征

- 超声检查提示恶性肿瘤（囊肿 > 10 cm，呈乳头状或实性，形态不规则，腹水，血流信号丰富）时建议手术治疗。图 43-3 为绝经前期女性附件肿物的诊疗方案

表 43-1 附件肿物的手术指征

- 卵巢囊肿 > 5 cm，观察 6 ~ 8 周无缩小
- 卵巢实性肿物
- 卵巢病变伴囊壁乳头状赘生物
- 附件肿物直径 > 10 cm
- 伴腹水
- 月经初潮前或绝经后患者可触及的附件肿物
- 怀疑扭转或破裂

From Disaia PJ et al：Clinical gynecologic oncology，ed 9，Philadelphia，2018，Elsevier.

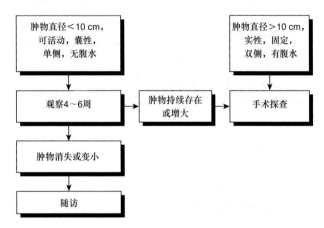

图 43-3 绝经前期女性附件肿物的管理。（From Disaia PJ et al：Clinical gynecologic oncology，ed 9，Philadelphia，2018，Elsevier.）

- 直径 > 5 cm 的肿物发生卵巢扭转的风险增加，因此即便考虑良性也建议手术

长期管理

如果影像学检查提示肿物为良性或有充分的理由不进行手术时，则附件肿物可暂行观察。尚无规范的超声随访间隔时间。超声随访时间应根据患者的危险因素、症状、绝经前 *vs.* 绝经后状态及恶性肿瘤可能性来决定。对于肿物 > 5 cm、有症状或高度怀疑恶性的患者，建议每 6 个月随访 1 次。对于无症状、肿物小、恶性肿瘤可能性小的绝经前期患者，可以每年复查超声 1 次。

转诊

- 超声检查考虑恶性时，建议转诊至妇科肿瘤医师处就诊。表 43-2 总结了新诊断盆腔肿物患者的转诊指南
- 如果为非妇科来源的附件肿物，可转诊至普通外科或肿瘤外科就诊

表 43-2 妇科肿瘤医师协会和美国妇产科医师学会推荐的新诊断盆腔肿物患者的转诊指南

绝经前女性（＜50 岁）
CA12-5 ＞ 200 U/ml
有腹水
存在腹腔内或远处转移（依据查体或影像学证据）
乳腺癌或卵巢癌家族史（一级亲属）
绝经后女性（＞50 岁）
CA12-5 升高
有腹水
存在腹腔内或远处转移（依据查体或影像学证据）
乳腺癌或卵巢癌家族史（一级亲属）

CA12-5，糖类抗原 12-5

Adapted from ACOG Practice Bulletin. Management of adnexal mass. Obstet Gynecol 2007；110：207. In Disaia PJ et al：Clinical gynecologic oncology，ed 9，Philadelphia，2018，Elsevier.

推荐阅读

American Cancer Society. Cancer facts and figures 2016. Atlanta (GA): ACS; 2016. Available at: http://www.cancer.org/acs/groups/content/@research/documents/ document/acspc-047079.pdf. Retrieved June 21, 2016. (Level III) Evaluation and management of adnexal masses. Practice Bulletin No. 174. American College of Obstetricians and Gynecologists. *Obstet Gynecol* 2016;128:e210-26.

第二篇

产科疾病

第二章

T. Caroline Bank，Anthony Sciscione

李璐瑶　译　陈扬　审校

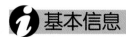 基本信息

定义

妊娠剧吐是指妊娠期严重而持续的恶心和呕吐。虽然没有确切的标准来定义严重程度，但其可以妊娠期体重下降至少 5%、脱水、酮尿症和电解质紊乱为特征。典型的发病时间为妊娠第 4 ～ 8 周，持续至妊娠第 14 ～ 16 周。

ICD-10CM 编码
O21.0　轻度妊娠剧吐
O21.1　妊娠剧吐伴代谢紊乱

流行病学与人口统计学

发病率：占妊娠女性的 0.5% ～ 2%。

遗传学因素：可能存在遗传倾向。在妊娠剧吐患者的一级亲属中更为常见。

危险因素：胎盘质量增加（包括葡萄胎或多胎妊娠）、妊娠剧吐家族史或个人史、流产史、初产、年轻、甲状腺功能亢进、胃肠道疾病、前庭疾病、晕动病、妊娠间隔过长和味觉过度敏感。吸烟、饮酒、嗅觉丧失可能起到保护作用。胎儿为女性的孕妇风险增加 1.27 倍。

体格检查和临床表现

- 体重较孕前减轻 5% 以上
- 症状：恶心、呕吐、痰多、嗅觉敏感、食物和（或）液体不耐受、嗜睡
- 体征：皮肤肿胀、黏膜干燥、低血压、心动过速
- 并发症包括热量和营养摄入不足、脱水和电解质紊乱，包括

低钠血症、低钙血症、低钾血症，严重者还包括因维生素 B_1 缺乏引起的低氯代谢性酸中毒或 Wernicke 脑病。严重的妊娠剧吐与焦虑和抑郁发生率更高相关

病因学

未知，但可能为多因素。可能与 hCG 与甲状腺素的相互作用、妊娠期高雌激素和胃节律紊乱有关。

 诊断

鉴别诊断

- 胃肠道疾病：胃肠炎、胃轻瘫、胆道疾病、肝炎、肠梗阻、消化性溃疡病、阑尾炎、炎症性肠病
- 泌尿生殖道疾病：肾盂肾炎、肾结石
- 代谢性疾病：甲状腺功能亢进、甲状旁腺功能亢进、糖尿病酮症酸中毒、大麻素剧吐综合征、卟啉症、肾上腺功能不全
- 神经系统疾病：假性脑瘤、前庭病变、偏头痛、中枢神经系统肿瘤、周期性呕吐综合征
- 其他：药物毒性或药物不耐受、精神因素
- 妊娠相关疾病：妊娠期急性脂肪肝、子痫前期

评估

诊断是一种排除性诊断。依据病史和体格检查以及实验室检查排除其他呕吐原因。

实验室检查

- 基本代谢指标可显示低钠血症、低钾血症、低血清尿素水平
- 尿液分析可显示尿比重升高、酮尿或蛋白尿
- 肝酶升高（ALT 通常高于 AST，两者通常仅达到正常上限的 $2\sim3$ 倍）
- 血清胆红素（<4 mg/dl）
- 血清淀粉酶或脂肪酶（正常值的 5 倍甚至更高）
- 血常规可能显示因容量不足而导致的血细胞比容增加
- 血镁和血钙可能较低
- TSH 和游离 T_4（2/3 的妊娠剧吐女性会出现短暂性甲状腺功

能亢进；这是生理性甲状腺功能亢进，通常在妊娠第 18 周后消失；在没有其他内在甲状腺疾病临床证据的情况下，不需检查和治疗）

影像学检查

- 超声可用于排除多胎妊娠或葡萄胎妊娠
- 如果患者伴有右上腹疼痛，超声检查有助于排除胆道疾病

Rx 治疗

非药物治疗

- 避免引起恶心的食物和气味刺激
- 生姜（200 ～ 500 mg 每 8 h 1 次）
- 高蛋白饮食
- 安慰和支持，部分患者可接受强化认知-行为治疗

常规治疗

- 吡哆醇（维生素 B_6）10 ～ 25 mg 口服，每 8 h 1 次
- 多西拉敏 12.5 ～ 25 mg 睡前服用
- 吡哆醇（10 mg）/ 多西拉敏（10 mg）复方制剂，从 2 片睡前服用开始，必要时每天上午增加 1 片和每天夜间增加 1 片
- 止吐药（包括异丙嗪、丙氯拉嗪、甲氧氯普胺和昂丹司琼）已被证明在改善妊娠结局方面是安全有效的
- 妊娠第 10 周后可考虑使用皮质类固醇（甲泼尼龙、泼尼松）
- 如果发现容量不足的迹象，应静脉补液和补充电解质
- 注射葡萄糖前予以维生素 B_1 以避免 Wernicke 脑病
- 呕吐停止至少 48 h 后，逐渐重新开始进食

长期管理

- 如果不能耐受进食，考虑用肠内或肠外营养代替
- 可通过门诊反复静脉输液和补充电解质治疗

补充和替代治疗

- 支持性心理治疗
- 针灸

- 使用腕带进行穴位按压

预后

- 妊娠剧吐孕妇分娩的婴儿出现胎龄小或出生体重低的风险可能比其他孕妇分娩的婴儿高；但是，这可能仅限于那些在呕吐过度时体重明显减轻的女性中
- 应告知妊娠剧吐的患者，其在下次妊娠期间出现类似症状的风险比其他女性更高

 重点和注意事项

专家点评

妊娠早期的恶心和呕吐与社会心理疾病有关。

Adrienne B. Neithardt

蔡雨晗　译　陈扬　审校

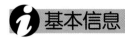 基本信息

定义

自然流产是指从患者末次月经算起，妊娠不满 20 周发生胎儿丢失或胎儿出生体重不足 500 g。早期流产是指发生在妊娠 12 周以前的流产，晚期流产发生于妊娠 12 ～ 20 周。

自然流产可分为不全流产（部分妊娠组织自部分扩张的宫颈排出）、完全流产（妊娠组织全部自然排出）、先兆流产（少量阴道出血不伴有宫颈扩张或妊娠组织排出）、难免流产（阴道出血伴宫颈扩张但无妊娠组织排出）以及稽留流产（胚胎或胎儿死亡并滞留在宫腔）。

复发性流产是指发生 3 次及以上妊娠 20 周前的妊娠丢失。约 1% 的备孕夫妻会发生复发性流产。但是，大多数生殖医学专家认为，发生 2 次自然流产时就应当引起重视，并予以评估，因其再次流产的风险与发生过 3 次流产者相近，并且这些患者的精神压力也相当大。在女方年龄超过 35 岁的夫妻中，约 5% 甚至更高比例的夫妻有过连续 2 次及以上的自然流产史。

同义词

流产

自发性妊娠丢失

ICD-10CM 编码

O03.89　有并发症的完全流产或未指明的自然流产

O03.9　无并发症的完全流产或未指明的自然流产

流行病学及人口学

发病率：占临床妊娠的 10% ～ 20%；其中 80% 的自然流产发生在早期妊娠。复发性流产在备孕夫妻中的发生率＜ 1%。

遗传因素：

- 胎儿染色体非整倍体及多倍体异常可导致绝大多数的早期妊娠自然流产
- 以常染色体三体最多见，其次为 X 单体、四倍体，染色体结构异常较少见
- 三体发生率随母体年龄增加而升高

母体因素：

- 子宫异常：米勒管发育异常（如单角子宫、双角子宫、纵隔子宫等）与较高的流产风险相关，但不同的研究其流产发生率各不相同。纵隔子宫与复发性流产关系最为密切，由于可以通过手术切除纵隔，因此诊断纵隔子宫尤为重要。尽早排除包括宫腔粘连、子宫肌瘤及己烯雌酚暴露史等在内的其他子宫病变也十分重要。
- 宫颈机能不全（医源性或先天性，可造成 20% 的中期妊娠流产）
- 抗磷脂综合征
- 未控制的糖尿病
- 某些罕见或有争议的病因：夫妻双方 HLA 相容性；结核杆菌、沙眼衣原体、解脲支原体等感染；吸烟及饮酒；辐射；孕激素不足；环境中的有毒物质。因大多数文献为观察性研究，这可能导致危险因素数据有一定偏倚
- 2 次及以上自然流产者可考虑对妊娠组织行染色体核型分析，以评估有无染色体非整倍体异常。染色体非整倍体异常通常与夫妻一方存在染色体平衡易位有关，平衡易位可导致流产风险显著升高（取决于易位的类型）。如果妊娠至足月，则新生儿不平衡染色体核型的风险为 3% ～ 5%。对于习惯性流产的患者，对解剖结构异常如纵隔子宫和抗磷脂综合征（狼疮抗凝物、β_2 糖蛋白 IgG/IgM、抗心磷脂抗体 IgG/IgM）的评估也十分重要

危险因素：

- 阴道出血，尤其是出血超过 3 d 者，自然流产的发生率为 15% ～ 20%
- 孕妇年龄较大
- 2 次及以上流产史
- 严重的母体基础疾病，如未控制的糖尿病、甲状腺疾病或其

他内分泌疾病等

- 吸毒
- 肥胖
- 饮酒、吸烟以及咖啡因摄入过量
- 妊娠期使用氟康唑可明显增加自然流产的风险

体格检查和临床表现

- 阴道出血多且伴下腹绞痛者较无腹痛者流产风险高，此症状与先兆流产相符合
- 可出现宫颈口扩张伴妊娠组织堵塞
- 在稽留流产中，子宫大小可小于停经天数，而葡萄胎妊娠中子宫大小则明显大于停经天数
- 早期妊娠出现恶心、呕吐与自然流产风险低相关

病因学

总的来说，自然流产的病因可分为母体（环境）因素及胎儿（遗传）因素，绝大多数自然流产与基因及染色体异常相关。

(Dx) 诊断

鉴别诊断

- 正常妊娠
- 葡萄胎妊娠
- 异位妊娠
- 异常子宫出血
- 子宫内膜或宫颈病变

评估

- 所有阴道出血的早期妊娠患者均应除外异位妊娠
- 如果有 3 次早期妊娠自然流产史，在下次妊娠前应完善与复发性流产相关的检查及治疗。如果既往有中期妊娠流产且病史符合宫颈机能不全（如无痛性宫颈扩张），应考虑行宫颈环扎术
- 多数医生会为既往有 2 次自然流产的夫妻进行相关评估
- 妊娠第 10 周后不明原因的流产或第 34 周前子痫前期导致早产者应评估有无抗磷脂综合征

实验室检查

- 完善血型及抗体检查，以评估是否需注射 Rh 免疫球蛋白
- 复发性流产：有复发性流产史的患者，在下次妊娠前应完善糖化血红蛋白、TSH、催乳素、抗心磷脂抗体、狼疮抗凝物、β_2 糖蛋白抗体、染色体核型、子宫输卵管造影（以除外解剖结构异常）、生理盐水超声检查（评估是否存在子宫纵隔）。随着女性年龄的增长，卵子质量也是导致复发性流产的一个因素，因此可在月经第 3 天时测定患者的 FSH 和抗米勒管激素（anti-Müllerian hormone，AMH）水平以评估是否有卵巢储备功能下降。孕激素水平＜ 5 mg/dl 提示不良妊娠结局，而孕激素水平＞ 25 mg/dl 提示较好的妊娠结局

影像学检查

经阴道超声（首选）（图 45-1 至图 45-3）结合患者月经时间以及血清 hCG 结果可判断患者的妊娠部位、胎心、孕囊大小以及是否有附件区病变。

扫本章二维码看彩图

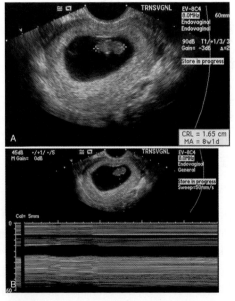

图 45-1 （扫本章二维码看彩图）胚胎停育。经阴道超声（**A**）和 M 型超声（**B**）。胚芽长度超过 5 mm 但仍未见胎心搏动。（From Fielding JR et al: Gynecologic imaging, Philadelphia, 2011, WB Saunders.）

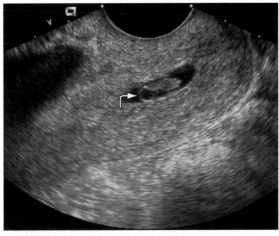

图 45-2　难免流产。 经阴道超声提示妊娠囊超过宫颈内口，位于宫颈管内。胚胎（箭头）已经死亡。（From Fielding JR et al：Gynecologic imaging，Philadelphia，2011，WB Saunders.）

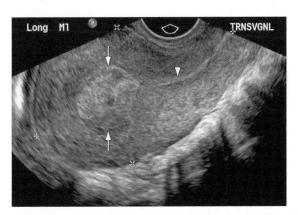

图 45-3　不全流产。 经阴道超声提示宫腔内近宫底部可见回声团块（箭头），子宫下段内膜（短箭头）正常。（From Fielding JR et al：Gynecologic imaging，Philadelphia，2011，WB Saunders.）

 治疗

非药物治疗

　　根据患者的一般情况、继续妊娠的意愿以及诊断，可以考虑期待治疗。对于孕周＜6周或＞14周的流产，妊娠组织通常可以完全排出，从而避免不必要的手术操作（如刮宫术）等。

常规治疗

- 妊娠第6～14周出现的不全流产可伴有大量阴道出血，这些患者需尽快行刮宫术
- 稽留流产者，如果胚胎停育时间＞6周或孕周＞14周，则发生低纤维蛋白原血症和弥散性血管内凝血的风险增加，因此一旦确诊应尽快行刮宫术或负压吸引术。如果患者不愿意手术，对于某些合适的病例也可考虑使用米索前列醇
- 有证据表明，手术治疗可以更快地解决问题，并减少患者门诊就诊次数
- Rh 阴性血患者应肌内注射抗 D 免疫球蛋白（RhoGAM）50 μg 以预防 Rh 同种免疫

 重点和注意事项

建议用自发性妊娠丢失一词代替流产，并关注妊娠丢失对患者情绪的影响。

推荐阅读

Branch DW et al: Recurrent miscarriage, *N Engl J Med* 363:1740-1747, 2010.

Hinkle SN et al: Association of nausea and vomiting during pregnancy with pregnancy loss, *JAMA Intern Med* 176:1621-1627, 2016.

Kaur R, Gupta K: Endocrine dysfunction and recurrent spontaneous abortion: an overview, *Int J Appl Basic Med Res* 6(2):79-83, 2016.

Molgaard-Nielsen D et al: Association between use of oral fluconazole during pregnancy and risk of spontaneous abortion and stillbirth, *J Am Med Assoc* 315(1):58-67, 2016.

Pinnaduwage L et al: A comparison of the number of patient visits required for different management options for early pregnancy loss at an early pregnancy assessment clinic, *JOGC* 40:1050-1053, 2018.

Practice Committee of the American Society for Reproductive Medicine: uterine septum: a guideline, *Fertil Steril* 106(3):530-540, 2016.

第 46 章　妊娠期阴道出血
Vaginal Bleeding During Pregnancy

Jennifer B. Merriman

蔡雨晗　译　陈扬　审校

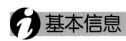 基本信息

定义

妊娠期间任何阴道出血均应被视为异常，其与妊娠期并发症风险增加有关。

ICD-10CM 编码

O20.8　早期妊娠其他部位出血

O20.9　未指明的早期妊娠阴道出血

O03.9　完全流产或未指明的自然流产

O44.10　未指明孕周的前置胎盘伴出血

O45.8X9　未指明孕周的胎盘早剥

流行病学和人口统计学

- 在美国常见于育龄期女性
- 20% ～ 25% 的患者在早期妊娠有阴道点滴出血
- 早期阴道出血可增加流产（50%）及早产的风险。一些研究提示，早期阴道出血可能会增加小于孕龄儿、低出生体重儿和胎死宫内的发生风险
- 异位妊娠是早期妊娠女性死亡的主要原因。异位妊娠占全部妊娠的 1% ～ 2%，近年来剖宫产瘢痕部位妊娠发生率逐渐升高
- 每 150 例妊娠者中可能有 1 例发生胎盘早剥，胎盘早剥患者再次妊娠后复发早剥的风险增加（1 次早剥后再发率为 6% ～ 17%，2 次早剥后再发率可达 25%）
- 近年来剖宫产率的增加导致了胎盘植入的发生率升高。胎盘植入也是妊娠期阴道出血的重要原因之一

体格检查和临床症状

- 阴道出血：从极少量的阴道出血到导致血流动力学不稳定、危及生命的大出血均可发生
- 出血颜色：棕色至鲜红色
- 可为无痛性或伴随疼痛（绞痛、背痛、严重腹痛）的出血
- 胎儿并发症：可无任何异常，严重时也可发生胎儿死亡

Dx 诊断

鉴别诊断

- 任何孕周：
  1. 宫颈病变：息肉、蜕膜反应、肿瘤
  2. 阴道创伤
  3. 宫颈炎 / 外阴阴道炎
  4. 性交后创伤
  5. 不明原因出血
- 妊娠 < 20 周：
  1. 着床性出血
  2. 自然流产
  3. 宫内节育器
  4. 异位妊娠（包括剖宫产瘢痕部位妊娠、宫颈妊娠和腹腔妊娠）
  5. 葡萄胎妊娠
  6. 低置胎盘或前置胎盘
  7. 分泌 hCG 的肿瘤，如妊娠滋养细胞肿瘤或妊娠绒毛膜癌 [发病率为 1/（1500 ～ 20 000）]
- 妊娠 > 20 周：
  1. 葡萄胎妊娠
  2. 胎盘异常（低置胎盘、前置胎盘、胎盘植入）
  3. 胎盘早剥
  4. 血管前置
  5. 胎盘边缘剥离
  6. 早产
  7. 见红
  8. 子宫破裂

9. 胎盘后肌瘤导致的产后出血

10. 某些罕见病因，如子宫动脉瘤或假性动脉瘤、子宫动静脉畸形（arteriovenous malformations，AVM）。产后持续阴道出血或其他子宫操作后可能诊断 AVM

评估

- 妊娠＜ 20 周
  1. 行盆腔检查，如果有条件可行阴道或宫颈分泌物培养
  2. 腹腔镜手术（必要时）
  3. 开腹手术（极少需要）
  4. 当血 β -hCG 达到阈值（行经阴道超声时 hCG ≥ 1500 mIU/ml）时完善超声检查以确定宫内孕。如已确定宫内孕，则需评估妊娠及宫腔情况，包括胎盘及胎盘位置
- 妊娠＞ 20 周
  1. 行盆腔检查前应完善超声确定胎盘位置、脐带插入位置以及胎盘功能等
  2. 如果存在前置胎盘或低置胎盘，应避免双合诊
  3. 如果胎儿存活，应根据孕龄评估胎儿宫内情况
  4. 如果怀疑早产，应根据临床情况做相应评估

实验室检查

- 尿妊娠试验：如果尿妊娠试验阳性，应进一步行定量血清 β -hCG。下列情况比较典型但尚不能完全除外其他诊断：
  1. 早期妊娠：每 48 h 复查 1 次血 β -hCG
  2. 正常妊娠：血清 β -hCG 约每 48 h 翻倍
  3. 自然流产：血清 β -hCG 水平下降
  4. 异位妊娠：血清 β -hCG 水平升高异常（低于正常妊娠水平，48 h 后增长应≥ 66%）
  5. 葡萄胎妊娠：血清 β -hCG 明显高于相应孕周的正常水平
- 血常规
- 血型检查（Rh 阴性的患者应接受抗 D 免疫球蛋白）
- 凝血功能检查（尤其是对于阴道出血较多的患者）
- 宫颈 / 阴道分泌物培养及涂片
- 宫颈细胞学检查以除外宫颈恶性肿瘤，行宫颈活检时应格外小心，因为妊娠期宫颈活检部位可能发生严重出血

影像学检查

超声：

- 妊娠第 5 ~ 6 周：妊娠囊（经阴道超声）；单胎妊娠 β-hCG 水平 > 1500 mIU/ml 时宫内一般可见妊娠囊
- 妊娠第 6 ~ 7 周：胎心搏动
- 葡萄胎妊娠：可见成簇的水泡样组织
- 评估是否存在羊膜下或绒毛膜下血肿或胎盘植入
- 胎盘位置及脐带插入部位（尤其是对于妊娠 > 20 周的患者）
- 胎盘剥离程度：难以评估

Rx 治疗

非药物治疗

- 休息：禁同房、阴道冲洗及使用卫生棉条
- 咨询：遗传学咨询、丧亲咨询（需要时）
- 对于宫内孕活胎，行超声以评估胎儿生长状况，行胎心监护评估胎儿宫内情况
- 妊娠 > 20 周的患者可卧床休息（但近期研究表明卧床休息并无明显益处，而且患者活动受限可能会增加患某些临床或心理疾病的风险）

常规治疗

- 需要时静脉输液或输血以维持血流动力学稳定
- 必要时行急诊刮宫术、腹腔镜手术、开腹手术或剖宫产术

转诊

- 如果患者一般情况不稳定，需要急诊妇科 / 产科处理和（或）手术
- 如果可疑异位妊娠或葡萄胎妊娠，需进一步临床处理或手术治疗
- 高危妊娠患者（胎盘植入、剖宫产瘢痕部位妊娠、腹腔妊娠、胎盘早剥、前置血管）可行围产期咨询
- 如果怀疑宫颈癌或分泌 hCG 的肿瘤，应咨询妇科肿瘤专家

推荐阅读

Barnhart KT: Novel diagnostic tests of ectopic pregnancy, if at first you don't succeed, *Am J Obstet Gynecol* 212(1):4-6, 2015.

Bever AM et al: Fetal growth patterns in pregnancies with first-trimester bleeding, *Obstet Gynecol* 131:1021-1030, 2018.

Coppola PT et al: Vaginal bleeding in the first 20 weeks of pregnancy, *Emerg Med Clin North Am* 21(3):667-677, 2003.

Han CS et al: Abruption-associated prematurity, *Clin Perinatol* 38(3):407-421, 2011.

Kaelin Agten A et al: The clinical outcome of cesarean scar pregnancies implanted "on the scar" versus "in the niche", *Am J Obstet Gynecol* 216(5):510.e1-510.e6, 2017.

Larish A et al: Primary gastric choriocarcinoma presenting as pregnancy of unknown origin, *Obstet Gynecol* 129:281-284, 2017.

Ramaeker DM, Simhan HN: Sonographic cervical length, vaginal bleeding, and the risk of preterm birth, *Am J Obstet Gynecol* 206:244.e1-224.e2(3), 2012.

Silver RM: Abnormal placentation: placenta previa, vasa previa and placenta accreta, *Obstet Gynecol* 126(6):654-668, 2015.

Timor-Trisch IE, Monteaggudo A: Unforeseen consequences of the increasing rate of cesarean deliveries: early placenta accreta and cesarean scar pregnancy. A review, *Am J Obstet Gynecol* 207(1):14-29, 2012.

第 47 章　异位妊娠
Ectopic Pregnancy

Terri Q. Huynh，Nima R. Patel

李璐瑶　译　陈扬　审校

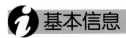 基本信息

定义

异位妊娠（ectopic pregnancy，EP）是指受精卵着床于子宫内膜腔以外的妊娠。

同义词

输卵管妊娠（97%）

间质（宫角）妊娠（1% ～ 2%）

卵巢妊娠（1% ～ 3%）

腹腔妊娠（0.03% ～ 1%）

宫颈妊娠（0.5%）

剖宫产瘢痕部位妊娠（有剖宫产史的女性为 6%）

ICD-10CM 编码

O00.0　腹腔妊娠

O00.1　输卵管异位妊娠

O00.2　卵巢异位妊娠

O00.8　其他异位妊娠

O00.9　未指明的异位妊娠

流行病学与人口统计学

- 占妊娠的 1.5% ～ 2%
- 占孕产妇死亡的 2.7%

患病率（美国）：占因阴道出血或腹痛至急诊就诊女性的 18%。目前每年报告超过 100 000 例。

危险因素：既往异位妊娠、既往盆腔感染（盆腔炎、输卵管脓肿、输卵管炎）、既往输卵管结扎术史、既往输卵管成形术史、既往

剖宫产史、使用宫内节育器、辅助生殖技术、不孕症、吸烟、年龄
> 35 岁、多个性伴侣、宫内己烯雌酚暴露。

体格检查和临床表现:

- 腹部压痛:95%
- 附件压痛:87% ~ 99%
- 腹膜刺激征:71% ~ 76%
- 闭经或异常阴道出血:75%
- 附件包块:33% ~ 53%
- 子宫增大:6% ~ 30%
- 休克:2% ~ 17%
- 肩部疼痛:10%
- 组织物排出:6% ~ 7%

病因学

- 受精卵通道解剖学梗阻
- 输卵管运动异常
- 受精卵经腹腔迁移

Dx 诊断

鉴别诊断

- 黄体囊肿
- 卵巢囊肿破裂或扭转
- 先兆流产或不全流产
- 盆腔炎
- 阑尾炎
- 胃肠炎
- 功能失调性子宫出血
- 子宫肌瘤变性
- 子宫内膜异位症

评估

- 异位妊娠的典型表现包括异常阴道出血、盆腔疼痛和附件肿
  块三联征。图 47-1 介绍了可疑异位妊娠的诊断方法。图 47-2
  (上图)显示可能的异位着床部位。所有腹盆腔疼痛和妊娠试

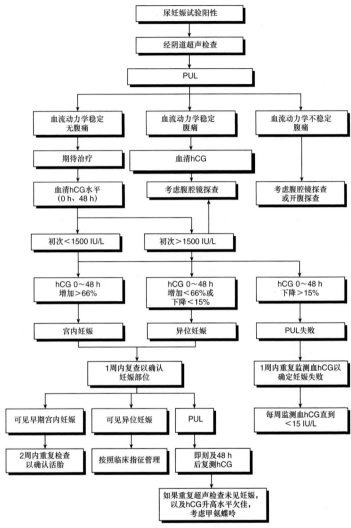

图 47-1 疑似异位妊娠的处理流程。hCG，人绒毛膜促性腺激素。PUL，未知部位妊娠。(From Magowan BA：Clinical obstetrics & gynecology，ed 4，2019，Elsevier.)

验阳性的女性均需进行鉴别

- 经阴道超声 [图 47-2（下图）]
- 定量血清 hCG 水平
- 如出现阴道出血，应进行血常规和血型检查；如果 Rh 阴性血

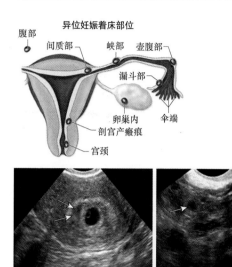

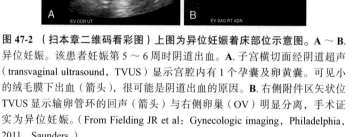

图 47-2 （扫本章二维码看彩图）上图为异位妊娠着床部位示意图。**A** ～ **B**. 异位妊娠。该患者妊娠第 5 ～ 6 周时阴道出血。**A**. 子宫横切面经阴道超声（transvaginal ultrasound，TVUS）显示宫腔内有 1 个孕囊及卵黄囊。可见小的绒毛膜下出血（箭头），很可能是阴道出血的原因。**B**. 右侧附件区矢状位 TVUS 显示输卵管环的回声（箭头）与右侧卵巢（OV）明显分离，手术证实为异位妊娠。（From Fielding JR et al: Gynecologic imaging，Philadelphia，2011，Saunders.）

型患者首次出现阴道出血且妊娠试验阳性，则给予抗 D 免疫球蛋白

- 诊断不明者，腹腔镜检查可协助诊断及治疗

实验室检查

- 定量 hCG（quantitative human chorionic gonadotropin，qhCG）：初次就诊时检查。qhCG 可协助判断初次超声检查的结果。如果 qhCG > 6000 mIU/ml，腹部超声可显示宫内妊娠；qhCG > 1500 mIU/ml 时行经阴道超声检查。早期妊娠能否可见取决于孕龄和超声医师的专业水平；因此，有时使用 qhCG > 3500 mIU/ml 作为经阴道超声检查的鉴别阈值

- 25% ～ 50% 的异位妊娠患者为不明部位妊娠，即最初的超声检查没有显示宫内或输卵管妊娠。因此，qhCG 的连续监测

（通常为每 2 d 检查 1 次）可以帮助鉴别宫内妊娠、流产或异位妊娠

- qhCG 的预期增长率因初始 hCG 值而异。初始 hCG < 1500 mIU/ml 者，预期增长率为 49%，初始 hCG 为 1500 ～ 3000 mIU/ml 者，预期增长率为 40%，而初始 hCG > 3000 mIU/ml 者预期增长率为 33%

- 血细胞比容下降可能与输卵管破裂或异常宫内妊娠有关

影像学检查

- 超声：宫内卵黄囊的存在提示异位妊娠的风险极低。然而，如果患者采用辅助生殖技术，则可能同时存在异位妊娠（异位妊娠合并宫内妊娠）。7 d 内再次行超声检查可明确初次超声检查未确定的妊娠部位

- 异位妊娠的超声特点包括：
  1. 子宫空虚（即没有卵黄囊或胎囊；子宫中的假囊可能与妊娠囊相似）
  2. 附件包块（通常与邻近卵巢分离，常呈"火环"外观）
  3. 子宫切口瘢痕增大，可能突出子宫外
  4. 直肠子宫陷凹积液
  5. 卵黄囊和（或）胎囊在输卵管内
  6. 附件区胎心搏动

℞ 治疗

非药物治疗

首选腹腔镜手术。但是，如果患者情况非常不稳定或腹腔镜检查时盆腔显示不满意，也可行开腹手术。

- 输卵管造口术或保留输卵管的异位妊娠病灶切除术的潜在益处是后续宫内妊娠率较高；然而，近期的随机对照试验表明，输卵管造口术和输卵管切除术的生育率没有差别。该手术需要术后连续监测 qhCG

- 输卵管切除术是标准的术式，以下情况应优先选择：
  1. 输卵管破裂
  2. 未来无妊娠计划
  3. 同侧输卵管复发异位妊娠

4. 无法控制的出血

- 通过腹腔镜、经阴道超声或宫腔镜直接将化疗药物注入异位妊娠部位。当妊娠发生在并发症较多的部位（如宫颈、剖宫产瘢痕或宫角）时，可直接注射甲氨蝶呤，如果胎心搏动活跃，也可注射氯化钾
- 宫颈和剖宫产瘢痕部位妊娠可联合应用甲氨蝶呤、腹腔镜和（或）宫腔镜、子宫动脉栓塞术、开腹手术或子宫切除术等方法进行治疗

常规治疗

- 如果患者病情稳定，使用甲氨蝶呤（一种叶酸拮抗剂）是安全的选择。给药前进行相关检查（血常规、肌酐、肝功能）以确保甲氨蝶呤用药安全
- 禁忌证：

  1. 血流动力学不稳定；异位妊娠破裂

  2. 患者无法按时随访

  3. 甲氨蝶呤的内科禁忌证包括：肝肾疾病、血小板减少症、白细胞减少症或严重贫血

  4. 哺乳、合并血液系统疾病、已知对甲氨蝶呤过敏、活动性肺病、慢性肝病、酒精中毒、实验室检查提示免疫缺陷、肾病和消化性溃疡

  5. 宫内妊娠

- 相对禁忌证：

  1. 异位妊娠病灶 > 3.5 cm

  2. qhCG > 5000 mIU/ml（可能需要多次给药）

  3. 有胎心搏动

- 最常用的方案是按体表面积用药，甲氨蝶呤剂量为 50 mg/m^2，于第 1 天给药。相比于第 4 天，如果第 7 天 qhCG 升高或处于平台期（下降 < 15%），可能需要第二次给药或手术
- 单剂量给药成功率接近 88.1%。甲氨蝶呤治疗期间宫外孕破裂的发生率为 7% ~ 14%
- 其他甲氨蝶呤方案包括多剂量方案 ± 四氢叶酸解救
- 甲氨蝶呤的不良反应包括恶心、呕吐、口腔黏膜炎、腹泻、肝酶升高、腹痛和肾毒性

长期管理

持续性异位妊娠是由残留的滋养细胞或保守手术后的二次植入所致。保守治疗后，持续性异位妊娠的发生率为 5%。

预后

如果异位妊娠能被早期诊断和治疗（破裂前），则预后和恢复良好。应每周监测 qhCG 水平直至呈阴性。应使用可靠的避孕措施直至qhCG 转阴。若后续妊娠，建议尽早检查 qhCG 及超声，以确认宫内妊娠。异位妊娠的复发率为 10%。

转诊

如果怀疑异位妊娠，应转诊至妇科相关领域专家处就诊。

 # 重点和注意事项

任何出现阴道出血和（或）腹痛、妊娠试验阳性且无宫内妊娠记录的患者均需排除异位妊娠的可能。

相关内容

自然流产（相关重点专题）

妊娠期阴道出血（相关重点专题）

推荐阅读

Barnhart KT, Franasiak JM: ACOG Practice Bulletin Number 193: tubal ectopic pregnancy, *Obstetrics & Gynecology* 131(3):e91-e103, 2018.

Kelly Ruhstaller

孙晓乐　译　姚颖　审校

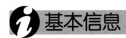 基本信息

定义

宫颈机能不全是指妊娠期出现的进行性、无痛性宫颈扩张，导致反复出现中晚期妊娠无法维持。宫颈扩张发生在无宫缩和（或）未分娩时，宫颈机能不全主要为临床诊断。

同义词

宫颈内口松弛
宫颈缩短
早产综合征

流行病学和人口统计学

发病率：普通产科人群的发病率为1/1000。

危险因素：既往宫颈手术史［如宫颈锥切术、宫颈环形电切术（loop electrosurgical excision procedure，LEEP）］、己烯雌酚宫内暴露史、早期或中期妊娠流产史、子宫畸形、多次妊娠史、未满足宫颈机能不全诊断标准的自发性早产史。

体格检查和临床表现

- 中期妊娠无痛性宫颈扩张
- 非特异性表现：背痛、盆腔压迫症状、宫缩、阴道点滴出血、阴道排液

病因学

多数病例为特发性或医源性（继发于宫颈手术）。其主要原因是患者宫颈弹性纤维受损。

Ⓓ 诊断

鉴别诊断

- 早产
- 宫颈缩短

评估

- 既往产科病史，特别是与早产或自然流产有关的病史
- 妇科手术史，特别是宫颈相关手术史
- 反复宫颈指检
- 反复经阴道超声检查

实验室检查

羊膜腔穿刺并行白细胞计数、葡萄糖、革兰氏染色及培养：这些指标中任何一项异常都可能提示存在可增加早产风险的亚临床感染。异常指标有助于筛选可从急诊宫颈环扎术中获益的患者，但也要权衡羊膜腔穿刺的内在风险。

影像学检查

经阴道超声：经阴道超声发现宫颈缩短是宫颈机能不全的诊断标准。

Ⓡ 治疗

非药物治疗

长期以来，宫颈环扎术是宫颈机能不全的主要治疗手段（图48-1 至图 48-3）。然而，随机对照试验（randomized controlled trial，RCT）表明环扎术组与非环扎术组相比，早产发生率并没有得到明显的改善。2005 年 Berghella 等的 meta 分析表明，宫颈环扎术对曾有早产病史的单胎妊娠者有较大益处，但对多胎妊娠者有不利影响。环扎术最常见的风险是分娩时出现宫颈撕脱伤（1% ～ 13%）。临床上常建议有早产风险的患者卧床休息，但目前关于卧床休息的益处并未得到证实，相反，卧床休息对孕妇有不利影响，如发生静脉血栓栓塞等，因此对此类患者不建议卧床休息。

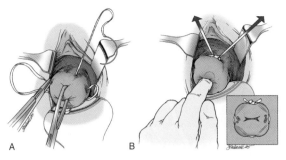

图 48-1 （扫本章二维码看彩图）McDonald 宫颈环扎术缝合位置。**A**. 使用双头 Mersilene 带在宫颈处避开血管缝扎 4 个点位。**B**. 缝合位置在宫颈的高位，靠近宫颈阴道交界处，大约在宫颈内口的水平。（From Gabbe SG：Obstetrics，ed 6，Philadelphia，2012，Saunders.）

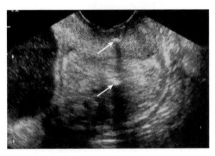

图 48-2 宫颈环扎术后经阴道超声图像。宫颈内口闭合，无漏斗征表现。宫颈超声影像与环扎位置相吻合（箭头）。（From Gabbe SG：Obstetrics，ed 6，Philadelphia，2012，Saunders.）

常规治疗

　　超声指征性环扎术的治疗指征包括：妊娠 24 周前超声检查提示宫颈缩短（＜ 25 mm）和有妊娠 34 周前早产病史者。中期妊娠出现无痛性宫颈扩张的女性在排除宫缩和感染后，是体格检查指征性宫颈环扎术（急诊宫颈环扎术）的适用群体。关于体格检查指征性宫颈环扎术有效性的数据非常有限。在不明确是否获益的情况下，应告知患者急诊宫颈环扎术的潜在风险。放置子宫托目前仍在试验研究阶段。

长期管理

　　多项研究及 meta 分析已经证实，预防性环扎术（病史指征性）

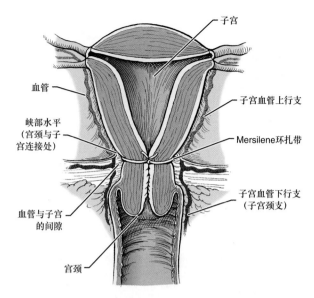

图 48-3 （扫本章二维码看彩图）经腹环扎术。在子宫峡部和子宫血管内侧放置 Mersilene 环扎带的示意图。手术打结位于宫颈前方。（From Gabbe SG：Obstetrics，ed 6，Philadelphia，2012，Saunders.）

最适用于既往多次早产史的患者。有 1 次或多次中期妊娠无症状或无产兆分娩的患者可考虑进行宫颈预防性环扎术，一般在妊娠第 13 ～ 14 周时进行。有上述情况的患者同时建议在妊娠第 16 ～ 36 周时注射 17- 羟孕酮。

处理

既往有早产史及经阴道超声显示宫颈缩短（＜ 25 mm）的单胎患者，建议行羊膜腔穿刺术和宫颈环扎术。

转诊

有早产风险的患者应转诊至母胎医学专科医师处进行治疗。

相关内容

早产（相关重点专题）

胎膜早破（相关重点专题）

推荐阅读

Cerclage for the management of cervical insufficiency: Practice bulletin No. 142. American College of Obstetricians and Gynecologists, Obstet Gyneco/123:372 - 379, 2014.

第49章 胎膜早破
Premature Rupture of Membranes

Ghamar Bitar

王广涵 译 陈扬 审校

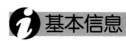 基本信息

定义

胎膜早破（premature rupture of membranes，PROM）是指胎膜在临产前发生的自发性破裂。

同义词

未足月胎膜早破（妊娠第 37 周前）

ICD-10CM 编码
O42 胎膜早破
O42.113 未足月胎膜早破

流行病学和人口统计学

发病率：约占所有妊娠患者的 8%。

危险因素：羊膜腔内感染、社会经济地位低、中晚期妊娠阴道出血、体重指数低、营养不良、结缔组织病、吸烟、宫颈锥切术或宫颈环扎术后、宫颈缩短、妊娠期肺部疾病、子宫过度扩张、羊膜腔穿刺、胎膜早破史、早产史。

体格检查和临床表现

患者通常主诉为少量或大量阴道流液，可伴有宫缩及阴道流血。其他症状包括发热、寒战，如果合并感染可出现腹部疼痛。超声常提示羊水过少。

病因学

足月胎膜早破常由晚期妊娠宫缩造成的羊膜囊额外剪切力和生

理性改变所致，虽然胎膜早破有很多危险因素，但通常未能发现明确病因。

 诊断

鉴别诊断

需要与漏尿及阴道分泌物相鉴别。

评估

消毒窥器检查可在后穹窿观察到羊水池，当孕妇做 Valsalva 动作时可见宫颈口流液，阴道 pH 值测定，阴道液涂片干燥后显微镜下可见典型羊齿状结晶。表 49-1 总结了胎膜早破的床旁检查。

需要注意的是，对胎膜早破的患者应尽量避免造成感染的操作，阴道指诊只在临产或即将分娩时进行，这一点对于未足月胎膜早破尤其重要。

表 49-1 胎膜早破的床旁检查

方法	结果
硝嗪试纸试验	羊水（pH 值＞ 6.5）可使试纸呈蓝色，正常阴道分泌物（pH 值＜ 5.5）可使试纸呈黄色
羊齿状结晶试验	羊水涂片结晶
涂片燃烧试验	羊水涂片燃烧后变为白色晶体状物质，阴道分泌物会由于焦糖化变为棕色

From Marx J et al：Rosen's emergency medicine：concepts and clinical practice，ed 7，Philadelphia，2010，Mosby.

实验室检查

- pH 值：测定阴道后穹窿液体的 pH 值。正常阴道 pH 值为 4.5 ～ 6.0，羊水 pH 值为 7.1 ～ 7.3。血液、精液、防腐剂及细菌性阴道病均可导致假阳性。
- 显微镜检查：阴道液涂片干燥后在显微镜下可见羊齿状结晶，宫颈黏液取样可能出现假阳性。
- 其他生化检查：胎盘 α 微球蛋白 -1 蛋白（AmniSure）及游离胎儿纤维连接蛋白（free fetal fibronectin，FFN）测定也是可选

的辅助检查，具有较高的敏感性及特异性。但根据 ACOG 的建议，这些检查可作为标准评估流程外附加的辅助检查

影像学检查

- 腹部超声：最大羊水深度及羊水指数均可作为评估羊水量的指标。羊水过少或羊水偏少本身不能诊断胎膜早破
- 羊水染色试验：被认为是诊断胎膜早破的金标准，在临床上用于其他检查难以明确诊断的可疑未足月胎膜早破。超声引导下将靛胭脂染色剂注入羊膜腔，如果阴道内可见蓝色染料流出，则可明确诊断胎膜早破。

 治疗

非药物治疗

所有胎膜早破的患者均应在第一时间核对孕周，明确胎先露，并通过胎心监护评估胎儿宫内情况。在有宫内感染或胎儿窘迫的情况下，推荐尽快终止妊娠。如果考虑胎盘早剥，需持续行胎心监护并选取合适的分娩方式。同时需行 B 族链球菌（group B streptococcus，GBS）及淋球菌/衣原体的拭子培养。

常规治疗

足月胎膜早破

- 妊娠 > 37 周的胎膜早破孕妇均推荐尽快终止妊娠，积极引产可缩短破膜至分娩的时间，并降低绒毛膜羊膜炎、子宫内膜炎的发生率及新生儿转重症监护病房的概率，而剖宫产率并不增加
- 在部分拒绝引产的患者中，经过充分沟通和解释后可进行一段时间的期待治疗
- 可采用常规方法进行引产，最常用于胎膜早破的引产药物为缩宫素及前列腺素。研究发现，缩宫素的使用与绒毛膜羊膜炎的发生率较低有关。使用促宫颈成熟的方法（如 Foley 球囊）可增加感染的可能性，需要个体化分析以选择合适的引产方式
- 在 GBS 阳性以及未行 GBS 检查但存在高危因素的患者中预

防性应用抗生素是必要的

未足月胎膜早破

- 妊娠 ≥ 34 周：应像足月妊娠一样优先考虑终止妊娠，根据产前晚期早产儿类固醇试验（ALPS）的结论，建议使用倍他米松促胎肺成熟，但对于已接受过完整疗程的孕妇来说，不应再使用类固醇治疗
- 妊娠 24 ～ 34 周：
  1. 使用倍他米松促胎肺成熟
  2. 7 d 规范疗程的静脉＋口服预防性使用抗生素以延长观察期，目前的指南建议使用氨苄西林或阿莫西林和红霉素
  3. 除非在妊娠第 32 ～ 34 周已完成促胎肺成熟，否则可期待治疗至妊娠第 34 周
  4. 妊娠 < 32 周的患者出现规律宫缩可使用硫酸镁抑制宫缩
- 即将分娩的 GBS 阳性或未行 GBS 检查的患者要预防性使用抗生素

长期管理

建议所有未足月胎膜早破的患者住院行期待治疗，对孕妇及胎儿的持续监护能及时发现宫内感染、临产及继发于脐带受压的胎儿缺氧。

预后

- 即使接受药物干预，大多数未足月胎膜早破的患者会在 1 周内分娩。孕周较小时发生的胎膜早破通常潜伏期较长
- 13% ～ 16% 未足月胎膜早破的患者会出现绒毛膜羊膜炎，在早发胎膜早破合并反复阴道指诊的患者中这一比例更高
- 未足月胎膜早破的并发症多为早产相关的并发症，其发生率随分娩时孕周的增加而下降。最常见的并发症包括新生儿呼吸窘迫、新生儿感染、脑室内出血、坏死性小肠结肠炎
- 未足月胎膜早破发生胎死宫内的比例为 1% ～ 2%

转诊

未足月胎膜早破患者建议咨询妇产科相关领域专家或母胎医学专家。

重点和注意事项

预防

既往有早产史的患者（有或无胎膜早破史）建议再次妊娠时（单胎）在妊娠第 16 ～ 24 周使用孕激素以预防早产的发生。

相关内容

胎盘早剥（相关重点专题）

早产（相关重点专题）

推荐阅读

Peaceman AM et al: Length of latency with preterm premature rupture of membranes before 32 weeks' gestation, *Am J Perinatol* 32(1):57-62, 2015.

Prelabor Rupture of Membranes: ACOG Practice Bulletin: *Clinical management guidelines for obstetrician-gynecologists*. 188, 2016.

Wong LF et al: Outcomes of expectantly managed pregnancies with multiple gestations and preterm premature rupture of membranes prior to 26 weeks, *Am J Obstet Gynecol* 212(2):215.e1-215.e9, 2015.

Ghamar Bitar

吴文娟　译　梁华茂　审校

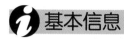 基本信息

定义

　　早产是指在妊娠第 37 周前规律性子宫收缩导致宫颈扩张或颈管消失。早产发生于妊娠第 20 ～ 37 周。

同义词

　　未足月分娩

ICD-10CM 编码

O60.0　足月前宫缩未分娩

O60.1　足月前自发宫缩伴早产

O60.2　足月前自发宫缩伴足月产

流行病学和人口统计学

　　发病率： 美国的早产率从 1981 年的 9.5% 上升至 2006 年的 12.7%，自 2013 年逐渐下降至 11.4%。自 1981 年以来早产率的增加是由于超声推算孕周方法的改进、辅助生殖技术的应用增加、因母体或胎儿适应证导致未足月手术分娩或引产增加。其中 40% ～ 45% 是自发性早产，其他是由于胎膜早破或因母体或胎儿适应证提前终止妊娠。

　　好发年龄和种族差异： 处于生育年龄两端（< 17 岁或 > 35 岁）的孕妇风险最大。黑人是最重要的危险因素之一，其 2005—2007 年平均早产率为 18.4%，而亚洲裔美国人和白人女性的早产率分别为 10.8% 和 11.6%。在校正经济收入、教育程度和其他医疗风险因素后，非洲裔美国人和其他美国族裔之间的差异依然存在。

　　遗传学因素： 早产可能存在遗传因素。姐妹有早产史以及祖父母为早产儿的女性早产的风险增加。单核苷酸多态性也与早产有关。

危险因素： 早产的危险因素包括既往早产、宫内感染、全身性或生殖道感染、牙周病、妊娠间隔短（即两次妊娠间隔＜ 6 个月）、宫颈长度短（＜ 25 ～ 30 mm）、妊娠前体重指数（body mass index，BMI）低（＜ 19.8 kg/m²）、年龄（＜ 17 岁或＞ 35 岁）、择期终止妊娠史、既往分娩死胎、非洲裔美国人、阴道出血、羊水过多或过少、多胎妊娠、子宫结构异常、宫颈锥切术史或环形电切术史、体外受精或促排卵、吸烟、酗酒、使用可卡因和海洛因、心理或社会压力。病史中最高危的因素是妊娠 16 ～ 36 周分娩史。

体格检查和临床表现

症状包括盆腔坠痛、腹部绞痛或宫缩、阴道分泌物增多、阴道出血或点滴出血、阴道排液。

病因学

早产的原因多样，往往难以确定。早产可继发于感染、全身性疾病、创伤、解剖异常（如子宫异常）或多种因素的组合。一般认为，宫颈成熟是早产或分娩最常见的第一步，随之蜕膜激活后出现宫缩（框 50-1）。

框 50-1   与早产相关的因素

人口统计学和心理社会学
- 年龄（＞ 40 岁或青少年）
- 社会经济地位较低
- 吸烟
- 可卡因滥用
- 长期站立（职业因素）
- 心理社会压力

生殖和妇科因素
- 既往早产史
- 己烯雌酚暴露史
- 多胎妊娠
- 子宫畸形
- 宫颈机能不全
- 妊娠期体重增加较少
- 早期妊娠阴道出血
- 胎盘早剥或前置胎盘

续表

手术
- 既往生殖器官手术史
- 除泌尿生殖系统手术和阑尾切除术等以外的其他子宫内膜旁手术史

感染
- 尿路感染
- 非子宫感染
- 生殖道感染（细菌性阴道病）

From Marx JA et al：Rosen's emergency medicine：concepts and clinical practice，ed 7，Philadelphia，2010，Elsevier.

 诊断

鉴别诊断

　　早产的鉴别诊断包括胎膜早破、足月前宫缩（妊娠 37 周前的宫缩，但不导致宫颈改变）、继发于其他疾病的腹痛或腹部痉挛。许多疾病可能导致足月前宫缩或早产，治疗这些潜在的疾病可预防早产，改善预后。

　　可能的疾病包括：
- 感染
  1. 绒毛膜羊膜炎
  2. 细菌性阴道病、淋病、衣原体感染等生殖道感染
  3. 肾盂肾炎、膀胱炎或无症状菌尿等尿路感染
  4. 胃肠炎
- 创伤
- 胎盘早剥
- 吸毒
- 未足月胎膜早破
- 阑尾炎
- 肾结石
- 胰腺炎
- 胆石症
- 子宫肌瘤

评估

- 病史和体格检查可用于排除外伤、虐待，以及其他原因导致的腹痛和感染
- 胎心监护和宫缩曲线图以确定胎儿状态和宫缩频率
- 窥器可观察宫颈，评估胎膜破裂、出血、感染或宫口扩张情况。如果患者妊娠 < 35 周，则在进行指诊或经阴道超声检查前应行 FFN 检查。当经阴道超声测量宫颈长度 < 30 mm 时，FFN 检查有助于预测早产
- 对胎盘正常的胎膜未破患者进行指诊可确定宫颈扩张、颈管消失情况以及胎儿位置

实验室检查

- 血常规
- 尿液分析和培养
- 尿液毒理学筛查
- B 族链球菌、淋病和衣原体检查
- 阴道分泌物湿片镜检酵母菌、细菌性阴道病和滴虫
- FFN 检查
- 行凝血酶原时间（prothrombin time，PT）、部分凝血活酶时间（partial thromboplastin time，PTT）、INR、生化、淀粉酶、脂肪酶检查
- 如果疑诊羊膜腔内感染可行羊膜腔穿刺术

影像学检查

超声检查可用于确定胎儿体重、胎位、羊水量、胎盘位置及外观、宫颈长度。

如果超声检查发现患者宫颈扩张 > 3 cm、颈管消失 ≥ 80% 或宫颈长度 < 2 cm，同时存在规律宫缩，即可诊断早产。如果 FFN 为阳性或宫颈随时间推移发生变化，则患者宫颈扩张 < 3 cm、颈管消失 < 80% 或宫颈长度为 2～3 cm 时，亦可诊断早产。

Rx 治疗

如果怀疑有羊膜腔内感染、宫颈扩张 > 5 cm、胎心曲线持续异常或有与胎盘早剥有关的对母体和新生儿有影响的明显阴道出血，应立即终止妊娠。

非药物治疗

- 戒烟
- 临床医生经常建议患者卧床休息、限制活动和盆腔休息，但目前尚无充分的证据支持这一做法

常规治疗

- 建议有早产风险的孕妇在妊娠 24 ～ 33^{+6} 周期间应用皮质类固醇，以预防新生儿呼吸窘迫综合征，降低新生儿脑室出血和坏死性小肠结肠炎的发生率。如果既往未使用过皮质类固醇，则建议在妊娠 34 ～ 36.5 周时使用
- 许多药物已用于抑制宫缩（框 50-2）。虽然疗效尚不清楚，但应用宫缩抑制剂有利于延长妊娠，以便给予皮质类固醇促胎肺成熟，或可将产妇转诊至可救治早产儿的医院。当然，应用前提是产妇或胎儿没有使用宫缩抑制剂的禁忌证，且无快速分娩的指征。常用的宫缩抑制剂包括：β 受体激动剂（特布他林）、硫酸镁、钙通道阻滞剂（硝苯地平）或前列腺素合成酶抑制剂（吲哚美辛、酮咯酸、舒林酸）。表 50-1 总结了宫缩抑制剂的不良反应

框 50-2　常用的宫缩抑制剂

硫酸镁
- 4 ～ 6 g 静脉负荷量 IV 30 min
- 2 ～ 4 g/h IV

特布他林
- 5 ～ 10 mg PO 每 4 ～ 6 h 1 次
- 0.25 ～ 0.5 mg SC 每 30 min ～ 6 h 1 次
- 10 ～ 80 μg/min IV

羟苄羟麻黄碱（利托君）*
- 10 mg PO 每 2 ～ 4 h 1 次
- 5 ～ 10 mg IM 每 2 ～ 4 h 1 次
- 50 ～ 350 μg/min IV

异克舒令（Isoxsuprine）
- 20 mg PO 每 4 ～ 6 h 1 次
- 0.05 ～ 0.5 mg/min IV

---

* 利托君在美国已停用。IV，静脉注射；PO，口服；SC，皮下注射

From Marx JA et al: Rosen's emergency medicine: concepts and clinical practice, ed 7, Philadelphia, 2010, Elsevier.

表 50-1 宫缩抑制剂的不良反应

药物或种类	不良反应		禁忌证
	母体	胎儿或新生儿	
β 受体激动剂	心动过速和低血压，震颤 [39% vs. 4%（对照组）]，气短 [15% vs. 1%（对照组）]，胸部不适 [10% vs. 1%（对照组）]，肺水肿（0.3%），低钾血症 [39% vs. 6%（对照组）]，高血糖 [30% vs. 10%（对照组）]	心动过速	对心动过速敏感者、心脏病、糖尿病控制不佳
硫酸镁	潮红、出汗、恶心、深腱反射消失（血药浓度为 9.6～12 mg/dl 时）、呼吸瘫痪（血药浓度为 12～18 mg/dl 时）、心脏停搏（血药浓度为 24～30 mg/dl 时）；与钙通道阻滞剂联用时，可出现心率、心肌收缩力和左心室收缩压降低，以及神经肌肉阻滞	有关对围产期死亡率影响的数据相互矛盾	重症肌无力
钙通道阻滞剂	与硫酸镁联用时可出现头晕、潮红、低血压、心率和心肌收缩力降低，左心室收缩压降低和神经肌肉阻滞；肝转氨酶水平升高，反射性头痛		低血压、前负荷依赖性心脏病变（如主动脉瓣关闭不全）
环加氧酶抑制剂	恶心、食管反流、胃炎和呕吐；血小板功能障碍（在没有潜在出血障碍的患者中较少有临床意义）	胎儿动脉导管关闭（与使用时间 >48 h 相关）、新生儿动脉导管未闭（数据矛盾）、羊水过少（可逆）、坏死性小肠结肠炎（数据矛盾）	血小板功能障碍或出血障碍、肝或肾功能障碍、胃肠道疾病或溃疡性疾病、哮喘（对阿司匹林过敏者）
催产素受体拮抗剂	注射部位超敏反应	使用阿托西班可使胎儿或婴儿死亡率增加（可能归因于阿托西班婴儿的胎龄较小）	无
一氧化氮	头晕、潮红、低血压		低血压、前负荷依赖性心脏病变（如主动脉瓣关闭不全）

From Gabbe SG et al: Obstetrics: normal and problem pregnancies, ed 7, Philadelphia, 2017. Saunders.

- 在无已知感染的情况下，常规使用抗生素并未显示出益处。但所有早产患者（无 B 族链球菌培养阴性的记录）均应给予抗生素，以预防新生儿 B 族链球菌感染
- 静脉注射硫酸镁已被证实可减少早产或胎膜早破新生儿脑瘫的发生

预防性治疗或长期管理

- 有自发性早产史的患者可在妊娠第 16 ～ 36 周预防性使用 17-羟孕酮
- 有早产和短宫颈病史的患者可进行预防性或紧急宫颈环扎术
- 没有证据支持抑制宫缩治疗维持使用

转诊

- 有早产征象的患者应转诊至有新生儿重症监护病房的医院救治
- 对于有早产史的患者，应尽早转诊至产科相关领域专家处就诊

相关内容

胎盘早剥（相关重点专题）

臀位分娩（相关重点专题）

推荐阅读

Iams JD et al: Care for women with prior preterm birth, *Am J Obstet Gynecol* 203:89-100, 2010.

Martin JA et al: Preterm births–United States 2007, *MMWR Surveill Summ* (Suppl 60)78-79, 2011.

Breech Birth

Vanita D. Jain

李璐瑶　译　陈扬　审校

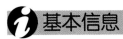 基本信息

定义

当胎儿为纵产式，胎头位于宫底时，胎儿为臀位（图 51-1）。臀位分娩包括 3 种类型：单臀位（48% ～ 73%，臀部屈曲，膝部伸直）、完全臀位（4.6% ～ 11.5%，臀部和膝部均屈曲）和足位（12% ～ 38%，臀部伸展）。

ICD-10CM 编码

O83　臀位牵引术

O83.1　其他辅助臀位分娩

O83.2　其他手法辅助分娩（其他牵引方法）

O32.　胎位异常的孕妇护理

O32.1　臀位产妇的护理

O32.8　足位、不完全臀位、脐带脱垂臀位产妇的护理

P03.0　臀位分娩和牵引娩出的新生儿

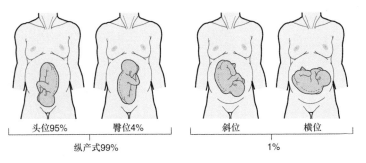

头位95%　　臀位4%

纵产式99%

斜位　　横位

1%

图 51-1　足月胎位。（From Magown BA：Clinical obstetrics & gynaecology，ed 4，2019，Elsevier.）

流行病学与人口统计学

发病率： 与孕周相关，总发病率为 3% ～ 4%，妊娠 29 ～ 32 周为 14%，妊娠 21 ～ 24 周为 33%。

围产期死亡率： 无论何种分娩方式，与头位相比，臀位足月分娩的死亡率增加 3 ～ 5 倍。当校正先天性异常和早产并发症所增加的风险后，无论何种分娩方式，臀位分娩的并发症发生率和死亡率均接近足月头位分娩。

体格检查和临床表现

- 阴道检查无法触及先露
- 脐上方可闻及胎心
- 四步触诊法可在宫底触及胎头

病因学

- 胎盘异常（宫底）、子宫异常（子宫肌瘤、纵隔子宫）、盆腔或附件包块、胎儿肌张力异常或胎儿畸形
- 相关疾病：13 三体、18 三体、21 三体；Potter 综合征；强直性肌营养不良；早产

 诊断

鉴别诊断

头位、斜位或横位

评估

- 确定可能影响分娩方式的臀位病因：子宫异常（子宫肌瘤、纵隔子宫、米勒管发育异常）、胎盘因素、估计胎龄、胎儿先天畸形、胎儿非整倍体畸形
- 如果胎儿存活且临床上有指征，可通过持续胎心监护评估胎儿状态
- 进行超声检查以确认胎方位和胎先露（见"影像学检查"）
- 评估骨盆以确定阴道分娩的可能性
- 评估与阴道分娩及剖宫产分娩安全性相关的其他并发症

影像学检查

超声评估：

- 胎儿异常
- 胎盘位置
- 胎头相对于脊柱的位置（检查是否过度伸展）
- 估计胎儿体重（2500 ～ 3800 g 尝试阴道分娩）
- 臀位类型（单臀位、完全臀位、足位）
- 胎龄

℞ 治疗

常规治疗

- 臀位经阴道分娩。特定患者可阴道分娩（见"专家点评"）：允许母亲用力分娩胎儿，直到肩胛骨可见（避免牵引）；使用屈曲法和（或）Piper 钳，分娩胎儿头部
- 剖宫产（见"专家点评"）
- 体外倒转术，其后引产并尝试阴道分娩。如果妊娠 > 37 周，成功率可提高，为 16% ～ 100%。须有充分的子宫松弛。使用特布他林和（或）硬膜外麻醉可提高成功率。尚缺乏充分的数据明确绝对禁忌证或相对禁忌证；必须个体化处理。禁忌证同阴道分娩。一般来说，禁忌证包括胎盘早剥、前置胎盘、特定胎儿异常、多胎妊娠中一胎儿为臀位或胎儿状况不良。其他相对禁忌证：胎盘低置、瘢痕子宫以及未足月。知情同意内容包括胎盘早剥、脐带脱垂、胎膜破裂、死产和出血的风险（< 1%）。

并发症

- 头部嵌顿：主要死因（胎儿畸形除外）；发生率为 88 例 /1000 例分娩；通过保持胎头屈曲（Mauriceau Smellie Veit 手法）、使用 Piper 产钳或 Dührssen 切开可避免发生。分娩时应避免头部过度仰伸
- 脐带脱垂：通常发生在分娩后期。发病率取决于臀位类型：单臀位（0.5%）、完全臀位（4% ～ 5%）、足位（10%）
- 胎臂位于颈后：手臂伸向胎头上方；可在胎儿肩胛骨娩出前

过度牵引时发生。治疗是将被困的手臂越过婴儿面部后拉下娩出（Lovset 动作）

预后

校正混淆变量［早产、相关先天性畸形（臀位 6.3% *vs.* 普通人群 2.4%）］后，如果产科医生有足够丰富的臀位助产经验，分娩方式对胎儿结局的影响不如以前认为的那样重要。自 2000 年发表的足月臀位临床试验显示，计划剖宫产逐渐成为臀位孕妇的首选分娩方式。此外，随着经验丰富的产科医生退休，能够掌握臀位分娩技术的年轻医生越来越少，因此，尽管臀位助产相对安全，但随着时间的推移将会越来越少。

转诊

接受过经阴道臀位分娩专业训练的产科医师是尝试阴道分娩的先决条件；应向患者解释剖宫产术可能将某些风险（即胎儿头部过度伸展并导致脊髓损伤）最小化，但不能消除该风险。剖宫产术也有其自身的风险，亦需要知情同意。

 # 重点和注意事项

专家点评

自 2000 年发表臀位分娩研究后，尚无充分的证据证明剖宫产比臀位阴道分娩更安全。对于计划性臀位阴道分娩，新生儿死亡率增加 13 倍，并发症增加 7 倍，主要原因是先天性胎儿畸形、围产期缺氧、产伤和早产的增加。根据 2015 年 Cochrane 综述，计划性剖宫产与计划性阴道分娩相比，围产期或新生儿死亡、综合因素死亡或严重的新生儿发病率均降低，但产妇发病率增加。

在随访 2 年的亚组分析中，计划性剖宫术后婴儿的医疗问题增加，在远期神经发育延迟方面无差异。初产妇臀位引产或计划性阴道分娩并无禁忌证。许多产科机构支持臀位孕妇行计划性阴道分娩。其益处需与某些因素进行权衡，如母亲对阴道分娩的偏好以及未来妊娠并发症等风险。按照特定医院严格的产前选择标准和产时管理指南 / 方案，具备有经验的医务人员和患者知情同意，足月单胎臀位计划性阴道分娩是合理的。

计划性臀位经阴道分娩的标准

- 胎龄＞37周（臀位胎儿早产时应谨慎；在这些情况下，应考虑母胎医学咨询）
- 估计胎儿体重（2500～4000 g），应意识到估计胎儿体重的误差；实际胎儿体重可能会更小或更大（对于体重为1500～2500 g 的胎儿应谨慎；在这些情况下，应考虑母胎医学咨询）
- 骨盆大小足够
- 胎头俯屈
- 如果计划引产，最好为单臀位或完全臀位，虽然在自发性计划外分娩中，如果没有脐带脱垂，足先露也可以安全分娩
- 无已知的胎儿异常
- 羊水指数正常（平均羊水深度最小＞2 cm）
- 可行床旁麻醉，具备立即剖宫产的能力（考虑硬膜外麻醉；可考虑在手术室分娩，以免需要紧急剖宫产）
- 知情同意
- 有接受过臀位阴道分娩培训的产科医师

关于何时行计划性剖宫产的建议

- 估计胎儿体重＜1500 g 或＞4000 g
- 足先露（脐带脱垂的风险为20%，通常在产程后期）
- 骨盆不够大
- 胎头过度仰伸（脊髓损伤的风险为21%）
- 胎儿状况不良
- 产程异常
- 缺乏有经验的产科医生

相关内容

早产（相关重点专题）

推荐阅读

American College of Obstetricians and Gynecologists: *ACOG practice bulletin number 161, External cephalic version*, February 2016.

American College of Obstetricians and Gynecologists: *ACOG Committee Opinion Number 745. Mode of Term Singleton Breech Delivery*. Replaces Committee Opinion Number 340 July 2006. Interim update August 2018.

American College of Obstetricians and Gynecologists: *ACOG & SMFM Joint Obstetric Care Consensus Statement. Safe Prevention of the Primary Cesarean Delivery Number 1,* reaffirmed 2019.

American College of Obstetricians and Gynecologists: *ACOG Patient Education Pamphlet AP079. If your baby is breech,* February 2019.

Hofmeyr GJ et al: Planned caesarean section for term breech delivery, *Cochrane Database Syst Rev* 7:CD000166, 2015.

第 52 章　产后出血
Postpartum Hemorrhage

Anthony Sciscione，Scott J. Merrill

顾珣可　译　陈扬　审校

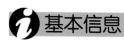 基本信息

定义

　　产后出血（postpartum hemorrhage，PPH）是指阴道分娩或剖宫产分娩后 24 h 内估计失血 ≥ 500 ml 或失血导致血容量减少的体征 / 症状。PPH 可分为原发性和继发性。原发性 PPH 发生于分娩后的最初 24 h 内。继发性 PPH 在分娩 24 h 后至 12 周内发生。

同义词

　　产科出血

　　产妇出血

ICD-10CM 编码
O72.0　第三产程出血
O72.1　其他产后即刻出血
O72.2　延迟和继发性产后出血
O72.3　产后凝血功能障碍

流行病学和人口统计学

　　发病率：根据使用的定义和考虑的范围，产科患者中有 1% ~ 6% 会发生 PPH。产后出血是全球孕产妇死亡的主要原因，在美国，占孕产妇死亡的比例超过 10%。

　　好发年龄：育龄期女性。

　　危险因素：产前因素：PPH 病史、初产或多产、巨大儿、多胎妊娠、羊水过多、子宫肌瘤、子宫手术史、胎盘异常、出血性疾病。

　　产时因素：产程长、加强宫缩、急产、子痫前期、绒毛膜羊膜炎、手术助产、会阴切开术、撕裂伤、胎盘滞留、胎盘早剥、胎死宫内。

体格检查和临床表现（表 52-1）

- 产时出血通常发生迅速
- 查体结果包括子宫收缩差，持续流出血块或按压宫底出血
- 大量失血还可出现低血压、心动过速和少尿

表 52-1 产后出血的症状表现

失血量 %（ml）	收缩压（mmHg）	体征和症状
10～15（500～1000）	正常	心动过速、心悸、头晕
15～25（1000～1500）	低-正常	心动过速、虚弱、出汗
25～35（1500～2000）	70～80	躁动、面色苍白、少尿
35～45（2000～3000）	50～70	晕厥、呼吸困难、无尿

From Vincent JL et al: Textbook of critical care, ed 6, Philadelphia, 2011, WB Saunders.

病因学

- 原发性：宫缩乏力（70%～80%）、胎盘滞留、产道裂伤和凝血功能异常
- 继发性：胎盘部位复旧不良、胎盘胎膜残留（包括异常胎盘）、感染和凝血功能障碍

Dx 诊断

评估

- 应排空膀胱
- 双合诊以评估宫缩情况；清除血块；若宫缩乏力则按摩子宫
- 检查以确认产道有无裂伤，包括使用必要的照明设备和拉钩进行宫颈检查
- 确保足够的静脉通路
- 床旁超声检查以评估宫腔残留的组织或凝血块
- 确认胎盘是否完全娩出

实验室检查

大量出血可导致弥散性血管内凝血（disseminated intravascular coagulation，DIC）。如果怀疑有 DIC，应完善血常规和凝血功能检

查。如果怀疑凝血功能异常，则应评估凝血因子。

影像学检查

超声检查可用于观察宫腔内残留组织，包括凝血块或胎盘。此项检查可用于确定是否需要采取刮宫术或手取胎盘等侵入性操作。

Rx 治疗

预防 PPH 最有效的策略是积极管理第三产程（active management of the third stage of labor，AMTSL）。促进宫缩的药物通常是一线治疗：

- 催产素（10 ～ 40 U 稀释至溶液中静脉注射，或 10 U 肌内注射）；通常在胎儿娩出后立即预防性给药，以尽量减少胎盘娩出后的估算出血量（estimated blood loss，EBL）
- 甲基麦角新碱（0.2 mg 肌内注射），禁用于高血压患者
- 卡前列素氨丁三醇（欣母沛；0.25 mg 肌内注射），禁用于有哮喘病史的患者
- 米索前列醇（400 ～ 800 μg，经舌下、颊黏膜或直肠给药）

其他药物：

- 氨甲环酸（1 g 静脉注射）

非药物治疗

- 积极管理第三产程：控制性牵拉脐带（Brandt-Andrews 动作）和胎盘娩出后按摩子宫
- 子宫填塞（图 52-1）：用纱布、Foley 导管或球囊（Bakri）填塞
- 可疑胎盘残留者行刮宫术
- 子宫动脉栓塞

扫本章二维
码看彩图

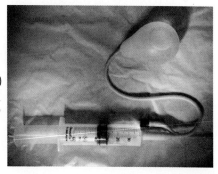

图 52-1 （扫本章二维码看彩图）
子宫内球囊通常可作为宫缩乏
力导致的产后出血的有效子宫
填塞物。（From Magowan BA:
Clinical obstetrics & gynecology,
ed 4, 2019, Elsevier.）

- 开腹手术治疗：
    1. 髂内动脉结扎
    2. 双侧子宫动脉结扎（O'Leary 缝合术）
    3. B-lynch 缝合术
    4. 子宫切除术

常规治疗

- 促进宫缩、外科治疗、栓塞、输血。图 52-2 概述了产后出血的处理
- 表 52-2 介绍对初始液体复苏的治疗反应。催产素类药物的给药方案见表 52-3。框 52-1 简述血液制品的输注

长期管理

对于贫血（血红蛋白＜ 100 g/L），可补充硫酸亚铁和维生素 C 以支持造血

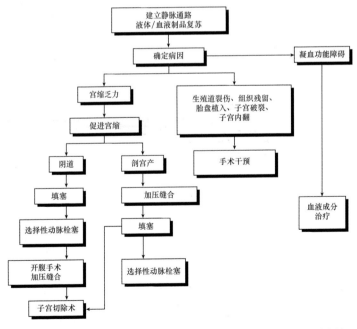

图 52-2　产后出血的管理。（From Gabbe SG：Obstetrics，ed 6，Philadelphia，2012，WB Saunders.）

373

表 52-2　对初始液体复苏的治疗反应

反应	描述	后续治疗
快速反应	失血量＜20%	无需再次输液和输血
短暂反应	失血量为20%～40%；对最初的液体治疗有反应，但随后生命体征恶化	继续输液并考虑输血
微弱反应或无反应	持续严重出血，失血量＞40%	继续积极补充液体和血液制品

From Vincent JL et al：Textbook of critical care，ed 6，Philadelphia，2011，WB Saunders.

表 52-3　催产素类药物的给药方案

药物	给药方案
催产素（Pitocin）	5 U 静脉推注 20～40 U 催产素加入 1 L 液体中，持续静脉滴注 10 U 宫内注射
甲基麦角新碱（Methergine）	每2～4 h 0.2 mg IM
马来酸麦角新碱（Ergotrate）	每2～4 h 100～125 μg IM 或宫内注射 200～250 μg IM 总剂量 1.25 mg
卡前列腺素（欣母沛）	每15～90 min 250 μg IM 或宫内注射，总剂量 2 mg（最多给药 8 次）
米索前列醇	800～1000 μg PR、口服或舌下给药

IM，肌内注射；IV，静脉注射；PR，经直肠给药

From Vincent JL et al：Textbook of critical care，ed 7，Philadelphia，2017，Elsevier.

框 52-1　血液制品输注

交叉配血
特定血型或"生理盐水交叉配血"
ABO 和 Rh 血型匹配
首选 Rh 阴性血
　如有可能，应将血液加温，尤其是当输血速度＞100 ml/min 或输注的总容量较大时；输注的血液温度低与心律失常和反常性低血压的发生率升高有关
　输血速度＞100 ml/min 时应补钙，因为库存血液中的抗凝剂会结合钙
　每输注 10 U 悬浮红细胞（PRBC）应输注 6～10 U 新鲜冰冻血浆（FFP）
血小板计数降至＜50×10⁹/L 时，给予 10～12 U 血小板
除 FFP 外，还可用冷沉淀代替纤维蛋白原
可考虑静脉推注 60～120 μg/kg 重组活化因子Ⅶ（rFⅦa）

From Vincent JL et al：Textbook of critical care，ed 7，Philadelphia，2017，Elsevier.

预后

- 产后出血患者应密切观察至少 24 h。应监测生命体征，评估血流动力学稳定性和合理治疗贫血。若持续出血，可进行一系列实验室检查
- 并发症包括：休克、急性呼吸窘迫综合征、希恩综合征、血栓栓塞性疾病和丧失生育能力
- 大量失血（如 > 2 L）和血流动力学不稳定的患者，可能需要收入重症监护病房

转诊

在产后出血的过程中，应通知麻醉科、血库和手术室人员，并提供充分的护理。应尽早考虑通知产科相关领域专家。如果出血很快或估计失血量很大，应做好输血准备，包括抽血以配血和通知血库。

 重点和注意事项

预防

- 积极管理第三产程
- 采用机构特定的 PPH 风险评估工具能有效地识别高危患者，但临床仍应对所有患者保持警惕

推荐阅读

Evensen A et al: Postpartum hemorrhage: prevention and treatment, *Am Fam Physician* 95(7):442-449, 2014.

Mousa HA, Alfirevic Z: Treatment for primary postpartum haemorrhage, *Cochrane Database Syst Rev* 1:CD003249, 2014.

Postpartum hemorrhage: Practice Bulletin No. 183. American College of Obstetricians and Gynecologists, *Obstet Gynecol* 130:e168-e186, 2017.

Sentilhes L et al: Tranexamic acide for the prevention of blood loss after vaginal delivery, *N Engl J Med* 379:731-742, 2018.

Widmer M et al: Heat-stable carbetocin versus oxytocin to prevent hemorrhage after vaginal birth, *N Engl J Med* 379:743-752, 2018.

第 53 章 产后抑郁
Postpartum Depression

Jhenette Lauder

李璐瑶 译 陈扬 审校

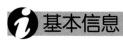 基本信息

定义

产后发生的可影响日常生活的严重或轻微抑郁发作，最常见于分娩后 1 ~ 3 周内，但也可在产后 12 个月内出现。

同义词

产后忧郁

产后精神病

ICD–10CM 编码

F53 包括产后抑郁和产后精神病

O0.6 包括产后忧郁、产后烦躁和悲伤

流行病学与人口统计学

发病率：在美国，每年约有 80 万例分娩女性或 20% 的活产女性患产后抑郁。

患病率：围产期抑郁症的患病率为 10% ~ 15%。

危险因素：包括妊娠期抑郁或焦虑状态、创伤性分娩经历、妊娠期或产后应激性生活事件、新生儿收入重症监护病房或早产、社会支持不良、抑郁史、母乳喂养问题。

遗传学因素：有心境障碍家族史是产后抑郁的危险因素。

体格检查和临床表现

患者表现为情绪低落或易怒、对活动的兴趣下降、食欲和睡眠变化、体重变化、精力下降、过度内疚或无价值感、精神运动亢奋或迟缓，并可能有自杀 / 杀人想法。重性抑郁症发作的诊断要求几乎每天都有症状，持续 2 周，并且女性的功能状态较前有所下降。

病因学

　　分娩后性激素下降被认为是导致部分女性产后抑郁的原因之一。此外，有抑郁史、经前期综合征或焦虑障碍、生活应激事件和有心境障碍家族史的女性患抑郁症和产后抑郁的风险均可增加。

 诊断

鉴别诊断

- 甲状腺功能亢进
- 甲状腺功能减退
- 产后忧郁：为包括抑郁、焦虑或愤怒症状的综合征，通常在分娩后 2～3 d 出现，产后数天至 1～2 周内消失，无需治疗
- 产后精神病：通常发生在产后 1～2 周，其特征是思维极度混乱、产生幻觉和行为怪异。需要快速干预，因其有自杀或杀婴的风险
- 双相情感障碍

评估

- 病史采集和体格检查
- 对所有产后女性进行筛查，可使用爱丁堡产后抑郁量表（针对产后特定阶段，不足 5 min 即可完成）或患者健康问卷 -9 等筛查工具
- 所有产后抑郁患者均应筛查双相情感障碍

实验室检查

甲状腺功能筛查（如果高度怀疑甲状腺疾病）

 治疗

非药物治疗

　　心理治疗：研究表明心理治疗与氟西汀同样有效。

常规治疗

- 选择性 5- 羟色胺再摄取抑制剂应被视为一线治疗，因其过量使用造成毒性作用的风险较低且给药方便。但是，如果患者

既往使用另一种药物时获得良好效果，则可重新开始使用该药物。从推荐剂量的一半开始，4 d 后增加，并逐渐增加剂量直至出现治疗效果
- 为了减少药物暴露于胎儿 / 新生儿，单药治疗优于多药治疗
- 舍曲林是一线选择性 5- 羟色胺再摄取抑制剂，推荐用于母乳喂养的母亲，现有证据表明该药对婴儿风险很小。尚无证据表明母亲服用舍曲林、帕罗西汀或氟伏沙明会对婴儿产生不良影响。氟西汀在母乳中和接受母乳喂养的婴儿体内的含量可能更高
- 三环类抗抑郁药似乎不会大量进入母乳喂养的婴儿体内，其使用可能是安全的。关于非典型抗抑郁药和母乳喂养的数据有限
- FDA 近期批准静脉注射布雷沙诺酮（Zulresso）。用法是单次60 h 静脉滴注，目前仅在经健康管理机构认证的医疗机构中有限使用

长期管理
- 药物治疗应持续到病情缓解后至少 6 个月
- 对于有 ≥ 3 次抑郁发作病史的女性，应考虑长期治疗

预后
- 若未经治疗，产后抑郁的持续时间平均为 7 个月
- 15% ～ 85% 的女性在完成药物治疗后至少会经历 1 次复发

转诊
- 如果患者在药物治疗 6 周后没有改善或复发，考虑转诊至精神科医师处就诊
- 如果患者有产后精神疾病、双相障碍的迹象 / 症状，或表现出自杀 / 杀人意向，则应立即转诊至精神科医师处就诊

 重点和注意事项

专家点评
- 妊娠期间和产后的抑郁和焦虑不仅会对母亲产生负面影响，还会对胎儿、新生儿和家庭产生负面影响。若不进行治疗可

导致低出生体重、胎儿生长迟缓、新生儿入住重症监护病房率增加、新生儿哭闹增多、发育评分下降。此外，抑郁症还与吸烟、酗酒和吸毒有关，这也会对婴儿和家庭造成负面影响。对女性进行治疗前应考虑到这些因素

- 选择性 5- 羟色胺再摄取抑制剂可进入母乳，但与婴儿在子宫内接受的经胎盘透过量相比，其剂量非常小。婴儿的不良反应极为罕见；尚缺乏远期数据

预防

有产后抑郁病史的患者复发风险约为 25%。这些患者在妊娠期间和产后均应进行抑郁症筛查。对有抑郁症病史的患者进行预防性治疗是合理的，对这些产妇，在产后应密切随访，以便早期发现抑郁发作。

患者和家庭教育

- 美国国家女性健康信息中心：www.womenshealth.gov
- 国际产后支持联盟：www.postpartum.net
- 美国疾病预防控制中心：www.cdc.gov/reproductivehealth/depresp

相关内容

抑郁症（相关重点专题）

推荐阅读

ACOG: *Screening for perinatal depression, committee opinion number 630*, American College of Obstetrics and Gynecologists, 2015.
Bobo WV, Yawn BP: Concise review for physicians and other clinicians: postpartum depression, *Mayo Clin Proc* 89(6):835-844, 2014.
O'Conner E et al: Primary care screening for and treatment of depression in pregnant and postpartum women: evidence report and systematic review for the US preventative service task force, *J Am Med Assoc* 315(4):388-406, 2016.
Stewart DE: Postpartum depression, *N Engl J Med* 375:2177-2186, 2016.
Werner E et al: Preventing postpartum depression: review and recommendations, *Arch Womens Mental Health* 18(1):41–60, 2015.

第54章　子宫内膜炎
Endometritis

Siri M. Holton，Rachel Wright Heinle

何子凝　译　姚颖　审校

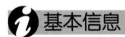 基本信息

定义

　　子宫内膜炎是指子宫内膜在产后或流产后出现的炎症。尽管部分急性或慢性子宫内膜炎可能与妊娠无关，但在本章中，我们重点讨论产后子宫内膜炎。

同义词

　　子宫周围炎

　　子宫内膜炎伴盆腔蜂窝织炎

ICD-10CM 编码

O85　产褥期脓毒症

O86　其他产褥期感染

O86.11　产后宫颈炎

O86.12　产后子宫内膜炎

O86.13　产后阴道炎

O86.19　其他产后生殖道感染

O86.89　其他特殊的产褥期感染

N71.0　急性子宫炎症性疾病

N71.1　慢性子宫炎症性疾病

流行病学和人口统计学

- 产后子宫感染的总发病率为 1% ~ 6%，当合并绒毛膜羊膜炎时发病率可高达 13%
- 产后最常见生殖道感染
- 通常在产后早期发生；与经阴道自然分娩的患者相比，剖宫产或阴道手术助产后的患者发病率更高

- 其他危险因素包括早产、产程延长、胎膜破裂时间长、绒毛膜羊膜炎、多次宫颈检查以及宫内或胎儿监测

体格检查和临床表现

- 产后口腔温度＞ 38℃（产后 24 h 后）
- 症状包括腹痛、发热、寒战、阴道脓性恶露或恶臭味分泌物、大量阴道出血
- 可有心动过速、局限性子宫或宫旁压痛、脓性恶露或恶臭味分泌物；体格检查可发现子宫或宫旁压痛

病因学

子宫内膜炎通常是由需氧菌、厌氧菌等多种微生物混合感染导致的，主要包括 A 族链球菌或 B 族链球菌、金黄色葡萄球菌、拟杆菌属、淋病奈瑟菌、沙眼衣原体、肠球菌、加德纳菌、大肠埃希菌和支原体。表 54-1 列举了子宫内膜炎的种类以及常见的病原体。

表 54-1　子宫内膜炎

种类	病原体
产褥期脓毒症	葡萄球菌、梭状芽孢杆菌
慢性（或急慢性）浆细胞性子宫内膜炎（CPE）	衣原体、淋病奈瑟菌、肠道微生物
肉芽肿性子宫内膜炎	结核分枝杆菌、单纯疱疹病毒（HSV）感染、巨细胞病毒（CMV）感染、特发性
黄色肉芽肿性子宫内膜炎	未知
淋巴细胞性子宫内膜炎	
反应性子宫内膜炎	
子宫内膜息肉	
黏膜下平滑肌瘤	
宫内节育器（IUD）	
内膜消融术相关	

From Crum CP et al: Diagnostic gynecologic and obstetric pathology, ed 3, Philadelphia, 2018, Elsevier.

Dx 诊断

鉴别诊断

- 绒毛膜羊膜炎（分娩时羊膜腔感染）
- 盆腔炎
- 脓毒症
- 尿路感染或肾盂肾炎
- 伤口感染或脓肿
- 脓毒性盆腔血栓性静脉炎

评估

实验室检查：

- 血常规及细胞分类
- 考虑为全身感染的患者，可行血培养或尿培养
- 考虑为脓毒症的患者，可检测乳酸水平

影像学检查

- 如怀疑妊娠物残留导致的感染可行超声检查（图 54-1）
- 考虑腹腔内脓肿的患者，可行 CT

产后子宫内膜炎是一个宽泛的临床诊断，诊断基于发热（＞38.0℃）、白细胞增多（白细胞计数＞ $15×10^9$/L）、腹痛、子宫压痛、有脓性臭味阴道分泌物以及无其他明显感染源。

扫本章二维码看彩图

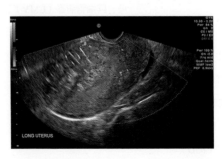

图 54-1 （扫本章二维码看彩图）子宫内膜炎。 患者因胎膜早破、绒毛膜羊膜炎和臀位，于妊娠 27 周行剖宫产术。术后子宫压痛伴发热 7 d。矢状位经阴道超声示子宫内膜血管增多，提示为子宫内膜炎的表现。子宫肌层前壁内线性回声为在子宫切口内的空气和缝线。应用抗生素治疗后患者症状缓解。（From Fielding JR et al：Gynecologic imaging，Philadelphia，2011，Saunders.）

Rx 治疗

常规治疗

静脉给药方案：

- 克林霉素和庆大霉素 ± 氨苄西林（被认为是"金标准"）
- 克林霉素和氨曲南
- 广谱青霉素类药物：哌拉西林-他唑巴坦、氨苄西林-舒巴坦、替卡西林-克拉维酸
- 头孢菌素类：头孢西丁、头孢替坦、头孢噻肟
- 甲硝唑、氨苄西林、庆大霉素
- 碳青霉烯类：亚胺培南-西司他丁、美罗培南、厄他培南
- 万古霉素：可与上述方案联合使用

临床症状明显缓解后 24 ～ 48 h 方可停药，如果症状没有显著改善（表 54-2），应注意与其他疾病相鉴别，积极寻找其他潜在的感染源。

表 54-2　子宫内膜炎患者对抗生素治疗不敏感的原因

原因	估计患病率（%）
感染性肿物，如脓肿、血肿、感染性盆腔血栓性静脉炎、盆腔蜂窝织炎、胎盘滞留	40 ～ 50
使用克林霉素-氨基糖苷或头孢菌素类的患者感染耐药病原体，常为肠球菌	20
其他原因，如导管性静脉炎、抗生素剂量不足	10
无病因学证据，但对经验性应用抗生素治疗有反应	20 ～ 30

From Gorbach SL：Infectious diseases，ed 2，Philadelphia，1998，Saunders.

预后

经合理应用抗生素治疗后治愈率达 95% ～ 98%。患者体温恢复正常 24 h 后即可出院，一般不建议口服抗生素治疗。

转诊

如果患者经合理应用抗生素治疗后 48 ～ 72 h 内症状仍无缓解，应及时请感染科医师或妇科相关领域专家会诊。

第55章　Rh不相容性
Rh Incompatibility

Bharti Rathore

王广涵　译　陈扬　审校

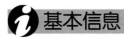 基本信息

定义

　　Rh不相容性是由于母体和胎儿Rh血型不合导致母体Rh致敏及新生儿溶血的过程。个体的红细胞上表达RhD抗原则为Rh阳性血型，反之若红细胞上不表达RhD抗原则为Rh阴性血型。

ICD-10CM编码
036.091　未指明的早期妊娠其他Rh同种免疫相关的孕妇保健
T80.4　Rh不相容反应
T80.4　未指明的输液、输血和治疗性注射后并发症

流行病学和人口统计学

发病率：

- 在高加索人群中，RhD抗原缺失（Rh阴性血型）的发生率为15%～17%，在黑人中为4%～8%，而在印第安人及亚洲人群中为<1%。如果父方血型未知，则Rh阴性孕妇孕育Rh阳性胎儿的比例约为60%
- 对于存在Rh不相容性而ABO血型相容的孕妇，在没有预防性措施的情况下，母体对D抗原的同种免疫发生率约为8%
- 母体-胎儿ABO血型不相容在某种程度上对Rh同种免疫发挥保护作用

遗传学因素： 5个主要基因位点决定了Rh血型的状态：C、D、E、c、e。存在D抗原为Rh阳性，反之则为Rh阴性。在Rh阳性的父亲中，45%为纯合子，55%为杂合子。父源Rh阳性纯合子的后代Rh阳性的概率为100%，如父源为杂合子则后代Rh阳性率为50%。

危险因素：

- RhD阴性女性

- 产前：胎儿-母体输血
- 产时：胎儿-母体输血、自然流产、异位妊娠、胎盘早剥、腹部外伤、绒毛活检、羊膜腔穿刺、经皮脐血管穿刺（percutaneous umbilical blood sampling，PUBS）、外倒转术、手取胎盘术、治疗性流产、自体血液制品输注
- 水肿胎儿妊娠史或 RhD 致敏史

病因学

初次暴露于 D 抗原会诱发母体免疫反应产生 IgM，这些免疫球蛋白并不会通过胎盘。当再次暴露时，机体会产生 IgG，一旦通过胎盘进入胎儿循环系统，则会造成胎儿溶血，继而发生一系列新生儿溶血相关疾病，如胎死宫内、新生儿死亡，以及由于高胆红素血症或胆红素脑病造成的胎儿神经系统损伤。

诊断

实验室检查

建档初期即行 ABO 及 Rh 血型检查及抗体筛查。
- 若抗 D 抗体筛查结果为阴性：
  1. 妊娠第 28 周再次行抗体筛查
  2. 新生儿出生后即查血型
  3. 若新生儿血型证实存在 Rh 不相容性，且存在危险因素（如胎盘早剥、前置胎盘、剖宫产、宫内操作、手取胎盘）时，应行 Kleihauer-Betke 试验 / 流式细胞术 /rosette 试验明确胎儿-母体输血量
- 若抗 D 抗体筛查结果为阳性：
  1. 应行母体间接 Coombs 试验以明确抗体滴度
  2. 查明父亲的 Rh 血型及合子分型
  3. 如父亲为杂合子，需行 PUBS 或羊水穿刺以明确胎儿 Rh 血型

影像学检查

- 超声评估有可显示胎儿皮下水肿、腹水、胸腔积液、心包积液或肝大，由此可诊断胎儿水肿，但无法预测
- 大脑中动脉多普勒超声可以预测胎儿中重度贫血

(Rx) 治疗

RhD 同种免疫的预防

- 50 μg 抗 D 免疫球蛋白：适用于妊娠＜ 13 周的自然流产后、人工流产后或异位妊娠患者
- 300 μg 抗 D 免疫球蛋白（可防护 30 ml 胎儿输血量）

  1. 用于妊娠＞ 13 周自然流产或人工流产、羊膜腔穿刺、绒毛活检、PUBS、外倒转术或其他宫内操作后
  2. 妊娠第 28 周给予母体抗 D 免疫球蛋白进行预防性治疗将不会导致胎儿或新生儿溶血
  3. 如胎儿为 RhD 阴性或是 Du 阳性（血清学弱 D 表型），在妊娠第 40 周或分娩时应用
  4. 如 Kleihauer-Betke 试验或 rosette 试验证实胎儿-母体输血量＞ 30 ml，建议加用抗 D 免疫球蛋白。在第一次使用抗 D 免疫球蛋白 48 ～ 72 h 后行母体间接 Coombs 试验，以决定下一步治疗方案

RhD 同种免疫孕妇的管理

- 妊娠 25 周后定期行羊水穿刺，动态监测羊水中胎儿胆红素的水平（OD_{450}），根据 Liley 制定的标准，通过 ΔOD_{450} 的测定值来反映
- 如果超声提示有胎儿水肿的证据，羊水穿刺样本测定的 ΔOD_{450} 值持续升高，或既往有严重受累胎儿分娩史的孕妇，建议行 PUBS
- 如果距足月时间较长即出现严重胎儿贫血，可行宫内输血
- 病情严重的胎儿在妊娠 28 周后可行类固醇促胎肺成熟，胎肺成熟后即终止妊娠
- 轻中度患者也应在胎肺成熟后尽快终止妊娠

图 55-1 为初次产生红细胞致敏机制的妊娠处理流程图。图 55-2 为既往有受累胎儿 / 新生儿，再次产生红细胞致敏机制的妊娠处理流程图。

预后

非水肿胎儿的存活率为 90%，水肿胎儿的存活率为 82%。

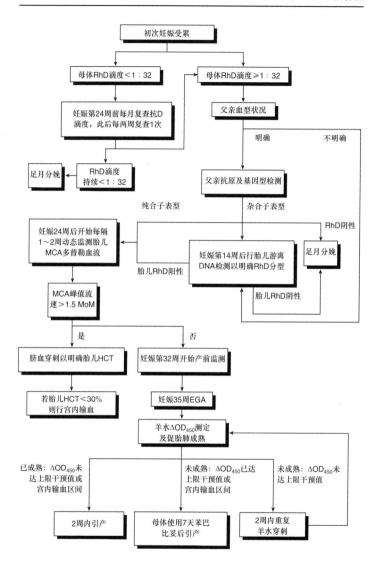

图 55-1 初次产生红细胞致敏机制的妊娠处理流程图。ΔOD_{450}，用分光光度计在 450 nm 处的吸光度测定值；DNA，脱氧核糖核酸；EGA，核对孕周；HCT，血细胞比容；MCA，大脑中动脉；MoM，中位数倍数；Rh＋，Rh 阳性；RhD，Rh D 抗原。（From Gabbe SG：Obstetrics，6 ed，Philadelphia，2012，Saunders.）

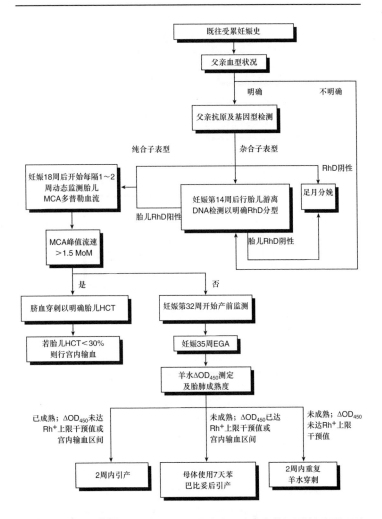

图 55-2 **既往有受累胎儿/新生儿,再次产生红细胞致敏机制的妊娠处理流程图。**ΔOD_{450},用分光光度计在 450nm 处的吸光度测定值;DNA,脱氧核糖核酸;EGA,核对孕周;HCT,血细胞比容;MCA,大脑中动脉;MoM,中位数倍数,Rh+,Rh 阳性;RhD,Rh D 抗原(From Gabbe SG:Obstetrics,6 ed,Philadelphia,2012,Saunders.)

转诊

所有存在 Rh 同种免疫的孕妇应该在妊娠 18 ～ 20 周时转诊至三级医院。

推荐阅读

Bennardello F et al: Recommendations for the prevention and treatment of haemolytic disease of the foetus and newborn, *Blood Transfus* 13(1):109-134, 2015.

Ghesquière L et al: Management of red blood cell alloimmunization in pregnancy, *J Gynecol Obstet Hum Reprod* 47(5):197-204, 2018.

Hendrickson JE, Delaney M: Hemolytic disease of the fetus and newborn: modern practice and future investigations, *Transfus Med Rev* 30(4):159-164, 2016.

Nandyal RR: Hemolytic disease of the newborn, *J Hematol Thrombo Dis* 3(2):203, 2015.

Webb J, Delaney M: Red blood cell alloimmunization in the pregnant patient, *Transfus Med Rev* 32(4):213-219, 2018.

第 56 章　子痫前期
Preeclampsia

Philip A. Shlossman

顾珣可　译　陈扬　审校

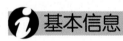 基本信息

定义

　　子痫前期是指妊娠女性出现高血压和其他相关并发症。2013 年，ACOG 妊娠期高血压工作组修订了这一标准，将子痫前期定为一种高血压性疾病，不再需要出现蛋白尿即可做出诊断。工作组强调了高血压作为必要条件的重要性，并降低了蛋白尿的重要性。在无蛋白尿时，有血小板减少症、新发肾功能不全、肝功能受损、肺水肿和新发脑或视觉症状时，亦可作为诊断标准。

　　此外，工作组还强调了之前 ACOG 简报中的分类：

- 子痫前期：高血压伴或不伴蛋白尿，但伴有上述 1 种合并症
- 伴有严重临床表现的子痫前期（表 56-1）
- 慢性高血压：妊娠前或妊娠 < 20 周时出现高血压
- 妊娠期高血压：妊娠 20 周后出现的高血压，无蛋白尿或上述合并症
- 慢性高血压合并子痫前期：慢性高血压患者血压突然升高或使用先前控制良好时的药物后血压升高，或新发符合重度子痫前期诊断标准的症状或体征。表 56-1 总结了重度子痫前期

表 56-1　伴有严重表现的子痫前期的诊断标准

在子痫前期患者中，如果存在以下标准中的任意 1 项，则可诊断为**伴有严重表现的子痫前期**：

时间间隔 ≥ 4 h 的 2 次收缩压 ≥ 160 mmHg 或舒张压 ≥ 110 mmHg

血肌酐 > 97 mmol/L 或血肌酐高于正常水平的 2 倍

新发脑或视觉障碍

肺水肿

肝细胞损伤（血清转氨酶 ≥ 正常水平的 2 倍）或严重的持续性右上腹或上腹疼痛

血小板减少 < 100×10^9/L

的诊断标准

- 非典型子痫前期：发病于妊娠 20 周前；发病于产后 48 h 后；妊娠期蛋白尿伴有子痫前期、溶血、血小板减少或肝酶升高的症状

同义词

妊娠诱导的高血压

妊娠毒血症

ICD-10CM 编码

O11.1　既往高血压伴子痫前期，早期妊娠

O11.2　既往高血压伴子痫前期，中期妊娠

O11.3　既往高血压伴子痫前期，晚期妊娠

O11.9　既往高血压伴子痫前期，未指明妊娠期

O14.00　轻中度子痫前期，未指明妊娠期

O14.02　轻中度子痫前期，中期妊娠

O14.03　轻中度子痫前期，晚期妊娠

O14.10　重度子痫前期，未指明妊娠期

O14.12　重度子痫前期，中期妊娠

O14.13　重度子痫前期，晚期妊娠

O14.90　未指明的子痫前期，未指明妊娠期

O14.92　未指明的子痫前期，中期妊娠

O14.93　未指明的子痫前期，晚期妊娠

流行病学和人口统计学

发病率：初产妇发病率为 2% ～ 7%，有危险因素的经产妇发病率高达 50% 以上。

危险因素：见表 56-2。

遗传学因素：与母亲和父亲的家族史呈正相关。

表 56-2 子痫前期的危险因素

- 初产
- 年龄＞ 40 岁
- 辅助生殖技术助孕
- 妊娠间隔＞ 7 年
- 子痫前期家族史

- 孕妇出生时为小于孕龄儿
- 肥胖 / 妊娠期糖尿病
- 多胎妊娠
- 既往妊娠子痫前期病史
- 不良孕产史
- 胎儿生长受限、胎盘早剥、胎死宫内
- 既往有遗传病
- 慢性高血压
- 肾病
- 1 型（胰岛素依赖型）糖尿病
- 抗磷脂抗体综合征

From Gabbe SG et al：Obstetrics，ed 7，2016，Philadelphia，Elsevier.

体格检查和临床表现

- 子痫前期通常表现为高血压和蛋白尿，最常见于晚期妊娠
- 可能无症状
- 全身水肿或非重力性水肿，即使没有水肿也可能表现为体重迅速增加（每周增加＞ 1.81 kg），水肿和体重增长很普遍，但缺乏特异性，在许多正常妊娠者中亦可见
- 听诊可闻及肺部啰音
- 脑部症状：头痛、视力变化
- 右上腹疼痛［HELLP 综合征（溶血、肝酶升高和血小板减少）或肝被膜下血肿］
- 反射亢进或阵挛
- 阴道出血（胎盘早剥）
- 慢性胎儿损害表现为宫内生长受限，急性胎儿损害表现为胎儿监测不良
- 多器官系统功能障碍，累及肝、血液、肾、肺和中枢神经系统
- 尽管血压值"正常"，仍可能发生严重情况，因此在高危情况下必须保持高度警惕

病因学

- 确切病因尚不清楚
- 现有理论：
  1. 血栓素 A2（血管收缩剂和血小板聚集剂）和前列环素（血

管扩张剂）之间的不平衡

2. 螺旋动脉异常滋养细胞侵袭

3. 动脉壁对血管紧张素 II 的敏感性增加

4. 循环可溶性 FMS 样酪氨酸激酶 1（soluble FMS-like tyrosine kinase 1，sFlt1）过量，其可结合胎盘生长因子（placental growth factor，PlGF）和 VEGF，可能具有致病作用

- 表 56-3 介绍了子痫前期患者潜在的代谢性、炎症性内皮改变

表 56-3　子痫前期患者潜在的代谢性、炎症性内皮改变

心血管系统	外周血管阻力增加导致高血压；血管通透性增加使母体血容量减少
肺	喉水肿和肺水肿
肾	肾小球损伤导致蛋白尿、低蛋白血症和胶体渗透压降低，进一步减少血容量。可出现急性肾衰竭 ± 皮质坏死
凝血系统	高凝状态伴纤维蛋白形成和纤维蛋白溶解均增加（即弥散性血管内凝血）
肝	HELLP 综合征、肝破裂
中枢神经系统	大脑小动脉血栓形成和纤维蛋白样坏死。子痫（惊厥）、脑出血和脑水肿
胎儿	子宫胎盘循环障碍，可能导致 FGR、低氧血症和胎死宫内

FGR，胎儿生长受限；HELLP，溶血、肝酶升高、血小板减少

From Drife J, Magowan B: Clinical obstetrics and gynecology, Philadelphia, 2004, WB Saunders.

Dx 诊断

鉴别诊断

- 妊娠期急性脂肪肝
- 阑尾炎
- 糖尿病酮症酸中毒
- 胆囊疾病
- 胃肠炎
- 肾小球肾炎

- 溶血性尿毒综合征
- 肝性脑病
- 妊娠剧吐
- 特发性血小板减少症
- 血栓性血小板减少性紫癜
- 肾结石
- 肾盂肾炎
- 消化性溃疡病
- 系统性红斑狼疮
- 病毒性肝炎
- 药物或药物戒断

评估

高血压：

- 患者坐位或半卧位，两次血压测量至少间隔 4 h，收缩压 ≥ 140 mmHg 或舒张压 ≥ 90 mmHg
- 收缩压 ≥ 160 mmHg 或舒张压 ≥ 110 mmHg
- 需尽快确诊高血压，以便立即治疗严重的高血压

蛋白尿：

- 24 h 尿蛋白定量 ≥ 300 mg
- 蛋白质 / 肌酐比 ≥ 0.3
- 尿液检测试纸尿蛋白 +（仅在其他方法均无法应用时）
- 无蛋白尿时，出现新发高血压并符合以下 1 项即可诊断子痫前期：

  1. 血小板计数 < 100×10^9/L
  2. 新发的进行性肾功能不全，血肌酐 > 97 mmol/L 或在无其他肾病的情况下血肌酐高于正常水平 2 倍
  3. 血清转氨酶升高至正常水平的 2 倍
  4. 肺水肿
  5. 新发脑或视觉症状

- 由于该病可能导致多器官受累，以及考虑到其患病率，因此妊娠 20 周后出现中枢神经系统或胃肠道症状的孕妇均需全面评估是否存在子痫前期
- 评估相关状况，如 DIC、肝功能异常或被膜下血肿
- 图 56-1 介绍重度子痫前期患者的治疗计划

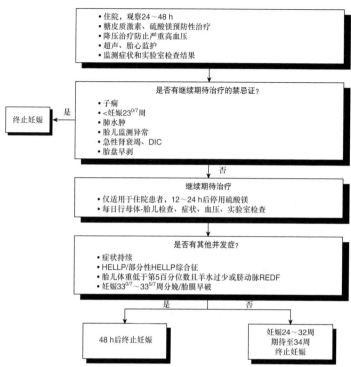

图 56-1　妊娠 34 周前具有严重表现的子痫前期患者的管理计划。HELLP，溶血、肝酶升高、血小板减少；REDF，舒张末期血流反向。（From Gabbe SG et al：Obstetrics：Normal and problem pregnancies，ed 7，Philadelphia，2017，Elsevier.）

实验室检查

- 高危患者：第一次产前检查时，应进行肾功能（收集 24 h 尿液以检测总蛋白和肌酐清除率或蛋白 / 肌酐比）、血常规、血肌酐、肝功能检查和尿酸的基线评估

- 血常规（血红蛋白、血细胞比容、血小板）可能显示血液浓缩或 HELLP 综合征的迹象

- 肝功能检查（AST、ALT、LDH）可用于评估 HELLP 综合征或排除重要的鉴别诊断

- 高尿酸血症或肌酐升高提示肾功能下降

- 如果临床允许，可检测凝血酶原时间、部分凝血活酶时间和纤维蛋白原，以排除 DIC

- 外周血涂片可能显示微血管性溶血性贫血
- 补体水平可用于鉴别胶原血管病的急性加重
- 孕妇血中 sFlt-1 与 PlGF 的比值升高可先于子痫前期症状出现。sFlt-1 水平升高和 PlGF 水平降低可预测将发展为子痫前期。临床怀疑有子痫前期症状的孕妇，若 sFlt-1/PlGF ≤ 38 可预测短期内不会发生子痫前期[1]

影像学检查

- 对于非典型子痫或子痫前期临床表现伴非典型脑部症状、可能存在颅内出血或发作后症状不能完全缓解的患者，可行头颅 CT 或 MRI
- 胎儿超声检查以评估宫内生长受限、羊水、胎盘
- 肝超声检查明确有无被膜下血肿

 治疗

常规治疗

可选择终止妊娠，这是该病唯一的治愈方法。如拟行期待治疗，必须考虑孕龄、子痫前期的严重程度以及引产成功率和患者依从性。

- 对于具有严重表现的子痫前期，给予硫酸镁负荷剂量 4～6 g 静脉注射，再以 2 g/h 维持（肾功能不全者需调整剂量）。如果使用硫酸镁有禁忌（如重症肌无力），则采用苯妥英钠负荷剂量 10～15 mg/kg，负荷剂量后 12 h 开始静脉注射 200 mg，每 8 h 1 次
- 若收缩压＞160 mmHg 或舒张压＞110 mmHg，可用 5～10 mg 肼屈嗪静脉注射降压治疗，每 20 min 给药 10 mg，总量最大为 20 mg；或盐酸拉贝洛尔 20 mg、40 mg、80 mg、80 mg 静脉注射，每 10 min 递增剂量静脉注射给药，最大剂量为 300 mg；或每 20 min 口服硝苯地平 10～20 mg 紧急降压，最大剂量为 180 mg/d。如果已达到一种药物的最大剂量，可增加另一种药物以实现 BP 为 140～150/90～100 mmHg 的目标
- 持续胎心监护

---

[1] Zeisler H et al：Predictive value of the sFlt-1：PlGF ratio in women with suspected preeclampsia，N Engl J Med 374：13-22，2016.

- 分娩或剖宫产首选硬膜外麻醉
- 有严重表现的子痫前期患者在分娩或剖宫产时均应使用抗癫痫药物（硫酸镁）直至产后 24 h

长期管理

- 妊娠 < 37 周且无严重表现的子痫前期：密切观察母体或胎儿状况的恶化，在妊娠 37 周终止妊娠。对于妊娠 24 ~ 36 周的患者，考虑产前使用糖皮质激素。如果出现严重表现或有胎儿受累的证据，则应尽早终止妊娠
- 有严重表现的子痫前期：在母体或胎儿情况稳定时考虑在妊娠 34 周时终止妊娠；在妊娠 24 ~ 34 周时，可考虑使用糖皮质激素并严密监测；妊娠 < 24 周考虑终止妊娠。期待治疗的风险包括疾病严重恶化、子痫、胎盘早剥、死产、HELLP 综合征、入住重症监护病房和肺水肿
- 期待治疗的禁忌证包括子痫、HELLP 综合征、肺水肿、DIC、胎盘早剥、无法控制的严重高血压、胎儿死亡和胎儿状况不良
- 妊娠期间长期控制血压可选用拉贝洛尔、肼屈嗪和硝苯地平

预后

子痫前期是一个进行性和难以预测的疾病过程；对预期病程应谨慎管理。高达 20% 的子痫惊厥患者血压正常。

子痫前期患者在随后妊娠中的复发率约为 20%，更易在中期妊娠发病或出现并发症。使用低剂量阿司匹林可降低发病风险。

转诊

由于疾病的隐匿性，产科管理非常必要。妊娠 34 周前的患者均应转诊至有相应母婴诊疗条件的机构。

重点和注意事项

专家点评

- 中期妊娠应用低剂量阿司匹林可降低高危子痫前期女性发生子痫前期、早产和宫内发育迟缓的风险。ACOG 和 USPSTF 建议对于高危子痫前期女性（子痫前期史、多胎妊娠、慢性高血压、1 型或 2 糖尿病、肾病或自身免疫性疾病），应从妊

娠 12 周后（最好在妊娠 16 周前）开始使用低剂量阿司匹林作为预防性药物

- 研究表明，在选定的高危人群中，从妊娠 11 ～ 14 周开始使用 150 mg/d 的低剂量阿司匹林可降低早发子痫前期的发生率[①]。在美国，低剂量阿司匹林为每片 81 mg。使用阿司匹林预防子痫前期时可考虑每日 2 片 81 mg 片剂
- 尽管患有子痫前期的女性患终末期肾病（end-stage renal disease, ESRD）的绝对风险较低，但子痫前期是后续患 ESRD 风险增加的标志
- 发生子痫前期可能是女性未来发生心血管疾病的最早可识别的风险标志之一。研究表明，子痫前期患者在产后 1 年内有较高的心血管危险因素发生率，包括代谢综合征。有子痫前期病史的女性（特别是早产或复发）患心血管疾病的风险增加，应鼓励进行适当的随访

相关内容

子痫（相关重点专题）

高血压（相关重点专题）

推荐阅读

American College of Obstetricians and Gynecologists: Low-dose aspirin use in pregnancy, ACOG Committee Opinion No. 743, *Obstet Gynecol* 132:e44-e52, 2018.

Committee on Obstetric Practice: Committee Opinion No.: 692: Emergent therapy for acute-onset, severe hypertension during pregnancy and the postpartum period, *Obstet Gynecol* 129(4):e90-e95, 2017.

Gestational hypertension and preeclampsia: ACOG Practice bulletin No. 202. American College of Obstetricians and Gynecologists, *Obstet Gynecol* 133:e1-e25, 2019.

Hypertension in pregnancy: Report of the American College of Obstetricians and Gynecologists' task force on hypertension in pregnancy, *Obstet Gynecol* 122(5):1122-1131, 2013.

LeFevre ML: Low-dose aspirin use for the prevention of morbidity and mortality from preeclampsia: U.S. Preventive Services Task Force recommendation statement, *Ann Intern Med* 161:819-826, 2014.

Rolnik DL et al: Aspirin versus placebo in pregnancies at high risk for preterm preeclampsia, *N Engl J Med* 377(7):613-622, 2017.

[①] Rolnick DL et al：Aspirin versus placebo in pregnancies at high risk for preterm preeclampsia，N Engl J Med 377：613-622，2017.

Philip A. Shlossman

顾珣可 译 陈扬 审校

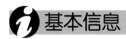 基本信息

定义

子痫是指有子痫前期的症状或体征的女性在妊娠 20 周后或产后 48 h 内发生惊厥或昏迷。非典型子痫发生在妊娠 20 周前或晚至产后 23 d 内。

同义词

毒血症

妊娠期惊厥

ICD-10CM 编码

O15.00 妊娠期子痫，未指明妊娠期

O15.02 妊娠期子痫，中期妊娠

O15.03 妊娠期子痫，晚期妊娠

O15.1 产时子痫

O15.2 产褥期子痫

O15.9 子痫，非指明发病时间

流行病学和人口统计学

发病率：1/（1500 ～ 3000）例孕妇；子痫前期患者的发病率为 2% ～ 4%；澳大利亚的一项大型研究显示，每 10 000 例活产中有 8.6 例发生子痫。

遗传学因素：子痫患者的一级亲属（姐妹或女儿）的发病率增加。

危险因素：多胎妊娠（双胎妊娠的发生率为 3.6%）、妊娠滋养细胞疾病、胎儿非免疫性水肿、未控制的高血压、原发性高血压、肾病、系统性红斑狼疮和合并心脏病。

临床表现

- 癫痫发作通常从面部抽搐开始，然后扩展至全身性强直阵挛状态，伴有呼吸停止，随后进入遗忘、躁动和意识错乱的发作后状态
- 子痫发作前最常见的症状为头痛（80%）、视力障碍（45%）和上腹痛（20%）。癫痫发作前有 17% 的患者完全无症状
- 40% 的患者患有严重高血压，40% 患有轻中度高血压，20%血压正常
- 全身水肿伴体重迅速增长（每周体重增加＞ 0.9 kg）可能早于子痫发作

病因学

常见病因是脑血流自主调节异常。这可能涉及高血压脑病的相关机制（短暂性血管痉挛、缺血、脑出血和水肿）、胶体渗透压降低和前列腺素失衡。

 诊断

鉴别诊断

- 既往癫痫病史
- 代谢异常（低血糖、低钠血症、低钙血症）
- 药物滥用
- 头部外伤、感染（脑膜炎、脑炎）
- 颅内出血或血栓形成
- 羊水栓塞
- 脑占位性病变或肿瘤
- 假性癫痫发作
- 高血压脑病
- 静脉或动脉血栓形成、动脉栓塞
- 可逆性后部白质脑综合征（常见于子痫）
- 血管炎、血管病
- 血栓性血小板减少性紫癜

评估

- 排除其他原因引起的妊娠期癫痫发作

- 有非典型表现（如长期发作后状态；癫痫持续状态；妊娠 < 20 周或产后 > 48 h 发作；脑膜炎体征、药物滥用或严重的难以控制的高血压）时，应努力寻找其他癫痫病因

实验室检查

- 蛋白尿：严重（49%），轻中度（29%），阴性（22%）
- 血细胞比容：由于血液浓缩而升高
- 血小板计数：减少；HELLP 综合征时肝功能检查指标升高（溶血、肝酶升高和血小板减少）
- 尿素氮和肌酐：肾受累时升高
- 血清电解质、血糖、血钙、有害物质：排除癫痫的其他原因
- 动脉血气分析：母体酸中毒和缺氧

影像学检查

- CT 或 MRI 适用于表现不典型、疑似脑出血或局灶性神经功能受损的患者
- 超过 90% 的患者 MRI 有与可逆性后部白质脑综合征相符的发现
- 50% 的患者有其他异常发现，包括脑水肿、出血和梗死

℞ 治疗

常规治疗

- 保持呼吸道通畅，充分吸氧并开放静脉通路
- 宫内复苏，包括母体吸氧、左侧卧位以及持续胎心监护
- 硫酸镁是首选药物。20 min 内给予硫酸镁 6 g 静脉负荷剂量，然后以 2 g/h 的速度维持治疗和预防癫痫复发。肾功能不全者需调整维持剂量。如果无静脉通路，可给予 10 g 硫酸镁肌内注射（每侧臀部 5 g）。如果反复抽搐，可给予 2 g 静脉注射 3 ~ 5 min。初始负荷剂量后，10% ~ 15% 的患者会再次发作。应警惕镁中毒的临床体征，如腱反射消失。如果怀疑存在镁中毒，应检测血镁水平（治疗浓度范围 2 ~ 3.5 mmol/L）。如果血清水平 > 4 mmol/L，则应停止硫酸镁输注。血镁水平极高时会发生呼吸和心搏骤停。可用 10% 葡萄糖酸钙溶液 10 ml 解毒。在禁用硫酸镁的患者（如心脏传导阻滞、重症肌无力）

中，苯妥英钠可作为替代药物

- 对硫酸镁无反应的持续性癫痫患者，可给予异戊巴比妥钠 250 mg，静脉注射 3 min
- 对于收缩压 > 160 mmHg 或舒张压 > 110 mmHg 的患者，可静脉注射肼屈嗪 5 ~ 10 mg，随后给予 10 mg，然后每 20 min 给予 10 mg，最大剂量为 20 mg。也可使用盐酸拉贝洛尔 20 mg、40 mg、80 mg 静脉注射，每 10 min 增加剂量，最大总剂量为 300 mg；硝苯地平 10 ~ 20 mg 每 20 min 口服 1 次可用于紧急降压（如果没有静脉通路），总剂量为 180 mg/d。如果已达到一种药物的最大剂量，可增加另一种药物以达到 140 ~ 150/90 ~ 100 mmHg 的目标血压
- 评估分娩时机

长期管理

- 首要任务是保证患者获得充足的氧气、稳定血流动力学和纠正实验室检查异常（如纠正凝血功能异常）
- 应评估宫颈条件和孕周。如果宫颈不成熟且妊娠 < 30 周，则考虑剖宫产；否则考虑引产
- 如为妊娠 24 ~ 34 周，产前应给予糖皮质激素。妊娠 34 ~ 36^{+6} 周或妊娠 23 ~ 24 周可考虑产前给予糖皮质激素
- 控制性硬膜外麻醉是分娩或剖宫产的首选麻醉方法
- 避免在高血压难以控制时进行全身麻醉，以最大限度降低致命性脑血管事件的发生风险
- 在分娩过程中继续进行硫酸镁治疗，并持续到产后 24 h 或最后一次抽搐后至少维持 24 h

预后

- 子痫的产妇死亡率平均为 5% ~ 6%。并发症发生率为 25%，包括胎盘早剥（10%）、DIC、产妇窒息伴胎儿窒息、吸入性肺炎、肺水肿（4%）、肾衰竭、心肺骤停和昏迷
- 胎死宫内、新生儿死亡、早产和分娩小于孕龄儿的风险增加
- 对于子痫患者，再次妊娠子痫复发的风险约为 2%，发生子痫前期的风险约为 25%。从妊娠 12 ~ 16 周（或至妊娠 28 周）开始，每日服用低剂量阿司匹林可能会降低发病风险

转诊

由于可能会造成严重的永久性母体和胎儿后遗症，因此所有病例均应由产科、母胎医学、新生儿科和重症医学科医生组成的团队共同诊治。

相关内容

HELLP 综合征（相关重点专题）

子痫前期（相关重点专题）

推荐阅读

American College of Obstetricians and Gynecologists: *Hypertension in pregnancy*, Washington, DC, 2013, American College of Obstetrics and Gynecologists.

American College of Obstetricians and Gynecologists: Emergent therapy for acute-onset, severe hypertension during pregnancy and the postpartum period: committee opinion no. 692 *Obstet Gynecol* 129:e90-e95, 2017.

Cooray SD et al: Characterization of symptoms immediately preceding eclampsia, *Obstet Gynecol* 118:995-999, 2011.

Gestational Hypertension and Preeclampsia: ACOG Practice Bulletin No. 202. American College of Obstetricians and Gynecologists, *Obstet Gynecol* 133:e1-25, 2019.

Liu S et al: Incidence, risk factors, and associated complications of eclampsia, *Obstet Gynecol* 118(5):987, 2011.

Mayama M et al: Incidence of posterior reversible encephalopathy syndrome in eclamptic and patients with preeclampsia with neurologic symptoms, *Am J Obstet Gynecol 215* 239:e1-e5, 2016.

HELLP Syndrome

Robert Matera, John L. Reagan

顾珣可　译　陈扬　审校

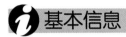 基本信息

定义

　　HELLP 综合征是子痫前期的一种严重病变。HELLP 是溶血（hemolysis）、肝酶升高（elevated liver enzymes）和血小板减少（low platelet count）的英文首字母缩写。它是最常见的妊娠期微血管病变。目前有两种分类系统（密西西比分类和田纳西分类），孕妇血小板减少的程度是疾病严重程度的主要指标：

	田纳西分类	密西西比分类
1 级	血小板 < 100×10^9/L AST 或 ALT > 70 IU/L	血小板 < 50×10^9/L AST 或 ALT > 70 IU/L
2 级		血小板 50×10^9/L ~ 100×10^9/L AST 或 ALT > 70 IU/L
3 级		血小板 100×10^9/L ~ 150×10^9/L AST 或 ALT ≥ 70 IU/L

ALT，谷丙转氨酶；AST，谷草转氨酶。所有标准均要求 LDH ≥ 600 IU/L

同义词

　　溶血

　　肝酶升高

　　血小板减少症

ICD-10CM 编码

O14.2　HELLP 综合征

O26.892　其他妊娠相关特定情况，中期妊娠

O26.893　其他妊娠相关特定情况，晚期妊娠

O26.899　其他妊娠相关特定情况，未指定妊娠期

O26.90	未指明的妊娠相关情况，未指定妊娠期
O26.91	未指明的妊娠相关情况，早期妊娠
O26.92	未指明的妊娠相关情况，中期妊娠
O26.93	未指明的妊娠相关情况，晚期妊娠

流行病学和人口统计学

- HELLP 综合征是一种罕见的并发症，孕妇发病率＜ 1%
- 在患有重度子痫前期的女性中，6% 的患者会表现出 1 种提示 HELLP 综合征的异常，12% 表现出 2 种异常，约有 10% 的女性表现出 3 种异常
- 与子痫前期相似，HELLP 综合征在妊娠 20 周之前很少见，绝大多数病例发生在晚期妊娠
- 所有病例中有 1/3 发生于产后，其中通常只有 80% 在分娩前被诊断子痫前期
- 年龄较小、头痛、胆红素＞ 2.0 mg/dl、LDH ＞ 1290 U/L，且血小板＜ $50×10^9$/L 提示产妇预后较差

危险因素：孕妇年龄＞ 35 岁、白种人、多胎妊娠、遗传基因。

复发率：3% ～ 25%。

体格检查和临床表现

- 明确的实验室诊断标准仍有待前瞻性研究验证
- 最常用的标准包括：溶血（外周血涂片见破碎红细胞、LDH ＞ 600 U/L 和总胆红素＞ 1.2 mg/dl）；肝酶升高［血清 AST ＞ 70 U/L］；血小板计数＜ $100×10^9$/L
- 尽管许多 HELLP 综合征患者无症状，但 80% 的患者主诉右上腹疼痛，50% ～ 60% 的患者体重增加过多且水肿加剧

病因学

与其他微血管病变一样，内皮细胞功能障碍以及由此引起的血管内凝血级联反应的激活被认为是 HELLP 综合征的主要发病机制。

Dx 诊断

鉴别诊断

- 妊娠期急性脂肪肝

- 血栓性血小板减少性紫癜 / 溶血性尿毒综合征
- 阑尾炎
- 胆囊疾病
- 消化性溃疡病
- 肠炎
- 肝炎
- 肾盂肾炎
- 系统性红斑狼疮
- 框 58-1 总结了易与 HELLP 综合征混淆的疾病

框 58-1　易与 HELLP 综合征混淆的疾病

- 妊娠期急性脂肪肝
- 阑尾炎
- 胆囊疾病
- 肾小球肾炎
- 溶血性尿毒综合征
- 肝性脑病
- 妊娠剧吐
- 特发性血小板减少症
- 肾盂肾炎
- 系统性红斑狼疮
- 抗磷脂抗体综合征
- 血栓性血小板减少性紫癜
- 病毒性肝炎
- HELLP（溶血、肝酶升高和血小板减少）综合征

From Gabbe SG：Obstetrics，ed 6，Philadelphia，2012，WB Saunders.

评估

由于 HELLP 综合征是基于实验室指标诊断的疾病，因此下面将详细介绍初始评估方法。

实验室检查

- 对可疑 HELLP 综合征患者的初步评估应包括血常规（评估血小板水平）、尿液分析、血肌酐、LDH、尿酸、间接和总胆红素水平以及 AST/ALT
- 凝血酶原时间、部分凝血活酶时间、纤维蛋白原和纤维蛋白裂解产物的检测仅用于血小板计数远低于 100×10^9/L 的女性

影像学检查

严重腹痛和转氨酶升高的情况下，应行影像学检查以评估是否存在肝血肿和破裂。

Rx 治疗

治疗取决于胎儿孕周、病情严重程度和母体状况。首先应稳定母体状况。图 58-1 介绍了 HELLP 综合征的管理流程。

常规治疗

- 详细核对胎龄。胎儿状态应通过无应激试验（non-stress test，NST）、宫缩应激试验（contraction stress test，CST）和（或）胎儿生物物理评分进行监测
- 母体状况应通过病史、体格检查和实验室检查来评估
- 无论血压高低，都应使用硫酸镁预防癫痫
- 药物降压，如肼屈嗪或拉贝洛尔
- 保留导尿管监测母体容量和尿量
- 病例报告显示依库丽单抗（Eculizumab）也可作为一种可能的治疗方法

长期管理

- 对于妊娠 34 周或 1 级 HELLP 综合征的孕妇，目标是在 48 h 内经阴道或剖宫产分娩

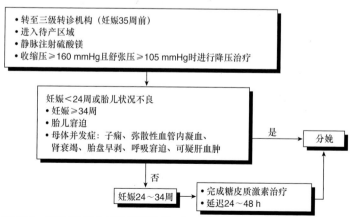

图 58-1　HELLP 综合征的管理流程。（From Gabbe SG：Obstetrics，ed 6，Philadelphia，2012，WB Saunders.）

- 在早产胎儿中，建议使用糖皮质激素促胎肺成熟
- 部分研究显示，高剂量糖皮质激素可暂时缓解 HELLP 综合征的严重程度（尿量增加、血小板计数升高和肝功能指标改善）。2015 年纳入多项研究的 meta 分析显示使用糖皮质激素可改善实验室检查指标并缩短入住重症监护病房的时间。但是，孕产妇的死亡率和发病率没有改善
- 正确使用血液制品，尤其是对于需要手术的患者
- 患者需要严密观察。产后实验室检查指标可能会立即恶化，但会在 48 h 内开始改善

预后

该病的自然病程为迅速恶化，需要密切监测母体和胎儿的健康状况。

转诊

患有 HELLP 综合征的早产患者应稳定血流动力学，并转至三级转诊中心。足月妊娠患者可根据产科、新生儿科和血库的情况在当地医院接受治疗。

 重点和注意事项

- 并非所有患 HELLP 综合征的女性都有高血压或蛋白尿
- 在 HELLP 综合征中，威胁生命的出血是罕见事件。可预测到大出血的可识别危险因素是血小板减少症（$< 100 \times 10^9$/L）、AST > 70 IU/L 和既往妊娠情况
- HELLP 综合征最有效的治疗是终止妊娠

相关内容

子痫前期（相关重点专题）

推荐阅读

Aloizos S et al: HELLP syndrome: understanding and management of a pregnancy-specific disease, *J Obstet Gynaecol* 33(4):331-337, 2013.

del-Rio-Vellosillo M, Garcia-Medina JJ: Anesthetic considerations in HELLP syndrome, *Acta Anaesthesiol Scand* 60:144-157, 2016. PMID 2644688.

Woudstra DM et al: Corticosteroids for HELLP (hemolysis, elevated liver enzymes, low platelets) syndrome in pregnancy, *Cochrane Database Syst Rev* 9:CD008148, 2010.

Kelly Ruhstaller

苏俊 译 刘凯雄 梁华茂 审校

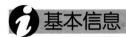 基本信息

定义

妊娠期急性脂肪肝（acute fatty liver of pregnancy，AFLP）的组织学特征是肝细胞内胞浆微囊性脂肪浸润伴小灶状肝细胞坏死。

同义词

急性脂肪变性

急性黄色萎缩

AFLP

急性妊娠脂肪肝

ICD-10CM 编码

O26.611　妊娠早期肝和胆道疾病

O26.612　妊娠中期肝和胆道疾病

O26.613　妊娠晚期肝和胆道疾病

O26.619　未指明妊娠期的肝和胆道疾病

流行病学和人口统计学

发病率

- 罕见：妊娠女性的发病率为 1/20 000 ～ 1/10 000
- 不同种族的发病率相似

平均孕龄：37 周（范围为 28 ～ 42 周）。

- 20% 出现于产后

危险因素：

- 初产
- 多胎妊娠

- 男性胎儿
- 2 型糖尿病病史
- 子痫前期

遗传学因素： 部分家族缺乏长链 3- 羟基酰基辅酶 A 脱氢酶（long-chain 3-hydroxyacyl-coenzyme A dehydrogenase，LCHAD）。

体格检查和临床表现

- 早期表现：
  1. 恶心呕吐（70%）
  2. 右上腹或上腹痛（50% ～ 80%）
  3. 不适和厌食
- 通常在发病 1 ～ 2 周内出现黄疸
- 低血糖
- 晚期表现：
  1. 暴发性肝衰竭
  2. 脑病
  3. 肾衰竭
  4. 胰腺炎
  5. 消化道出血和子宫出血
  6. DIC（10%）
  7. 癫痫发作
  8. 昏迷
- 肝：
  1. 体积通常较小
  2. 在合并子痫前期、子痫、HELLP 综合征（溶血、肝酶升高和血小板降低）和急性肝炎时，肝为正常大小或增大
  3. 高达 46% 的 AFLP 患者合并子痫前期

病因学

- 胎儿缺乏 LCHAD，导致过量胎儿脂肪酸通过胎盘在母体肝内聚集
- 抑制脂肪酸的线粒体氧化可能导致肝微囊脂肪浸润
- 子痫前期肝脂肪变性存在不同病因

(Dx) 诊断

鉴别诊断

- 急性胃肠炎
- 子痫前期或子痫伴肝损伤
- HELLP 综合征
- 急性病毒性肝炎
- 急性重型肝炎
- 由氟烷、苯妥英、甲基多巴、异烟肼、氢氯噻嗪或四环素引起的药物性肝炎
- 妊娠期肝内胆汁淤积
- 胆囊疾病
- Reye 综合征（脑病合并内脏脂肪变性综合征）
- 溶血性尿毒综合征
- Budd-Chiari 综合征
- 系统性红斑狼疮

评估

- 临床诊断主要基于体格检查和实验室检查结果（Swansea 标准）
- 多数可通过肝活检、油红 O 染色和电子显微镜确诊
- 肝活检只适于非典型病例，患者存在凝血功能异常时，为避免大出血，需在输注新鲜冷冻血浆纠正凝血功能后方可进行

实验室检查

检验结果如下：

- 低血糖（通常远远＜ 60 mg/dl）
- 高氨血症
- 转氨酶升高（通常＜ 500 U/ml）
- 血小板减少症
- 白细胞增多症（白细胞计数＞ 15×10^9/L）
- 高胆红素血症（通常＜ 10 mg/dl）
- 低白蛋白
- 血纤维蛋白原过少（＜ 300 mg/dl）
- DIC（占 75%）

影像学检查

- 超声：主要用于鉴别诊断，以排除其他疾病，如胆囊疾病等
- CT：假阴性率高，故应用价值不大

® 治疗

非药物治疗

- 入重症监护病房治疗
- 终止妊娠；胎儿分娩后通常可自行缓解
- 分娩方式的选择主要基于产科指征以及对疾病严重程度的评估

常规治疗

- 限制蛋白质摄入以减少内源性氨产生；新霉素 $6 \sim 12$ g/d 口服，以减少产氨细菌；柠檬酸镁 $30 \sim 50$ ml 口服或灌肠以清除结肠内含氮废物
- 静脉滴注葡萄糖注射液保持血糖水平 > 60 mg/dl
- 使用新鲜冰冻血浆以纠正患者凝血功能障碍
- 避免使用经肝代谢的药物
- 积极预防和治疗院内感染；考虑预防性应用抗生素
- 密切监测肝性脑病、肺水肿、DIC 和呼吸骤停等并发症
- 分娩后血浆置换治疗有利于降低产妇死亡率

长期管理

原位肝移植是治疗不可逆性肝衰竭的唯一方法。

预后

- 1980 年以前，产妇和胎儿死亡率均约为 85%
- 自 2008 年以后，孕产妇死亡率 $< 10\%$
- 分娩后，肝功能常可迅速恢复正常
- 再次妊娠的复发风险较小

转诊

- 可疑 AFLP 应立即转诊到三级医院
- AFLP 患者分娩的婴儿中有 20% 有 LCHAD；所有婴儿出生后均应进行出生缺陷评估

相关内容

子痫（相关重点专题）

子痫前期（相关重点专题）

HELLP 综合征（相关重点专题）

推荐阅读

Goel A et al: Pregnancy-related liver disorders, *J Clin Exp Hepatol* 4(2):151-162, 2014.

Kamimura K et al: Advances in understanding and treating liver diseases during pregnancy: a review, *World J Gastroentesterol* 21(17):5183-5590, 2015.

Westbrook RH et al: Pregnancy and liver disease, *J Hepatol* 64:933-945, 2016.

Wolfe JL et al: Acute fatty liver disease of pregnancy, *Am J Gastroenterol* 112:838-846, 2017.

第 60 章 妊娠期糖尿病
Gestational Diabetes Mellitus (GDM)

Ashley Lakin，Susanna R. Magee，Anthony Sciscione，
Helen B. Gomez

吴文娟 译 梁华茂 审校

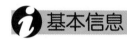 基本信息

定义

妊娠期糖尿病（gestational diabetes mellitus，GDM）是指妊娠中期或晚期出现高血糖，而妊娠前未被诊断为 1 型或 2 型糖尿病。

USPSTF 建议，妊娠 24 周后对无症状孕妇进行 GDM 筛查（B 级推荐）。在美国，通常采用两步法进行筛查，目前这种筛查已得到 ACOG 和美国国立卫生研究院（National Institutes of Health，NIH）的认可。国际妊娠期糖尿病协会研究组推荐了一种简化的一步法以筛查和诊断 GDM，该方法于 2011 年得到美国糖尿病协会（American Diabetes Association，ADA）的认可。一步法筛查增加了 GDM 的患病率，但没有明确的证据证明其益处。妊娠期或既往患有糖尿病的孕妇应按 White 分型进行分类（表 60-1）。

表 60-1 妊娠期糖尿病的 White 分型（妊娠期或既往有糖尿病）

分类	描述
A1	妊娠期诊断的 DM，通过饮食控制
A2	妊娠期诊断的 DM，需要药物治疗
B	妊娠前诊断为需要使用胰岛素的 DM，年龄 > 20 岁，病程 < 10 年
C	需要使用胰岛素的 DM，起病于 10 ~ 19 岁，病程 10 ~ 19 年
D	起病年龄 > 10 岁或病程 > 20 年，或伴有高血压或眼底视网膜病变
F	DM 伴肾病
H	DM 伴冠状动脉疾病
R	DM 伴增殖性视网膜病变
T	DM 伴肾移植

DM，糖尿病

同义词

饮食控制的妊娠期糖尿病（A1）

药物治疗的妊娠期糖尿病（A2）

ICD-10CM 编码

O24.410　饮食控制的妊娠期糖尿病

O24.414　胰岛素控制的妊娠期糖尿病

O24.419　未指明用何种方法控制的妊娠期糖尿病

O99.810　妊娠期血糖异常

流行病学和人口统计学

发病率：在美国，约有 5% 的孕妇通过两步法诊断为 GDM，18% 的孕妇通过一步法诊断为 GDM。

好发性别和年龄：育龄期女性，35 岁以上的女性风险增加。

遗传学因素：有一级亲属患 GDM 或 2 型糖尿病家族史的女性发病率较高；特异性 HLA 等位基因（DR3 或 DR4）易导致妊娠后发生 2 型糖尿病。

危险因素

- 超重或肥胖
- GDM 或 2 型糖尿病家族史，特别是在一级亲属中
- 多囊卵巢综合征
- 多胎妊娠
- 妊娠期高血压或慢性高血压
- 长期全身使用类固醇
- 既往妊娠分娩巨大儿
- 既往妊娠糖耐量异常或 GDM 史
- 西班牙裔、美国印第安人、非洲裔美国人、亚洲人或太平洋岛民
- 高龄产妇（35 岁以上）
- 既往妊娠或本次妊娠不明原因的流产或胎儿畸形提示先前可能存在糖尿病

体格检查和临床表现

如果出现以下情况，则怀疑 GDM：

- 胎儿大小大于同孕周胎儿或宫底高度增加

- 超声提示巨大儿（特别是腹围增大）或羊水过多
- 母体明显肥胖或体重增加，超过预期范围
- 黑棘皮病（潜在的胰岛素抵抗风险增加）
- 糖尿病症状
- 糖尿
- 早期妊娠糖化血红蛋白 ≥ 5.7%

病因学

在正常妊娠期间，多种机制可导致胰岛素抵抗增加。胎盘分泌的人胎盘催乳素（human placental lactogen，hPL）会使母体胰岛素敏感性下降，从而降低母体的葡萄糖利用率，增加脂肪分解，这些过程都是为了确保生长中的胎儿有足够的葡萄糖供应。母体胰岛 β 细胞的增加是为了分泌额外的胰岛素，以代偿循环中血糖的升高。胰岛素抵抗也可因母体脂肪沉积增加、运动量减少和热量摄入增加而加剧。当母体胰岛素分泌不能满足增加的葡萄糖负荷时，即可发生GDM，导致碳水化合物耐受不良和高血糖。

 诊断

鉴别诊断

妊娠前未诊断的 1 型或 2 型糖尿病

评估

- 病史（重点是个人史）、孕产史和家族史
- 常规产前检查
- 实验室评估（见下文）

实验室检查

- 排除先前存在的糖尿病
- 对于有危险因素的女性（见上文），在第一次产前检查时应进行 1 h 糖耐量试验，如果初步筛查正常，则在妊娠 24 ～ 28 周重复检查。如果糖耐量异常，考虑未诊断的妊娠前糖尿病或潜在的胰岛素抵抗可能，需检查糖化血红蛋白。符合以下任意一项标准即可诊断为糖尿病：空腹血糖 > 7 mmol/L、糖化血红蛋白 > 6.5%、随机血糖 > 200 mg/dl。研究者认为早期妊娠糖

化血红蛋白≥ 5.7% 提示妊娠前存在胰岛素抵抗，建议密切监测高血糖的发生

- 两步法：

  1. 对于无危险因素的筛查，1 h 非禁食状态下 50 g 口服葡萄糖耐量试验（oral glucose tolerance test，OGTT）是合适的。如果结果异常（Carpenter 和 Coustan 的定义为≥ 130 mg/dl），则进行 3 h 100 g OGTT 试验。如果满足或超过下列 2 个及以上的血糖值，即可诊断为 GDM：

     a. 空腹血糖：5.3 mmol/L

     b. 1 h 血糖：10 mmol/L

     c. 2 h 血糖：8.6 mmol/L

     d. 3 h 血糖：7.8 mmol/L

  2. 如果 3 h OGTT 中的 4 个值中有 1 个异常值，应考虑 1 个月后复查并建议立即进行低碳水化合物饮食并咨询营养师。至少有一项研究表明，在 3 h OGTT 中，4 个值中有 1 个异常就会增加围产期风险

- 一步法：

  1. 和两步法一样，一步法是在妊娠 24 ～ 28 周时对所有尚未诊断为糖尿病的孕妇进行筛查。经过一夜 8 h 禁食后，进行 2 h 75 g OGTT。如果满足或超过下列值中的 1 个或多个，则诊断为 GDM：

     a. 空腹血糖≥ 5.1 mmol/L

     b. 1 h 血糖≥ 10 mmol/L

     c. 2 h 血糖≥ 8.5 mmol/L

- 分娩后，GDM 患者一生中患糖尿病的风险增加。患有 GDM 的女性应在产后第 6 周或 6 周后进行 75 g 2 h OGTT 筛查，采用与非妊娠患者相同的标准以诊断 2 型糖尿病。此外，可在产后第 12 周或 12 周后检测糖化血红蛋白

影像学检查

对患 GDM 的孕妇应行超声检查胎儿大小。一旦诊断 GDM 就应开始 B 超监测，若怀疑巨大儿，应每 3 ～ 4 周复查 1 次。临床医生应考虑当地的诊疗能力。

℞ 治疗

非药物治疗

- 血糖监测：
  1. 每日 4 次：空腹和餐后 2 h（定义为每餐开始后 2 h）
  2. 目标：空腹血糖 < 5.3 mmol/L；餐后 2 h 血糖 < 6.7 mmol/L
  3. 也可使用餐后 1 h 目标血糖 < 7.8 mmol/L
- 控制血糖的饮食调整：
  1. 低碳水化合物饮食，避免糖和浓缩糖，少食多餐（建议一日三餐加两顿零食）
  2. 复合碳水化合物的摄入应超过简单碳水化合物，以防止血糖波动
  3. 饮食应充分满足妊娠的需要，同时限制碳水化合物占每日总热量的 33% ~ 40%。妊娠期所需热量如下：
     a. BMI < 30 kg/m^2：30 kcal/（kg·d）
     b. BMI > 30 kg/m^2：25 kcal/（kg·d）
     c. BMI > 40 kg/m^2：12 ~ 14 kcal/（kg·d）
  4. 有规律的适度锻炼，每周 5 次，每次 30 min
  5. 妊娠期持续的营养咨询

药物治疗

在尝试饮食控制后，如果血糖值升高超过正常的 20%，则开始以下治疗：

- 胰岛素：GDM 管理的金标准
  1. 没有关于胰岛素治疗方案的随机对照试验，治疗主要由专家意见指导
  2. 胰岛素是 FDA 批准的唯一用于 GDM 的药物（妊娠 B 类），胰岛素不透过胎盘
  3. 当口服药物未能控制血糖时，首选开始使用胰岛素或添加胰岛素。开始治疗时应考虑高血糖程度、药物依从性和诊断时的孕龄（早期诊断更有可能进展并需要使用胰岛素）等因素。ADA 推荐胰岛素作为 GDM 的一线药物治疗，ACOG（2017 年）采纳了这一建议（A 级）
  4. 无论采用何种胰岛素治疗方案，均应经常检测血糖，根据

每位女性的血糖水平进行调整以优化血糖控制；使用单一制剂或长效、中效和（或）短效胰岛素组合

5. 常用的治疗方案如下：

　　a. 胰岛素 0.7 ~ 1.0 U/（kg·d）皮下注射（根据当前妊娠体重），早上给予每日总剂量的 2/3，晚上给予 1/3

　　b. 每一剂量的 1/3 使用短效胰岛素，其余 2/3 使用长效胰岛素

- 口服降糖药：

1. 口服降糖药可继续用于 GDM 的治疗，尽管 FDA 没有批准这一适应证

2. 近期多项研究讨论了二甲双胍和格列本脲的潜在益处和危害，并将它们与金标准胰岛素进行了比较。二甲双胍（与胰岛素相比）已被证明可以降低孕妇血糖水平、减少孕妇体重增长和患妊娠期高血压的风险。越来越多的证据表明，二甲双胍可降低子痫前期的风险。尽管二甲双胍可透过胎盘，但至少有一项近期的研究表明，宫内暴露胰岛素的儿童与宫内暴露二甲双胍的儿童在神经发育方面没有差异，这减轻了人们对暴露于二甲双胍的后代长期风险的担忧。同时，近期的 meta 分析显示，与胰岛素相比，使用格列本脲后的新生儿结局更差。使用二甲双胍和格列本脲的同时，许多患者仍需要继续胰岛素治疗

3. 截至 2017 年，ACOG 建议"对于拒绝胰岛素治疗的女性，或产科医生认为患者无法安全使用胰岛素的女性，二甲双胍是合理的二线选择"（B 级）；同时，建议格列本脲不应被作为一线药物，因为在大多数研究中其未能达到与胰岛素同等的效果（B 级）

4. 二甲双胍：起始剂量为 500 mg 口服，每晚 1 次或每日 2 次，逐渐加量，至最大剂量为 2500 mg/d

5. 格列本脲：起始剂量为 2.5 mg，每日 1 次，逐渐加量，最大剂量为 20 mg/d（10 mg，每日 2 次）。根据需要每周增加剂量 2.5 ~ 5 mg

产前检查

对于妊娠前糖尿病和妊娠期糖尿病的女性，建议进行产前检查。尚无关于妊娠期糖尿病产前检查的起始时间、频率或方法的共识，

应以当地标准为指导。

常用方案

- GDMA2 患者自妊娠第 32 周或开始服药起，应每周行胎心监测 / 羊水指数监测。对于仅靠饮食控制血糖的女性（GDMA1），可考虑减少检查频率或推迟开始检查的时间，因其在妊娠 40 周前未观察到死产率增加
- 既往有糖尿病或控制不良的糖尿病、血管并发症或合并高血压的患者：自妊娠 28 周起，每周 2 次胎心监测 / 羊水指数监测。应考虑住院治疗以控制血糖

分娩的时间和方式

- 既往有糖尿病的孕妇应在妊娠第 39 周时终止妊娠
- 除有禁忌证外，患有 GDMA2 的女性也可在 39 周时终止妊娠，终止妊娠的方式以当地医疗条件为准
- 对于患有 GDMA1 的女性，经过适当的产前检查，ACOG 认为可期待治疗至 40^{+6} 周
- 如果估计胎儿体重超过 4500 g，在妊娠 ≥ 39 周时与孕妇讨论择期剖宫产
- 如果血糖控制不佳或有其他适应证（如胎儿生长受限或子痫前期），可考虑在妊娠第 39 周前终止妊娠

产时管理

- 目标是血糖正常（80 ～ 120 mg/dl），必要时使用胰岛素和含 5% 葡萄糖的乳酸林格液
- 在活跃期每隔 1 ～ 2 h 监测 1 次血糖
- 为肩难产做准备
- 如果服用格列本脲，应在产程开始或在计划终止妊娠前 12 h 停药
- 如果使用胰岛素，可考虑在计划终止妊娠前将长效胰岛素剂量减少 1/3 ～ 1/2。大多数专家建议在计划的剖宫产当日早晨完全停用胰岛素

产后管理

- GDMA2：出院前检查空腹血糖水平；如果异常，继续在家检测血糖，并安排早期随访，以确认糖尿病的诊断

- 产后 6 周复诊：通过 75 g 2 h 葡萄糖耐量试验筛查糖耐量受损和糖尿病。也可在产后 12 周或 12 周后行糖化血红蛋白检测
- 即使没有糖尿病的证据，也需每年筛查糖尿病，并咨询糖尿病危险因素矫正

转诊

- 营养学家
- 母胎医学医师
- 糖尿病教育者
- 护理管理者（如果条件允许）

并发症

- 母体：子痫前期、未来患 2 型糖尿病或 GDM、剖宫产终止妊娠
- 胎儿：羊水过多、巨大儿、先天性畸形、肩难产、新生儿产伤、胎儿宫内死亡
- 新生儿：低血糖、低钙血症、高胆红素血症、红细胞增多症、围产期死亡、呼吸窘迫、未来发生肥胖和糖尿病

 重点和注意事项

- 研究表明，尽管对轻度 GDM 的治疗没有显著降低不良结局（包括死产、围产期死亡和多种新生儿并发症）的发生率，但可降低巨大儿、肩难产、剖宫产和高血压的风险
- 母乳喂养可改善母体葡萄糖代谢，并可预防或延缓 GDM 后 2 型糖尿病的发生。母乳喂养的强度较高和持续时间较长与 GDM 患者结束妊娠后 2 年糖尿病发生率较低独立相关

预防

规律锻炼、保持理想体重、高纤维低糖饮食。

相关内容

糖尿病（相关重点专题）

推荐阅读

ACOG Practice Bulletin Number 180: In Gestational diabetes mellitus, *Obstet Gynecol* 130:e17-e31, 2017.

Donovan L et al: Screening tests for gestational diabetes: a systematic review for the U.S. Preventive Task Force, *Ann Int Med* 159:115-122, 2013.

Gunderson EP et al: Lactation and progression to type 2 diabetes mellitus after gestational diabetes mellitus: a prospective cohort study, *Ann Intern Med* 163:889-898, 2015.

International Association of Diabetes and Pregnancy Study Groups, et al.: International Association of Diabetes and Pregnancy Study Groups recommendations on the diagnosis and classification of hyperglycemia in pregnancy, *Diabetes Care* 33:676-682, 2010.

Koivusalo SB et al: Gestational diabetes mellitus can be prevented by lifestyle intervention: the Finnish Gestational Diabetes Prevention Study (RADIEL): a randomized controlled trial, *Diabetes Care* 39:24-30, 2016.

Perinatology.com. Clinical calculators for insulin and caloric requirements.

Romero R et al: Metformin, the aspirin of the 21st century: its role in gestational diabetes mellitus, prevention of preeclampsia and cancer, and the promotion of longevity, *AJOG* 282-302, 2017.

Vandorsten JP et al: NIH consensus development conference: diagnosing gestational diabetes mellitus, *NIH Consens State Sci Statements* 29:1-31, 2013.

Helen B. Gomez，Anthony Sciscione

吴文娟　译　梁华茂　审校

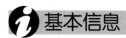 基本信息

定义

前置胎盘的诊断基于超声检查，需确定回声均匀的胎盘组织位于宫颈内口。当胎盘边缘距内口＜2 cm时，称为"低置胎盘"。曾用于描述前置胎盘的术语（即"边缘性前置胎盘"和"部分性前置胎盘"）已不再使用。

一种假说认为，宫腔下部含有更多的血管化蜕膜，从而促进滋养细胞在宫颈口处植入。另一种假说认为，巨大的胎盘表面积增加了胎盘植入宫颈口的可能。

ICD-10CM 编码

O44　前置胎盘

O44.0　不伴有出血的完全性前置胎盘

O44.1　伴有出血的完全性前置胎盘

O44.2　不伴有出血的部分性前置胎盘

O44.3　伴有出血的部分性前置胎盘

O44.4　不伴有出血的低位性前置胎盘

O44.5　伴有出血的低位性前置胎盘

流行病学和人口统计学

发病率：前置胎盘总患病率为 4.3/1000 例妊娠。亚洲研究显示的患病率最高（12.2/1000），来自欧洲（3.6/1000）、北美（2.9/1000）和撒哈拉以南非洲（2.7/1000）的研究显示其发病率较低。

危险因素：

- 既往前置胎盘（4%～8% 的患者再次妊娠时会复发）
- 既往剖宫产术（发病率增加 47%～60%）
- 经产妇

- 多胎妊娠（患病率增加 40%）
- 吸烟和使用可卡因
- 既往宫内手术或 Asherman 综合征
- 胎盘异常或巨大胎盘

体格检查和临床表现

前置胎盘的典型表现是通常发生于中期妊娠或晚期妊娠的无痛性阴道出血。10% ～ 20% 的女性会出现宫缩、疼痛和出血。体格检查时子宫柔软、无压痛。胎儿通常为臀位、横位或高位。通常无胎儿窘迫。

 诊断

鉴别诊断

- 病理性粘连胎盘（胎盘粘连、胎盘植入、穿透性胎盘植入）
- 血管前置
- 胎盘早剥
- 阴道或宫颈创伤
- 分娩
- 局部恶性肿瘤

评估

- 禁行阴道指诊
- 在医院内行阴道窥器检查，以排除任何部位的局部出血
- 行经阴道超声检查以评估胎盘位置
- 有剖宫产史的患者应排除植入性前置胎盘。在一项前瞻性研究中，胎盘植入的频率随剖宫产次数的增加而增加：第一次剖宫产为 3%，第二次剖宫产为 11%，第三次剖宫产为 40%，第四次剖宫产为 61%，大于等于第五次剖宫产胎盘植入的比例高达 67%

实验室检查

- 行血常规监测血红蛋白和血细胞比容
- 所有 Rh 阴性孕妇行 Kleihauer-Betke 检查，如果有适应证可注射 Rh 免疫球蛋白

影像学检查

- 最简单、最安全的胎盘定位方法是经腹部超声与经阴道超声（transvaginal ultrasound，TVUS）联合检查。仅经腹部超声对前置胎盘的诊断不准确，应仅用于筛查。TVUS（图 61-1）已成为诊断前置胎盘的金标准，即使在有活动性出血的情况下也是安全的
- MRI 也可有效监测前置胎盘，但超声检查由于成本较低、可广泛使用以及准确性高，仍为首选方法

 治疗

无症状性前置胎盘的治疗

- 避免性行为、阴道指诊和过度锻炼

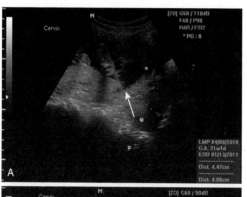

扫本章二维码看彩图

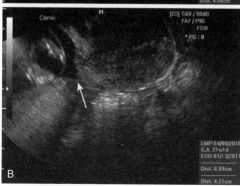

图 61-1 （扫本章二维码看彩图）边缘性前置胎盘的经腹超声和经阴道超声检查。箭头指向胎盘边缘。（Courtesy K. Francois. From Gabbe SG：Obstetrics，ed 6，Philadelphia，2012，WB Saunders.）

- 回顾出血预防和其他预防措施，包括是否需要剖宫产和妊娠早期子宫切除术的风险

胎盘位置的序贯评估：

- 在妊娠第 32 周时，需要观察胎盘位置：
  1. 如果胎盘边缘距宫颈内口 ≥ 2 cm，则前置胎盘已经消失，不需要进一步评估
  2. 如果胎盘边缘覆盖内口或距内口 < 2 cm，则提示前置胎盘持续存在，需要在妊娠第 36 周时重复评估
- 妊娠第 36 周：
  1. 如果胎盘边缘距内口 ≥ 2 cm，可经阴道分娩
  2. 如果胎盘边缘覆盖内口，应行剖宫产

分娩时机：

- 无合并症的前置胎盘孕妇的剖宫产时间为 $36^{+0} \sim 37^{+6}$ 周

症状性前置胎盘的治疗

- 初步评估产妇血流动力学不稳定或失血性休克的征象；建立可用于液体复苏的大口径静脉输液通道
- 通过超声评估胎儿状况和孕周，并进行持续胎心监护
- 应在出血期间完成配血
- 对出血活跃的患者，不应进行保胎治疗
- 对有症状的前置胎盘早产孕妇（< 32 周），如果决定在未来 24 h 内终止妊娠，应给予硫酸镁治疗以保护胎儿神经系统。紧急终止妊娠不应因应用硫酸镁而延误
- 宫缩活跃、胎心率曲线异常、活动性出血伴血流动力学不稳定、妊娠 34 周后大出血应行剖宫产

出血缓解后的期待治疗：

- 妊娠 $23^{+0} \sim 36^{+6}$ 周有症状的孕妇应在产前使用皮质类固醇，以提高胎儿肺成熟度
- 纠正贫血
- RhD 阴性患者注射抗 D 免疫球蛋白

预后

住院治疗 *vs.* 门诊治疗：出血已停止 24 h、住所距离医院很近、遵医嘱、可保持卧床休息、了解出血预防措施、全天有 1 位成人陪护的情况下可考虑出院。

重点和注意事项

专家点评

- 前置胎盘由 TVUS 诊断，根据需要可在妊娠第 32 周和 36 周时重复评估
- 无症状性前置胎盘可计划在妊娠 36^{+0} ～ 37^{+6} 周时行剖宫产
- 有症状的前置胎盘需评估血流动力学稳定性，考虑使用类固醇（促进胎肺成熟），如果有适应证考虑使用硫酸镁（保护胎儿神经系统）以及剖宫产

相关内容

妊娠期阴道出血（相关重点专题）

推荐阅读

Fan D et al: Prevalence of antepartum hemorrhage in women with placenta previa: a systematic review and meta-analysis, *Sci Rep* 7:40320, 2017.

Gyamfi-Bannerman C: Society for maternal-fetal medicine (SMFM) Consult Series #44: management of bleeding in the late preterm period, *Am J Obstet Gynecol* 218(B2), 2018.

Weiner E et al: The effect of placenta previa on fetal growth and pregnancy outcome, in correlation with placental pathology, *J Perinatol* 36:1073, 2016.

第 62 章 胎盘早剥
Abruptio Placentae

Kelly Ruhstaller

李璐瑶 译 陈扬 审校

 基本信息

定义

胎盘早剥是指在胎儿娩出前胎盘与子宫壁分离。胎盘早剥的发生率约 1%。根据母体和胎儿状况〔包括宫缩情况、出血量、胎心率以及凝血功能异常（纤维蛋白原、凝血酶原时间、部分凝血活酶时间）〕，胎盘早剥可分为 3 种类型（图 62-1）。

- Ⅰ级：少量阴道出血，子宫收缩，生命体征平稳，胎心率稳定，凝血功能正常（纤维蛋白原 450 mg/dl）。约 1/2 的胎盘早剥为Ⅰ级
- Ⅱ级：中等量阴道出血，子宫强直收缩，体位性低血压，胎儿状态不良，纤维蛋白原 150 ~ 250 mg/dl，约 1/4 的胎盘早剥为Ⅱ级
- Ⅲ级：严重出血（可能为隐匿性出血），子宫强直收缩，明显的低血容量性休克症状，胎儿死亡，血小板减少，纤维蛋白原 < 150 mg/dl。约 1/4 的胎盘早剥为Ⅲ级

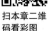
扫本章二维码看彩图

同义词

胎盘早期剥离

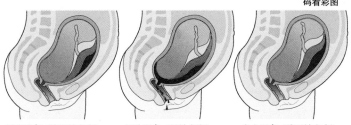

部分剥离（隐匿性出血）　　部分剥离（显性出血）　　完全剥离（隐匿性出血）

图 62-1 （扫本章二维码看彩图）胎盘早剥的分类。（From Magowan BA：Clinical obstetrics & gynecology，ed 4，2019，Elsevier.）

ICD-10CM 编码

O45.8X9　其他胎盘早剥，未指明孕周

O45.8X1　其他胎盘早剥，早期妊娠

O45.8X2　其他胎盘早剥，中期妊娠

O45.8X3　其他胎盘早剥，晚期妊娠

O45.91　未指明的胎盘早剥，早期妊娠

O45.92　未指明的胎盘早剥，中期妊娠

O45.93　未指明的胎盘早剥，晚期妊娠

流行病学及人口统计学

发病率（美国）：9.6 次 /1000 次分娩；80% 的胎盘早剥发生在分娩前。

危险因素：高血压（关系最为密切）、创伤、羊水过多、多胎妊娠、吸烟，使用可卡因、绒毛膜羊膜炎、未足月胎膜早破。表 62-1 总结了胎盘早剥的危险因素。

复发率：5% ～ 17%，一些研究显示风险会增加 5 ～ 10 倍；既往发生两次胎盘早剥者复发率为 25%。

表 62-1　胎盘早剥的危险因素

产次或母体年龄增加

吸烟

可卡因滥用

创伤

母体高血压

未足月胎膜早破

多胎妊娠和羊水过多相关的宫腔压力快速降低

遗传性或获得性易栓症

子宫畸形或子宫肌瘤

胎盘异常或缺血

胎盘早剥史

From Gabbe SG：Obstetrics，ed 6，Philadelphia，2012，Saunders.

体格检查和临床表现

- 子宫出血三联征（隐匿性或经阴道出血）、子宫强直收缩或早产征象，以及胎儿窘迫迹象

- 80% 以上的病例有显性出血；20% 的病例没有出血，但有胎盘早剥的间接证据，如早产保胎失败
- 强直性子宫收缩仅见于 17% 的患者

病因学

- 原发性病因：未知
- 高血压：见于 40% ~ 50% 的 III 级胎盘早剥
- 宫腔压力快速减低，可发生于羊水过多或多胎妊娠中
- 钝性外伤（交通事故、家庭暴力）

Dx 诊断

鉴别诊断

- 前置胎盘
- 宫颈或阴道创伤
- 临产
- 宫颈癌
- 胎膜破裂

评估

- 胎盘早剥主要是基于实验室检查、影像学检查（图 62-2）和病理学检查进行临床诊断

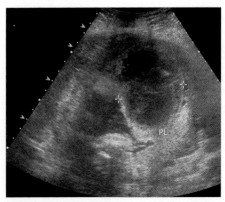

图 62-2　胎盘早剥。 经腹超声可见胎盘（PL）血肿（测量光标处）将胎盘从子宫壁剥离。［From Rumack CM et al（eds）：Diagnostic ultrasound, ed 4, Philadelphia, 2011, Mosby.］

- 初步评估应确定出血来源，排除前置胎盘，因为前置胎盘禁行阴道检查（如盆腔窥器检查）
- 所有胎儿在存活孕周均需要进行持续胎心监护（分娩时胎儿窘迫的发生率为 60%）；在出现明显的母体生命体征改变之前，胎心监护可能显示母体低血容量的早期征象（胎心晚期减速或胎儿心动过速）
- 由于可能存在隐匿性胎盘后出血和看似"正常"的生命体征，胎盘早剥的实际失血量往往比预计更多。妊娠期相对的高血容量最初可起到一定的保护作用，直到出血量继续增加，这时会突发心血管功能衰竭

实验室检查

- 基础血红蛋白有助于量化失血量，并在期待治疗期间建立用于连续比较的基线值
- 凝血情况：血小板、纤维蛋白原、凝血酶原和部分凝血活酶时间。严重胎盘早剥可出现 DIC。如果纤维蛋白原 < 150 mg/dl，估计失血量约为 2000 ml；如果纤维蛋白原 < 100 mg/dl，应考虑输注新鲜冰冻血浆，以防止进一步出血
- 血型和抗体筛查对识别需输注免疫球蛋白的 Rh 阴性患者有重要作用

影像学检查

超声检查应包括胎先露和胎儿状态、羊水量、胎盘位置，以及血肿迹象（胎盘后、绒毛膜下或胎盘前）（图 62-3）。

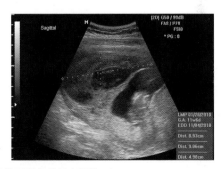

图 62-3　绒毛膜下剥离的超声图像。（Courtesy K. Francois；from Gabbe SG：Obstetrics，ed 6，Philadelphia，2012，Saunders.）

℞ 治疗

常规治疗

- 首先应稳定母体状况
- 治疗取决于胎儿孕周、剥离的严重程度和母体状态
- 初步评估母体血流动力学不稳定或失血性休克的体征；建立大管径静脉通路，晶体溶液复苏，每 1 ml 估计失血量输注 3 ml 乳酸林格液
- 留置导尿管以监测尿量和母体容量状态，目标尿量为 30 ml/h
- 通过胎儿超声与持续胎心率监测评估孕周和胎儿状态
- 由于胎盘早剥不可预测，因此，在初次复苏时即行交叉配血

长期管理

- 足月胎儿应考虑分娩
- 对于早产儿，考虑倍他米松 12.5 mg 肌内注射，每 24 h 1 次，给药两次后分娩。分娩主要取决于胎盘早剥的严重程度以及早产后新生儿并发症的可能性
- 剖宫产适应证为胎儿窘迫或标准产科指征。当需行剖宫产来抢救胎儿和（或）孕妇时，母体的凝血状态可能会给手术造成困难，血液制品的准备尤为关键
- 母体情况稳定和胎儿未成熟时，在密切观察的情况下可行期待治疗，包括定期评估胎儿生长情况并进行产前检查

预后

由于胎盘早剥的不可预测性，只有在可控情况下方可进行期待治疗。

转诊

胎盘早剥可使母体和胎儿处于高风险的情况中，应由产科相关领域专家在具备新生儿和产妇复苏能力的机构中加以管理，以便进行紧急剖宫产术，抢救较早孕周分娩的早产儿。

相关内容

早产（相关重点专题）

妊娠期阴道出血（相关重点专题）

第三篇

乳腺疾病

Gina Ranieri

王行雁　译　梁华茂　审校

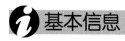 基本信息

定义

- 乳房疼痛
- 疼痛通常呈周期性，但也可能为非周期性疼痛或乳腺外疼痛

同义词

乳腺痛

ICD-10CM 编码

N64.4　乳痛症

流行病学和人口统计学

- 约 70% 的女性在育龄期出现乳痛症
- 据报道，30% 的绝经前女性患有严重的周期性乳痛，每个月持续超过 5 d，且疼痛程度已干扰其生活、社交和工作
- 这些女性就诊的常见原因是担心患有乳腺癌
- 10% 的乳痛症女性需要止痛治疗

体格检查和临床表现

- 双侧乳房通常正常
- 腺体呈广泛结节样改变，但无明显的独立肿块
- 胸壁压痛：乳腺外疼痛、单侧、活动时加重
- 很难区分乳腺痛和乳腺外疼痛
- 当患者侧卧使乳腺组织远离胸壁时，通过查体可鉴别乳腺痛和乳腺外疼痛
- 周期性乳痛症：从月经前一周开始，出现在月经周期的黄体期，疼痛随月经来潮消失

- 周期性乳痛症的女性常有腹胀、腿部肿胀和其他经前综合征症状
- 非周期性乳痛症与月经周期无关
- 乳腺外疼痛类似非周期性乳痛症

病因学

- 激素失衡：雌激素增加、孕激素减少和催乳素增加等
- 脂代谢异常，饱和脂肪酸增加
- 经前期综合征（20%）
- 纤维囊性乳腺病、乳腺囊肿
- 情感虐待或焦虑
- 咖啡因摄入过多（尚未得到证实）
- 乳腺癌（10%）
- 乳腺炎
- Tietze 综合征（特发性肋软骨炎）

Dx 诊断

鉴别诊断

- 见"病因学"
- 绝大多数患有乳痛症的女性没有明确的乳腺异常
- 受激素变化影响，乳腺的胀满感和压痛会随月经周期而波动
- 同样地，乳腺结节可能是纤维囊性乳腺病的结果，也会随月经周期而波动
- 独立的乳腺肿块需要全面评估以排除恶性肿瘤
- Tietze 综合征通常为单侧，可能与胸壁肿胀有关

实验室检查

尽管激素不平衡和脂代谢异常与乳痛症的发病有关，但目前尚无高质量证据支持对乳痛症女性进行激素或血脂检查。因此，这些检查尚不推荐。

影像学检查

- 周期性、双侧、非局灶性乳痛症：通常不需要影像学检查
- 超声有助于评估囊性乳腺病变

- 单侧、非周期性、局灶性乳痛症：根据年龄进行影像学检查
- 乳腺疾病家族史对于选择影像学检查很重要
- 乳痛症缺乏典型影像学特征：进行影像学检查以排除亚临床乳腺癌

Ⓡx 治疗

非药物治疗

- 经临床全面评估，78% ～ 85% 的乳痛症患者可以完全除外恶性，因此可以解除其对乳腺癌的担心。实际上，安慰是乳痛症的一线治疗，因为许多女性担心乳腺结节的性质，尤其是癌症
- 如果乳痛症伴有乳房肿胀，则产后使用坚固的支撑性胸罩尤其有效
- 遵循低脂肪、高碳水化合物饮食
- 减少咖啡因摄入尚未被证明有效，但可能对一些女性有所帮助

常规治疗

- 有限的证据支持使用月见草油，它含有 γ - 亚麻酸，通常是安全的，因此可用于患者
- 局部 NSAID 制剂（双氯芬酸、水杨酸盐）可用于缓解症状
- 激素疗法是治疗的主要手段，包括使用仅含孕酮的口服避孕药或周期性使用甲羟孕酮
- 达那唑是 FDA 批准的治疗乳痛症的唯一药物。达那唑具有雄激素和外周抗雌激素作用。其疗效已被证实，在 70% ～ 93% 的病例中可显著缓解乳痛症

1. 达那唑的不良反应限制了其广泛使用，包括月经失调、抑郁、痤疮、多毛症，严重时会导致声音低沉。由于达那唑对胎儿有潜在的不良影响，因此，使用该药的女性应采取有效的非激素类避孕方式。在开始用药前，也必须排除妊娠

2. 可以通过使用小剂量（100 mg/d）或限制在月经前 2 周使用达那唑来减少其不良反应。但是，仍应探索替代治疗方案

- 他莫昔芬（一种合成的抗雌激素药物）也被证明对乳痛症有效。尽管其副作用少于达那唑，且能有效缓解症状，但因不良反应，使其应用较少，使用时应选择 10 mg/d 的低剂量，

单次治疗时间应限制在 6 个月以内。在美国，该药未被批准用于乳痛症

- 溴隐亭是一种多巴胺受体激动剂，其主要作用是抑制催乳素的释放。已被广泛用于治疗严重的周期性乳痛症，但头痛和头晕等不良反应限制了其使用，且其疗效不如达那唑
- 近期一项研究发现马来酸麦角乙脲可用于治疗乳痛症
- 小规模临床研究中报道有效的其他激素制剂，由于具有不可接受的不良反应或疗效尚未确定，因此目前尚不推荐这些药物，包括孕三烯酮、促性腺激素释放激素类似物、孕酮和激素替代疗法
- 进行临床试验的治疗：植物雌激素、仙人掌、甘菊

长期管理

- 长期的乳痛症患者可通过间歇性小剂量达那唑治疗来减少不良反应。在激素疗程间期，可使用非药物治疗和非激素治疗
- 对治疗没有反应的严重的持续性乳痛症，可能需要进行乳房切除术，这种情况很少见

预后

- 周期性乳痛症在 20% ～ 30% 的女性中可自行缓解
- 非周期性乳痛症对治疗反应不佳，但有高达 50% 的女性可自行缓解

相关内容

纤维囊性乳腺病（相关重点专题）

Breast Abscess

Anthony Sciscione

翟哲 译 梁华茂 审校

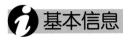 基本信息

定义

乳腺脓肿是乳腺组织中形成脓性物质的一种急性炎症过程。典型表现为伴有疼痛的红斑性肿块，偶有乳瘘或乳腺导管瘘形成。

同义词

乳晕下脓肿

哺乳期或产褥期脓肿

ICD-10CM 编码

O91.111 妊娠相关的乳腺脓肿，早期妊娠

O91.112 妊娠相关的乳腺脓肿，中期妊娠

O91.113 妊娠相关的乳腺脓肿，晚期妊娠

O91.119 妊娠相关的乳腺脓肿，未特指妊娠期

O91.12 产褥期相关的乳腺脓肿

O91.13 哺乳期相关的乳腺脓肿

流行病学和人口统计学

发病率： 哺乳期乳腺脓肿占全部乳腺脓肿的 10% ~ 30%；10% 的哺乳期女性会发生急性乳腺炎，其中 1/15 发展成脓肿。近期一项 Cochrane 综述显示，多达 30% 的哺乳期女性可患有乳腺炎。吸烟、肥胖和糖尿病可能是伴有脓肿的非产褥期乳腺炎的危险因素。乳头打孔也可能与感染有关。

体格检查和临床表现

- 乳房疼痛，红肿硬结，伴有波动感，可能触及脓肿
- 全身症状：发热和乏力

病因学

- 哺乳期脓肿：乳汁淤积和细菌感染可引起乳腺炎，进而导致乳腺脓肿，最常见的病原菌是金黄色葡萄球菌［常为耐甲氧西林金黄色葡萄球菌（methicillin resistant Staphylococcus aureus，MRSA）］
- 乳晕下脓肿
  1. 累及中央导管，乳头导管阻塞导致细菌感染
  2. 混合病原体感染，包括厌氧菌、葡萄球菌、链球菌和其他

Dx 诊断

鉴别诊断

- 炎性乳腺癌
- 伴有红斑、水肿和（或）溃疡的晚期乳癌
- 结核性脓肿（在美国罕见）
- 乳腺皮肤汗腺炎
- 皮脂腺囊肿伴感染

评估

- 临床检查：图 64-1 显示可发生乳腺脓肿的区域
- 超声可鉴别积液的存在，从而用于指导治疗
- 如果怀疑有脓肿，需转诊至外科医生处进行切开引流和活检

实验室检查

- 脓肿内容物的培养和药物敏感试验
- 如果需要进行乳腺钼靶或超声检查但因身体不适而无法进行时，可在治疗后及脓肿消退后进行

Rx 治疗

非药物治疗

- 确诊乳腺脓肿：切开引流或穿刺抽吸
- 脓肿壁活检以排除乳腺癌

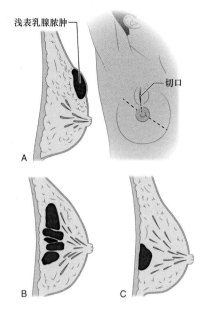

浅表乳腺脓肿

切口

图 64-1 A.浅表乳腺脓肿可行放射状切开引流。**B** ~ **C**.乳腺内脓肿（**B**）和乳腺后脓肿（**C**）。两者均需在全身麻醉下切开引流。如果脓肿位于乳腺深部，诊断较为困难，同时可能会被误诊为蜂窝织炎。（Redrawn from Wolcott MW: Ferguson's surgery of the ambulatory patient, 5th ed, Philadelphia, 1974, JB Lippincott. Reprinted with permission.）

常规治疗

- 抗生素：哺乳期脓肿主要病原菌为葡萄球菌（金黄色葡萄球菌），因此推荐的起始抗生素治疗方案为萘夫西林或苯唑西林 2 g 静脉注射，每 4 h 1 次或头孢唑林 1 g 静脉注射，每 8 h 1 次，共 10 ~ 14 d。备选方案为万古霉素 1 g 静脉注射，每 12 h 1 次

- 若对未形成脓肿的急性乳腺炎及早进行治疗，则可能无需切开引流即可治愈

- 乳晕下脓肿：急性期治疗需要切开引流（图 64-1）和广谱抗生素治疗（如头孢氨苄 500 mg 口服每日 4 次，对于更严重的感染可使用头孢唑林 1 g 静脉注射，每 8 h 1 次，持续 10 ~ 14 d）。如果脓肿有异味，则最可能为厌氧菌感染，应加用甲硝唑 500 mg 口服 / 静脉注射，每日 3 次

长期管理

对于乳腺脓肿复发或出现乳瘘者需进一步手术治疗。

预后

- 哺乳期脓肿：无感染婴儿的风险，可以继续母乳喂养
- 乳晕下脓肿：
    1. 复发或乳瘘形成的风险高
    2. 告知患者转诊至普通外科进行评估和治疗

转诊

- 如果脓肿需要引流时需进行转诊
- 如果涉及乳晕下脓肿，需转诊进行手术治疗

相关内容

乳腺癌（相关重点专题）

乳痛症（相关重点专题）

Mastitis

Jhenette Lauder

王行雁　译　梁华茂　审校

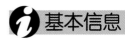 基本信息

定义

乳腺炎指伴有局部疼痛的乳腺炎症，可伴或不伴感染、流感样症状和脓肿形成。

ICD-10CM 编码
N61　乳腺炎症性疾病
O91.12　产褥期乳腺脓肿
O91.22　产褥期非化脓性乳腺炎

流行病学和人口统计学

- 乳腺炎是最常见的炎症性乳腺疾病，大多数与哺乳有关
  1. 非产褥期乳腺炎可影响乳晕周围（乳管周围）或周围乳腺组织
  2. 乳管周围乳腺炎最常见于年轻的育龄期女性，绝大多数患者有明确的吸烟史
- 对于哺乳期女性，74% ～ 95% 的乳腺炎发生在产后前 3 个月
- 严重乳腺炎可导致乳腺脓肿（5% ～ 11%）或败血症
- 乳腺炎诊断和治疗不及时可能导致母乳喂养的中断、乳腺组织损伤或乳腺炎复发
- 在年轻的非哺乳期女性中，乳腺炎通常表现为乳管周围乳腺炎（periductal mastitis，PM），由乳头附近的乳管炎症引起
- 肉芽肿性乳腺炎（granulomatous mastitis，GM）是一种罕见的良性乳腺炎症，最常见于育龄期女性，GM 通常影响乳房周围组织
- 乳腺炎也可发生在婴儿期，主要原因是母体激素导致的乳房肿大

患病率：哺乳期乳腺炎的患病率高达 33%。

好发性别： 女性。

危险因素：

- 既往乳腺炎
- 乳汁淤滞和未能按时哺乳
- 乳头破裂或咬伤
- 初产和婴儿依恋障碍
- 婴儿唇腭裂或舌系带短
- 使用手动吸乳器
- 糖尿病
- 乳腺假体
- 乳头打孔
- 快速断奶
- 吸烟（乳管周围乳腺炎）

体格检查和临床表现

- 乳腺皮温升高、红肿、局部压痛
- 单侧或双侧
- 不适、肌肉疼痛、发热、寒战
- 乳汁量减少
- 乳腺楔形肿胀或质硬
- 在 PM 患者中，乳头附近的肿块导致乳头回缩或溢液
- 在 GM 患者中，腋窝淋巴结肿大或窦道形成

病因学

- 哺乳期乳腺炎中，感染是由乳汁淤滞和乳管受到乳汁蛋白的刺激导致局部免疫反应引起。皮肤破损引起皮下组织细菌感染
- 最常见的病原菌是金黄色葡萄球菌，其次包括表皮葡萄球菌、A 组 β 溶血性链球菌、肺炎链球菌、大肠埃希菌、念珠菌和结核分枝杆菌。GM 是由上皮样组织细胞和多核巨细胞引起的炎症，其病因包括结核、结节病、异物反应、寄生虫、真菌感染或特发性等
- PM 继发于未扩张的导管下腺泡周围的炎症反应，常进展为脓肿。周围脓肿可来自创伤，通常在机体合并导致免疫功能低下的严重情况（如因糖尿病或应用免疫抑制剂）时发生
- 新生儿乳腺炎的病原体为金黄色葡萄球菌或革兰氏阴性肠球菌

(Dx) 诊断

鉴别诊断

- 充血、导管堵塞（表 65-1）
- 乳腺脓肿
- 炎症性或其他乳腺癌（3% 的乳腺癌发生在哺乳期）
- 高催乳素血症或溢乳导致的乳腺炎
- GM 可能是系统性疾病的表现，如结节病、韦格纳肉芽肿病、巨细胞动脉炎（giant cell arteritis，GCA）、结节性多动脉炎、结核、梅毒

表 65-1　乳腺肿胀、乳腺导管堵塞和乳腺炎的比较

特点	乳腺肿胀	乳腺导管堵塞	乳腺炎
起病	逐渐发病或立即	逐渐发病，多见于哺乳后	突发、多见于产后 10 d 后
部位	双侧	单侧	通常为单侧
肿胀和局部皮温升高	常见	部位可改变 / 很少或无局部皮温升高	局部红肿、皮温升高
体温	< 38.4℃	< 38.4℃	> 38.4℃
全身症状	全身状况好	全身状况好	流感样症状

From Lawrence RA，Lawrence RM：Breastfeeding：a guide for the medical profession，ed 5，St Louis，1999，Mosby.

评估

- 通过详细的病史询问，对乳腺进行充分检查（包括腋窝淋巴结、乳头溢液），基本可以诊断乳腺炎
- 复发性乳腺炎应除外潜在的乳腺疾病

实验室检查

- 单纯性哺乳期乳腺炎不需要进行乳汁培养或实验室检查
- 对于难治性乳腺炎或疑似耐甲氧西林金黄色葡萄球菌感染的患者，可取中段乳汁进行培养
- 感染中毒患者可进行血常规和血培养

- 若形成乳腺脓肿，可通过穿刺或引流对脓液进行培养
- 对于婴儿乳腺炎，应对分泌物进行革兰氏染色和培养

影像学检查

- 除难治性乳腺炎或脓肿外，一般不需要进行影像学检查
- 怀疑脓肿形成可考虑超声（图 65-1），对于部分患者可行钼靶检查以除外乳腺癌
- 对于 GM 患者，标准检查包括钼靶检查和超声引导下细针穿刺（fine needle aspiration，FNA）

Ⓡ 治疗

非药物治疗

- 治疗最主要的方法是通过持续母乳喂养或抽吸有效地排空乳汁

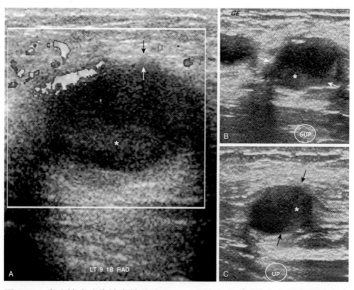

图 65-1　炎症性或感染性囊性乳腺病。A. 急性炎症或感染相关囊性乳腺病有 3 种典型表现：①异常的均一等回声囊肿壁增厚（箭头之间）。②囊内可活动的坏死组织（星号）。③增厚的囊壁充血。**B ～ C**. 仰卧位和直立位图像显示，当患者的体位从仰卧位改为直立或侧卧位时，破碎的坏死组织（星号）像胆囊内的结石，转移到囊肿的另一侧。可观察到不可移动的部分与可移动的破碎坏死组织或脓液（箭头之间）之间界面位置的改变。（From Rumack CM et al：Diagnostic ultrasound，ed 4，Philadelphia，2011，Mosby.）

- 寻求专业母乳喂养师的指导，改进母乳喂养
- 局部热敷，增加液体摄入，加强营养和休息
- 10% 的细菌性乳腺炎会形成脓肿，需要外科引流或穿刺抽吸，并根据细菌培养结果使用敏感抗生素

常规治疗

- NSAID 和镇痛药（如对乙酰氨基酚、布洛芬）。尚无充分证据支持或反对使用抗生素，常用的抗生素如下：
- 无 MRSA 病史：
  1. 双氯西林 250 mg 每日 4 次，共 7 d
  2. 头孢氨苄 500 mg 每日 4 次，共 10 ～ 14 d
  3. 住院患者可静脉注射萘夫西林或苯唑西林 2 g，每 4 h 1 次
  4. 青霉素过敏患者可应用红霉素
- 疑似 MRSA 或高危青霉素过敏：
  1. 甲氧苄啶 / 磺胺甲噁唑 160 mg/800 mg 每日 2 次，共 10 ～ 14 d；哺乳 < 2 个月的正常婴儿或虚弱婴儿的患者不应使用上述药物
  2. 克林霉素 300 mg 每日 4 次，共 10 ～ 14 d
  3. 住院患者可静脉注射万古霉素 1 g，每 12 h 1 次
- 泌乳反射受到抑制的患者可经鼻使用催产素喷剂
- 如果出现双侧乳腺炎且婴儿有鹅口疮，应考虑治疗念珠菌感染
  1. 乳腺局部外用克霉唑，婴儿口服制霉菌素，仔细清洗所有奶嘴和乳头
  2. 如果局部治疗效果差，可考虑口服氟康唑；但母乳喂养患者的数据有限
- 婴儿乳腺炎通常需要住院治疗，并根据革兰氏染色结果使用肠外抗生素治疗
- 大多数 PM 病例通过抗生素、穿刺 / 切开和引流的联合治疗可以取得满意效果。对于复发病例，可能需要手术切除病变导管
- 如果抗生素和 NSAID 治疗 GM 失败，可使用免疫抑制剂（类固醇、甲氨蝶呤）。由于术后伤口愈合缓慢，不建议手术治疗

长期管理

- 对于预防性使用抗生素以防止发生哺乳期乳腺炎尚无临床

证据
- 对于 GM，应考虑全身使用皮质类固醇或广泛手术切除

补充和替代治疗

- 补充治疗常用的药物未经前瞻性临床研究评估，如颠茄、商陆、洋甘菊、硫黄、百年灵
- 多种乳酸杆菌（包括发酵乳杆菌和唾液乳杆菌）已显示出益生菌制剂的应用前景，可能对治疗乳腺炎有效。在这些益生菌被广泛用于治疗乳腺炎之前，应进行重复试验

转诊

对于严重 PM 或严重哺乳期乳腺脓肿，如果保守治疗效果不佳，应转诊至外科医师处就诊。

 重点和注意事项

- 约 25% 的哺乳期女性在母乳喂养期间至少发生 1 次乳腺炎
- MRSA 导致的乳腺炎正在增加
- 哺乳期乳腺炎是垂直传播感染性疾病的危险因素（如 HIV-1、巨细胞病毒、麻疹、乙型和丙型肝炎）
- 在重新评估难治性非哺乳期乳腺炎时，最重要的是应考虑到乳腺癌的可能性
- 非哺乳期乳腺炎可能是全身性疾病的表现
- GM 在临床和影像学上不易与乳腺癌鉴别（超过 50% 的病例最初被误诊为乳腺癌）。即便已进行 FNA，许多 GM 病例最初也考虑为恶性

相关内容

乳腺脓肿（相关重点专题）

纤维囊性乳腺病（相关重点专题）

推荐阅读

American College of Obstetricians and Gynecologists (ACOG): Committee on health care for underserved women: ACOG committee opinion No. 361- breast-feeding: maternal and infant aspects, *Obstet Gynecol* 109(2Pt1):479, 2007.
American College of Obstetricians and Gynecologists: Practice bulletin 164-diagnosis and management of benign breast disorders, *Obstet Gynecol*, 2016.

Amir LH: Managing common breastfeeding problems in the community, *Br Med J* 348:g2954, 2014.

Crepinsek M et al: Interventions for preventing mastitis after childbirth, *Cochrane Database Syst Rev* 10:CD007239, 2012.

Dixon JM, Khan LR: Breast infection, *Br Med J* 347:f3291, 2013.

Jahanfar S et al: Antibiotics for mastitis in breastfeeding women, *Cochrane Database Syst Rev* 2, 2013.

Fibrocystic Breast Disease

Estelle H. Whitney, Anthony Sciscione

王行雁 译 梁华茂 审校

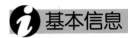 基本信息

定义

纤维囊性乳腺病（fibrocystic breast disease，FBD）现被称为"纤维囊性乳腺病变（fibrocystic breast change，FBC）"，包括以下乳腺良性病变：

- 微囊性和囊性改变
- 纤维化
- 轻中度增生
- 硬化性腺病
- 大汗腺化生
- 纤维腺瘤
- 乳头状瘤
- 乳头状瘤病
- 放射状瘢痕

乳腺良性病变可分为非增生性、增生性无非典型性和非典型增生性。通常认为，以单纯性乳腺囊肿为代表的非增生性病变不会增加患乳腺癌的风险。增生性病变（包括导管增生、导管内乳头状瘤、硬化性腺病、放射状瘢痕和纤维腺瘤）被认为有一定进展为乳腺癌的风险，但应向患者提供降低风险的建议。

同义词

囊性变
慢性囊性乳腺炎
纤维囊性乳腺病变
乳腺发育不良
弥漫性囊性乳腺病

ICD-10CM 编码

N60.01　右侧乳腺孤立性囊肿

N60.02　左侧乳腺孤立性囊肿

N60.09　未指明左右侧的乳腺孤立性囊肿

N60.11　右侧乳腺弥漫性囊性腺病

N60.12　左侧乳腺弥漫性囊性腺病

N60.19　未指明左右侧的乳腺弥漫性囊性腺病

N60.3　纤维硬化病

流行病学和人口统计学

- 育龄期女性 FBC 的发病率为 30% ~ 60%
- 最常见于 30 ~ 50 岁的女性

病因学

　　FBC 的病因尚不清楚，但被认为是受性激素（尤其是雌激素）的影响。

- FBC 可见于绝大多数健康的乳房中，一般认为是一种非病理过程

 诊断

鉴别诊断

　　见表 66-1。

表 66-1　乳腺实性病变的典型超声特征

	良性	恶性
形状	椭圆形	多变
纵横比	＜ 1	＞ 1
边界	光滑 / 薄壁的假包膜回声伴小分叶状（2 ~ 3 叶）	边缘不清楚、毛刺状突出
回声性质	非均质中强回声	低回声
内部回声均匀性	均匀	不均匀
侧方声影	有	无
后方特征	略有衰减 \ 回声增强	明显衰减、边缘模糊

续表

	良性	恶性
其他征象		钙化 微分叶 导管扩张 水平方向组织浸润和周围脂肪回声增强

From Sutton D：Textbook of radiology and imaging，ed 7，1998，Churchill Livingstone；and Grant LA：Grainger & Allison's diagnostic radiology essentials，ed 2，2019，Elsevier.

体格检查和临床表现

- 乳房质地粗糙
- 局部可及结节
- 乳房和（或）乳头压痛
- 病变区域多位于外上象限
- 症状常受月经周期变化的影响
- 绝经女性开始激素治疗后症状可加重
- 乳头溢液

乳腺肿块的鉴别见表 66-2。可疑为恶性的乳腺肿块的特征（敏感性为 90%，特异性为 40%～60%）如下：

- 肿块固定
- 界限不清
- 质地硬

表 66-2　乳腺肿块的鉴别

特征	囊性疾病	良性腺瘤	恶性肿瘤
年龄（岁）	25～60	10～55	25～85
数量	单发或多发	单发	单发
形状	圆形	圆形	不规则
质地	有弹性、质地软或硬	硬	坚硬如石
界限	边界清楚	边界清楚	边界不清
活动度	活动	活动	固定
压痛	有	无	无
皮肤皱缩	无	无	有

From Swartz MH：Textbook of physical diagnosis，ed 7，Philadelphia，2014，WB Saunders.

评估

- 如果存在乳腺肿块、腺体增厚、乳头溢液和（或）疼痛，应进一步检查以排除乳腺癌
- 对可疑病变进行活检以明确病理诊断

影像学检查

应行钼靶和超声检查：

- 对于钼靶观察到的改变［可疑密度异常、微钙化（图 66-1）、结构异常］：应仔细评估图像，包括活检以排除乳腺癌
- 超声检查（图 66-2）：鉴别肿物为实性或囊性

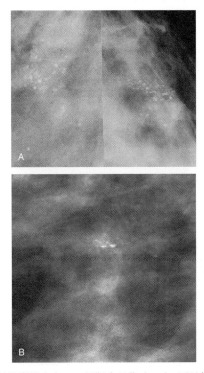

图 66-1　乳腺纤维囊性病变。A. 钼靶头足位（CC），可见钙化伴周围环状"模糊"阴影。**B**. 侧位可见"茶杯"样图像，这是由微囊内钙化物质分层所致。（From Adam A et al：Grainger & Allison's diagnostic radiology，ed 5，2007，Churchill Livingstone；Sutton D：Textbook of radiology and imaging，ed 7，1998，Churchill Livingstone；and Grant LA：Grainger & Allison's diagnostic radiology essentials，ed 2，2019，Elsevier.）

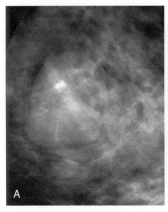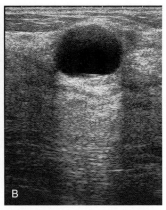

图 66-2　乳腺囊肿。**A.** 钼靶可见边界清晰的圆形组织团块，周围伴有透明晕。**B.** 囊肿的典型超声表现为无回声肿物伴后方回声增强。（From Adam A et al：Grainger & Allison's diagnostic radiology，ed 5，2007，Churchill Livingstone；and Grant LA：Grainger & Allison's diagnostic radiology essentials，ed 2，2019，Elsevier.）

- 不建议采用 MRI 作为乳腺疼痛或纤维囊性病变的常规评估方式

 治疗

非药物治疗

对症治疗：

- 消除患者关于乳腺病变的疑虑
- 支撑型内衣
- 非处方镇痛药，如 NSAID 和泰诺
- 减少甲基黄嘌呤（咖啡、巧克力）的摄入量，尽管不如之前认为的那样有效
- 减少维生素 E 或盐的摄入尚未被证实有效
- 定期进行体格检查，对 FBC 患者发现的结节进行监测
- 对可触及或有症状的囊肿进行抽吸（注意：囊肿易复发；除非疼痛明显，否则不一定需要重复抽吸）

药物治疗

对于乳房疼痛：

- 达那唑：是 FDA 唯一批准的治疗乳腺疼痛的药物。有报道显示该药能在一定程度上缓解疼痛，但由于达那唑有雄激素样作用，因此其不良反应较大
- 溴隐亭：可抑制催乳素，效果优于安慰剂，但头晕和胃肠道症状等不良反应限制了该药的使用
- 他莫昔芬：可减轻 70% 周期性乳房疼痛女性的症状，但潮热和阴道干燥的不良反应会影响其依从性
- 药物治疗通常在 3 ～ 6 个月后逐渐减量

随访

- 仔细评估以排除乳腺癌；消除患者疑虑，定期重新评估
- 定期自我检查，每年体格检查

转诊

- 对于可疑的 FBC 相关病变（包括明显的肿块进展或腺体增厚、持续性或血性乳头溢液、或钼靶可疑病变），应转诊至乳腺外科医师处进一步评估和（或）活检
- 应转诊至乳腺外科医师处缓解与乳房症状或变化相关的焦虑

相关内容

乳腺癌（相关重点专题）

乳痛症（相关重点专题）

乳腺炎（相关重点专题）

推荐阅读

Castells X: Breast cancer risk after diagnosis by screening mammography of non-proliferative or proliferative benign breast disease: A study from a population-based screening program, *Breast Cancer Res Treat* 149(1):237-244, 2015.

The American Society of Breast Surgeons: *Consensus guideline on diagnostic and screening magnetic resonance imaging of the breast*, Available at: www.breastsurgeons.org/about/statements/PDF_Statements/MRI.pdf, June 22, 2017.

Breast Cancer

Bharti Rathore

王行雁　译　梁华茂　审校

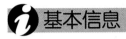 基本信息

定义

乳腺癌包括乳腺的原位癌和浸润性癌，根据组织来源分为导管型和小叶型。

同义词

乳腺恶性肿瘤

ICD-10CM 编码

C50.911	未指明部位的右侧女性乳腺恶性肿瘤
C50.912	未指明部位的左侧女性乳腺恶性肿瘤
C50.919	未指明部位和左右侧的女性乳腺恶性肿瘤
C50.921	未指明部位的右侧男性乳腺恶性肿瘤
C50.922	未指明部位的左侧男性乳腺恶性肿瘤
C50.929	未指明部位和左右侧的男性乳腺恶性肿瘤

流行病学和人口统计学

- 在美国，预计 2019 年将有 271 270 例新发乳腺癌患者，42 260 例患者死于乳腺癌
- 乳腺癌最常见的类型为激素受体阳性；其发病率逐渐增加，尤其是在年轻女性中。乳腺癌患者几乎全部为女性，但有 1% 的乳腺癌发生于男性
- 表 67-1 列举了乳腺癌的危险因素
- 携带 *BRCA1* 或 *BRCA2* 基因突变的女性，其终生罹患乳腺癌的风险高达 85%

表 67-1　乳腺癌的危险因素

危险因素	相对危险度
任何乳腺良性疾病	1.5
绝经后激素替代治疗	1.5
初潮年龄＜ 12 岁	1.1 ～ 1.9
适度饮酒（2 ～ 3 杯 / 天）	1.1 ～ 1.9
绝经年龄＞ 55 岁	1.1 ～ 1.9
骨密度增加	1.1 ～ 1.9
久坐和缺乏锻炼	1.1 ～ 1.9
增生性乳腺疾病不伴有异型性	2
生育年龄＞ 30 岁或未生育	2 ～ 4
一级亲属患有乳腺癌	2 ～ 4
绝经后肥胖	2 ～ 4
社会经济条件较好	2 ～ 4
子宫内膜癌或卵巢癌病史	2 ～ 4
胸部接受过辐射	2 ～ 4
钼靶检查显示乳腺密度增加	2 ～ 4
老年	＞ 4
乳腺癌个人史（原位或浸润性）	＞ 4
增生性乳腺疾病伴异型性	＞ 4
2 名一级亲属患有乳腺癌	5
乳腺不典型增生且一级亲属患有乳腺癌	10

From Goldman L，Schafer AI：Goldman's Cecil medicine，ed 24，Philadelphia，2012，WB Saunders.

体格检查和临床表现

- 越来越多的小癌灶被乳腺钼靶检查发现，这些患者通常完全没有症状或体格检查无异常
- 患者自查或医生检查可触及结节或肿块
- 皮肤和（或）乳头回缩和皮肤水肿、红斑、溃疡、卫星结节
- 腋窝和锁骨上淋巴结肿大
- 乳头溢液可能为浆液性或血性
- 全身症状和体征，包括疲劳、体重减轻、黄疸和厌食，可出现在转移癌病例中

病因学

- 致癌的确切机制尚不清楚，内源性和外源性雌激素暴露是受体阳性乳腺癌发生的关键
- 乳腺癌不再被认为是一种单一疾病，基于基因表达特点的分子分类可将乳腺癌分为以下几种：
  1. Luminal A 型：适用内分泌治疗，预后良好
  2. Luminal B 型：适用内分泌治疗，预后较好
  3. 正常型：与正常上皮相似，预后与 Luminal B 型相似
  4. *HER2* 过表达型：*HER2* 基因扩增
  5. 基底样型：激素受体和 *HER2* 阴性，预后差
- 约 10% 的乳腺癌女性存在 *BRCA1*、*BRCA2*、*P53* 或其他基因的胚系突变
- 卵巢雌激素、非卵巢雌激素、外源性雌激素等与不同易患乳腺癌组织之间可能存在相互作用，导致乳腺癌发生
- 其他已知或可疑因素：生育、母乳喂养、饮食、体育锻炼、体重、酒精摄入

Ⓓⓧ 诊断

鉴别诊断

良性疾病见表 67-2。在体格检查和乳腺钼靶中，以下乳腺良性病变易与乳腺癌相混淆：

表 67-2　美国病理学委员会对乳腺良性疾病的组织学分类

组织病理学特点	近似相对危险度
非增殖性病变	无附加风险
囊肿	
导管扩张症	
钙化	
纤维腺瘤	
乳管上皮增生	
硬化性腺病	无附加风险
乳头状瘤病	轻微增加风险
放射状瘢痕	

续表

组织病理学特点	近似相对危险度
复杂硬化性病变	?
中度旺炽性增生	1.5∶1～2∶1
非典型增生（导管和小叶）	4∶1
非典型增生广泛导管受累	7∶1
小叶原位癌	10∶1
导管原位癌	10∶1

From Niederhuber JE：Abeloff's clinical oncology，ed 6，Philadelphia，2020，Elsevier.

- 纤维囊性改变
- 纤维腺瘤
- 错构瘤

评估

- 初步评估：
  1. 由专科医师进行初步评估
  2. 行诊断性乳腺钼靶检查后对可疑病变进行超声检查
  3. 在致密乳腺或具有遗传性易感性的女性中，MRI（图 67-1）比单纯钼靶检查更能发现可疑病变
  4. 表 67-3 总结了不可触及的导管原位癌的评估和治疗指南

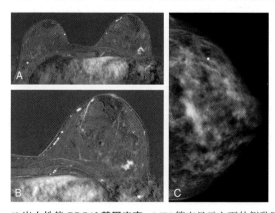

图 67-1　42 岁女性伴 *BRCA2* 基因突变。MRI 筛查显示左下外侧乳腺 1.2 cm 浸润性导管癌，仅在 MRI（**A** 图和 **B** 图）和随后的第二次超声检查中可见。**C**. 钼靶显示只有致密的乳腺组织。（From Cameron JL，Cameron AM：Current surgical therapy，ed 12，Philadelphia，2017，Elsevier.）

表 67-3 不可触及的导管原位癌的评估和治疗指南

1. 多视角钼靶检查，对图像放大仔细评估，可进行超声检查
   - 记录病灶范围
   - 识别其他微钙化区域
2. 定位穿刺活检以明确可疑微钙化和异常密度区域的病变性质
3. 对标本进行影像学检查，并对图像进行放大检查
4. 外科医生可用多色墨汁标记切缘结合 X 线进行组织病理学评估
5. 完整的病理描述包括：
   - DCIS 类型和肿瘤大小
   - 与微钙化的关系
   - 病灶距着色切缘的距离
   - 是否为多灶性
   - 是否存在微侵袭及其风险
6. 术后复查钼靶检查，对图像放大评估，以确认可疑区域已完全切除
7. 以下情况可行重复乳腺切除
   - 发现残余微钙化
   - 切缘不满意

DCIS，导管原位癌
From Niederhuber JE：Abeloff's clinical oncology, ed 6, Philadelphia, 2020, Elsevier.

- 诊断：
  1. 对临床和钼靶可疑肿块的穿刺细胞学检查准确性高，但仍需要开放手术活检确认
  2. 立体定向超声引导下空心针穿刺活检准确性高，且并发症发生率低。立体定向空心针活检的适应证见框 67-1。框 67-2 介绍了立体定向空心针活检的禁忌证
  3. 切除活检明确诊断

框 67-1 立体定向空心针活检的适应证

- 可疑良性病变、BI-RADS 3，取决于临床判断、医生或患者偏好，以及不能进行密切随访时
- 可疑病变，BI-RADS 4
- 病变高度可疑，BI-RADS 5
- 新发可疑微钙化，呈不对称性或结构扭曲
- 钼靶检查发现未触及的不对称性、局灶性不对称或实性肿块，但超声检查未发现
- 与 MRI 上可疑增强区域相对应的钼靶病变

BI-RADS，乳腺成像报告和数据系统；MRI，磁共振成像
From Cameron JL, Cameron AM：Current surgical therapy, ed 12, Philadelphia, 2017, Elsevier.

框 67-2　立体定向空心针活检的禁忌证

- 患者不能俯卧或合作
- 体重过大
- 病变位置靠近乳头、过于浅表靠近皮肤或过于深在靠近胸壁
- 病灶在钼靶检查中不可见
- 患者有严重的脊柱后凸畸形或运动障碍
- 乳腺组织厚度不足，无法充分压迫以行穿刺

From Cameron JL，Cameron AM：Current surgical therapy，ed 12，Philadelphia，2017，Elsevier.

分期

表 67-4 描述了乳腺癌的病理分期。

表 67-4　乳腺癌的病理分期

T_X	原发性肿瘤无法评估
T_0	没有原发性肿瘤的证据
T_0	原位癌
T_{is}（DCIS）	导管原位癌
T_{is}（LCIS）	小叶原位癌
T_{is}（Paget）	乳头 Paget 病与乳腺实质的浸润性癌和（或）原位癌［DCIS 和（或）LCIS］无关。Paget 病合并乳腺癌是根据乳腺实质中癌灶的大小和特征进行分类，但 Paget 病的存在仍应得到重视
T_1	肿瘤最大直径≤20 mm
T_{1mi}	肿瘤最大直径≤1 mm
T_{1a}	肿瘤＞1 mm 但最大直径≤5 mm
T_{1b}	肿瘤＞5 mm 但最大直径≤10 mm
T_{1c}	肿瘤最大直径＞10 mm 但≤20 mm
T_2	肿瘤最大直径＞20 mm 但≤50 mm
T_3	肿瘤最大直径＞50 mm
T_4	任何大小的肿瘤，直接延伸至胸壁和（或）皮肤（溃疡或皮肤结节）
T_{4a}	延伸至胸壁，不包括胸肌粘连/浸润
T_{4b}	皮肤溃疡和（或）同侧卫星结节和（或）水肿（包括橘皮样改变），不符合炎性乳腺癌的标准
T_{4c}	T_{4a} 和 T_{4b}
T_{4d}	炎性乳腺癌

续表

N_X	无法评估区域淋巴结（如先前切除淋巴结）
N_0	无区域淋巴结转移
N_1	可切除的同侧Ⅰ、Ⅱ级腋窝淋巴结转移
N_{2a}	同侧Ⅰ、Ⅱ级腋窝淋巴结相互融合或与其他组织固定
N_{2b}	仅在临床上检测到的同侧胸骨旁淋巴结转移，临床上无明显的Ⅰ、Ⅱ级腋窝淋巴结转移
N_{3a}	同侧锁骨下淋巴结转移
N_{3b}	同侧胸骨旁淋巴结和腋窝淋巴结转移
N_{3c}	同侧锁骨上淋巴结转移
M_0	无远处转移的临床和影像学证据
$cM_{0(i+)}$	无远处转移的临床或影像学证据，但分子或显微镜下可见循环血、骨髓或其他非区域淋巴结中 $\leqslant 0.2$ mm 的肿瘤组织
M_1	通过传统临床和影像学确定的远处转移和（或）组织学证实 > 0.2 mm 的转移灶
G_X	无法评估等级
G_1	低级别（良）
G_2	中级别（中）
G_3	高级别（差）

乳腺癌的分期组

分期	T	N	M
0	T_{is}	N_0	M_0
ⅠA	T_1	N_0	M_0
ⅠB	$T_0 \sim T_1$	N_{1mi}	M_0
ⅡA	$T_0 \sim T_1$	N_1	M_0
	T_2	N_0	M_0
ⅡB	T_2	N_1	M_0
	T_3	N_0	M_0
ⅢA	$T_0 \sim T_2$	N_2	M_0
	T_3	$N_1 \sim N_2$	M_0
ⅢB	T_4	$N_0 \sim N_2$	M_0
ⅢC	任何 T	N_3	M_0
Ⅳ	任何 T	任何 N	M_1

From Goldman L, Schafer AI: Goldman's Cecil medicine, ed 24, Philadelphia, 2012, WB Saunders.（AJCC 8th ed., 2018）

影像学检查

钼靶（图 67-2 至图 67-3）：30% ～ 50% 的乳腺癌通过钼靶筛查发现，表现为伴或不伴微钙化或簇状微钙化的边缘毛刺的肿物。对于接受过乳腺假体植入且有明确乳腺癌家族史的患者，MRI 是可选的影像学检查。MRI 可更好地评估新辅助化疗效果，同时协助在有腋窝淋巴结肿大的患者中确认原发灶。

 治疗

非药物治疗

- 包括各种类型的手术切除、重建以及辅助放疗
- 对于早期乳腺癌，主要治疗通常是外科手术。可以选择改良根治术和保乳手术，还包括肿块切除术、腋窝前哨淋巴结活检分期或腋窝淋巴结清扫
- 表 67-5 比较了导管原位癌和小叶原位癌。早期浸润性乳腺癌患者的辅助治疗指南见表 67-6
- 在接受保乳和全身治疗的转移局限于前哨淋巴结（sentinel

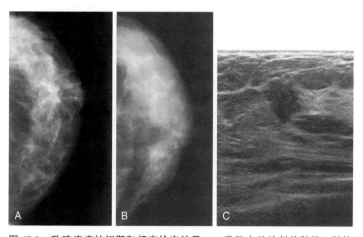

图 67-2　乳腺疾病的钼靶和超声检查结果。A. 乳腺中的放射状肿块。肿块密度改变、周围毛刺、周围乳腺结构扭曲提示恶性肿瘤。**B.** 簇状微钙化。细小、多形和线性钙化聚集考虑导管原位癌（DCIS）。**C.** 乳腺癌的超声图像。超声表现为实性肿物、有内部回声和边缘不规则，大多数恶性病变纵横比 > 1。［From Townsend CM et al（eds）：Sabiston textbook of surgery，ed 17，Philadelphia，2004，WB Saunders.］

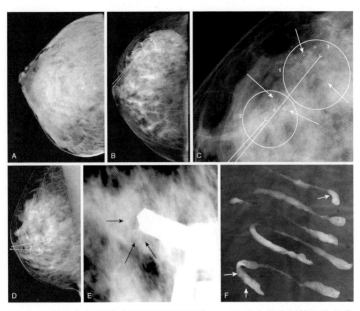

图 67-3　数字化钼靶检查及乳腺钙化评估。A. 43 岁女性常规筛查头足位（CC）图像。数字化钼靶检查能更好地穿透致密乳腺组织，清楚地显示整个乳腺弥漫分布的大小不一的良性钙化。**B.** 46 岁女性常规筛查的 CC 图像。乳腺外侧两个区域有非常细小的钙化灶，需要进一步检查。**C.** B 图中钙化灶的特写图，显示钙化（箭头）的大小和形状多变，可疑为恶性肿瘤，特别是导管原位癌。在致密的乳腺基质背景下，这种微小钙化在数字化图像中比在胶片中更容易被发现，计算机辅助技术也可以帮助放射科医生发现诸如此类的微小钙化。**D.** B 图病灶的内外侧斜位（MLO），显示钙化位于乳腺下象限。**E.** B 图患者立体定向空心针活检，显示穿刺活检紧邻一处钙化组织。立体定向空心针活检可以对微小的钙化组织进行组织学取样，对手术规划非常有益。这种介入穿刺可减少为明确诊断而行的手术切除。**F.** 立体定向空心针活检标本的钼靶检查，显示标本中有多个微小的钙化（箭头）。空心针活检病理为高级别导管原位癌伴粉刺样坏死。（From Skarin AT：Atlas of diagnostic oncology，ed 4，Philadelphia，2010，Elsevier.）

lymph node，SLN）的乳腺癌患者中，单纯前哨淋巴结清扫（sentinel lymph node dissection，SLND）与腋窝淋巴结清扫（axillary lymph node dissection，ALND）相比，生存率无显著差异

- 导管原位癌（ductal carcinoma in situ，DCIS）：雌激素受体阳性的患者可采取保乳手术（肿块切除加放疗）或乳腺切除术

表 67-5 原位癌：小叶原位癌与导管原位癌

特点	小叶原位癌	导管原位癌
年龄	年轻	年老
可触及肿块	不	不常触及
乳腺钼靶检查	不能检出	微钙化、肿块
免疫表型	E- 钙黏着蛋白阴性	E- 钙黏着蛋白阳性
常见表现	乳腺活检偶然发现	钼靶微钙化或乳腺肿块
双侧受累	常见	不确定
后续患乳腺癌的风险和部位	任何一侧乳腺发生浸润性乳腺癌的终身风险为 25%	发生于初始病变部位；对侧乳腺浸润性乳腺癌的风险为每年 0.5%
预防	他莫昔芬或雷洛昔芬	如果雌激素受体阳性，考虑他莫昔芬或雷洛昔芬
治疗	每年进行乳腺钼靶随访和乳腺查体	肿块切除术 ± 放疗；大的或多灶病变进行乳腺切除术

From Goldman L，Schafer AI：Goldman's Cecil medicine，ed 24，Philadelphia，2012，WB Saunders.

表 67-6 早期浸润性乳腺癌患者的辅助治疗指南

患者类型	治疗
激素受体阳性且 *HER2* 阳性乳腺癌	
＜ 0.5 cm	可考虑辅助内分泌治疗
0.6 ～ 1 cm	辅助内分泌治疗 可考虑辅助化疗和曲妥珠单抗
＞ 1 cm	辅助内分泌治疗 辅助化疗和曲妥珠单抗
淋巴结阳性	辅助内分泌治疗 辅助化疗、帕妥珠单抗和曲妥珠单抗
激素受体阳性且 *HER2* 阴性乳腺癌	
＜ 0.5 cm	无需辅助治疗
＞ 0.5 cm	辅助激素治疗 根据 21- 基因复发评分考虑辅助化疗
淋巴结阳性	辅助激素治疗＋辅助化疗

续表

患者类型	治疗
激素受体阴性且 *HER2* 阳性乳腺癌	
< 0.5 cm	可考虑辅助化疗和曲妥珠单抗
0.6 ~ 1 cm	可考虑辅助化疗和曲妥珠单抗
> 1 cm	辅助化疗和曲妥珠单抗
淋巴结阳性	辅助内分泌治疗 帕妥珠单抗和曲妥珠单抗＋辅助化疗
激素受体阴性且 *HER2* 阴性乳腺癌	
≤ 0.5 cm	无需辅助治疗
0.6 ~ 1.0 cm	考虑辅助化疗
> 1 cm 或淋巴结阳性	辅助化疗

HER2，人表皮生长因子受体 2

Modified from National Comprehensive Cancer Network Guidelines. Available at www.nccn.org.

后内分泌治疗

- 浸润性乳腺癌：乳腺切除术或肿块切除术，同时进行前哨淋巴结评估，肿瘤较大患者进行放疗
- 浸润性乳腺癌可能需要内分泌辅助治疗和辅助化疗。激素受体阳性患者建议仅进行内分泌治疗或化疗后进行内分泌治疗。乳腺癌亚型见表 67-7，相应治疗见表 67-8。抗雌激素药物内分泌治疗可降低乳腺癌的复发率和死亡率。芳香化酶抑制剂（阿那曲唑、来曲唑、依西美坦、富维司坦）可通过抑制雌激素合成来降低雌激素的刺激作用，已成为首选的一线内分泌治疗药物，逐步替代了选择性雌激素受体调节剂他莫昔芬
- 美国目前使用的标准辅助化疗方案包括 AC（阿霉素＋环磷酰胺）、AC-T（阿霉素＋环磷酰胺，序贯使用紫杉醇类药物），以及 TC（多西他赛＋环磷酰胺）。图 67-4 显示乳腺癌辅助化疗的注意事项
- 新辅助化疗（方案等同于辅助化疗）在很多患者中可以达到完全缓解或降期，可提供化疗敏感性评估，同时对患者生存没有不良影响
- 辅助化疗或激素治疗是否获益可通过市售的多基因分析（OncopypeDx，Mammaprint）进行预测。近期发表的前瞻性

表 67-7　乳腺癌的亚型

类型	特点	标记
Luminal A	低级别、高 ER 占所有乳腺癌的约 40% 预后良好	ER ＋、PR ＋、*HER2* － 低 Ki-67（＜ 14%）
Luminal B	高级别，低 ER 占所有乳腺癌的约 20% 预后比 Luminal A 差	ER ＋、PR ＋ / －、 *HER2* ＋ / －、 高 Ki-67（＞ 14%）
HER2 过表达	高级别、淋巴结转移 *P53* 基因突变 占所有乳腺癌的 10% ～ 15%	ER －、PR －、*HER2* ＋
基底样	高增殖、BRCA 功能障碍 占所有乳腺癌的 15% ～ 20% 预后不良	ER －、PR －、*HER2*- CK5/6 或 EGFR ＋

CK，细胞角蛋白；EGFR，表皮生长因子受体；ER，雌激素受体；HER2，人表皮生长因子受体 2；PR，孕酮受体

From Cameron JL，Cameron AM：Current surgical therapy，ed 12，Philadelphia，2017，Elsevier.

表 67-8　乳腺癌亚型的治疗

亚型	治疗反应和预后
Luminal A	对内分泌治疗有反应 ● 绝经前：SERM（他莫昔芬） ● 绝经后：AI（依西美坦、阿那曲唑、来曲唑）
Luminal B	对内分泌治疗有反应 对化疗反应较差，但好于 Luminal A
HER2 过表达	对抗 *HER2* 药物有反应（曲妥珠单抗、帕妥珠单抗、拉帕替尼）
基底样	对内分泌或抗 *HER2* 药物没有反应，化疗仅在临床试验中进行

AI，芳香化酶抑制剂；HER2，人表皮生长因子受体 2；SERM，选择性雌激素受体调节剂

From Cameron JL，Cameron AM：Current surgical therapy，ed 12，Philadelphia，2017，Elsevier.

TAILORx 试验支持通过常规进行多基因分析以识别那些可以不进行化疗的临界风险评分的患者

● 转移性乳腺癌的治疗取决于转移累及的部位（仅有骨转移或内脏转移）以及临床症状。通常仅有骨转移的患者可以先进

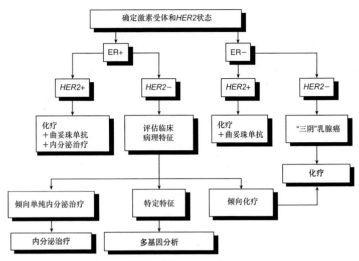

图 67-4 复发和转移性乳腺癌的治疗。考虑辅助化疗。ER，雌激素受体；HER2，人表皮生长因子受体 2。（From Cameron JL，Cameron AM：Current surgical therapy，ed 10，Philadelphia，2011，WB Saunders.）

行序贯激素治疗。在使用芳香化酶抑制剂的基础上联合使用哺乳动物雷帕霉素靶蛋白（mammalian target of rapamycin，mTOR）抑制剂（依维莫司）或 CDK4/CDK6 抑制剂（帕博西尼、瑞博西尼）可提高整体生存率。在前期接受过内分泌治疗的 *PIK3CA* 突变、激素受体阳性、*HER2* 阴性的晚期乳腺癌患者中，联合使用阿培利司和氟维司群能延长无进展生存期。常用的细胞毒性化疗和抗 *HER2* 治疗药物在转移性乳腺癌中的应用见表 67-9

- 进展性骨转移或内脏转移的患者常采用单药化疗，部分情况可选择联合化疗方案，方案同早期乳腺癌。不同化疗药物的序贯治疗主要用于姑息性治疗，以缓解症状和延长生存

- *BRCA1/2* 胚系突变的患者可采用 PARP 抑制剂奥拉帕利或他唑帕利

- 若三阴型乳腺癌患者的肿瘤表达程序死亡配体 -1（program death ligand-1，PDL-1）受体，则联合使用白蛋白结合型紫杉醇和免疫抑制剂阿替利珠单抗能够改善生存率

- 对于 *HER2/neu* 阳性的转移性乳腺癌患者，标准方案（曲妥珠单抗＋多西他赛）加单克隆抗体帕妥珠单抗能显著延长中位

表 67-9　转移性乳腺癌患者常用细胞毒性化疗和抗 *HER2* 药物

细胞毒性化疗
白蛋白结合型紫杉醇
卡培他滨
顺铂
卡铂
多西他赛
阿霉素
表柔比星
艾日布林
吉西他滨
伊沙匹隆
长春瑞滨
抗 *HER2* 治疗
T-DM1
拉帕替尼
帕妥珠单抗
曲妥珠单抗

From Niederhuber JE：Abeloff's clinical oncology，ed 6，Philadelphia，2020，Elsevier.

生存时间。另外，抗体药物结合物 TDM-1 也可提高该组患者的生存率

长期管理

早期乳腺癌治疗后的随访包括：

- 由肿瘤科或外科医生进行定期临床随访
- 建议每年进行钼靶检查和乳腺 MRI
- 建议进行相关实验室检查
- 不建议使用肿瘤标志物和 CT 进行肿瘤复发监测
- 指导患者每月进行乳腺自查
- 治疗后的预后取决于肿瘤的大小、淋巴结转移的程度和肿瘤的病理分级
- 全身辅助治疗可显著改善预后。与仅服用 5 年相比，服用他莫昔芬 10 年的肿瘤复发风险降低 25%，乳腺癌的死亡风险降低 27%。与他莫昔芬相比，芳香化酶抑制剂辅助治疗能提高激素受体阳性的绝经后乳腺癌患者的生存率。近期的试验表明，对于激素受体阳性的绝经前早期乳腺癌患者，相比于他莫昔芬联合卵巢抑制治疗，辅助治疗中芳香化酶抑制剂依西

美坦联合卵巢抑制治疗能够显著减少复发

- 在预后较好的早期乳腺癌患者中，如不接受辅助治疗，区域淋巴结中孤立的肿瘤细胞转移或微转移与 5 年无病生存率降低有关。有孤立的肿瘤细胞转移或微转移的患者在接受辅助治疗后生存率有所提高
- 回顾性分析表明，淋巴结隐匿性转移是影响肿瘤复发和生存率的重要预后因素。然而，近期的研究表明，5 年生存率的差异很小（1.2 个百分点），这些数据不支持对于初始前哨淋巴结阴性的患者进行额外评估（包括免疫组化）能够带来临床获益
- 内分泌治疗加用唑来膦酸能够延长绝经前雌激素反应性早期乳腺癌患者的无病生存期

转诊

一旦怀疑乳腺癌，患者应转诊至多学科团队（multidisciplinary team，MDT）接受治疗，MDT 由乳腺外科医生、整形外科医生、肿瘤内科医生和放疗科医生组成。

 # 重点和注意事项

妊娠期和哺乳期乳腺癌

- 据报道，≤ 40 岁女性的发病率为 15%
- 妊娠期乳腺充血和结节性改变会延误疾病诊断，同时妊娠期疾病进展更快，可能导致不良预后
- 生存率与同年龄组非妊娠期的早期患者相似
- 权衡风险获益后选择检查方式，包括钼靶检查和超声检查
- 可选择乳腺切除术或肿块切除术同时腋窝淋巴结清扫
- 辅助化疗应延迟至晚期妊娠或分娩后
- 乳腺肿块切除术后的放疗应延迟至分娩后

DCIS（导管内癌）（表 67-5）

- 钼靶检查可见簇状微钙化和（或）密度改变
- 较少出现可触及的肿块或乳头溢液
- 在出现钼靶筛查前，DCIS 仅占所有乳腺癌的 1%
- 目前 DCIS 的比例为 15% ～ 20% 甚至更高
- 行肿瘤切除术的治愈率为 98% ～ 99%

- 高风险病例需进行放疗和辅助激素治疗
- 多灶性和（或）组织学分级为高级的 DCIS 需行乳腺切除术

炎性乳腺癌

- 罕见，快速进展，通常危及生命
- 表现为乳腺红斑和水肿，类似乳腺炎
- 诊断依赖活检，包括皮肤活检
- 治疗先行化疗，后续进行手术和放疗
- 既往预后差，目前 5 年无病生存率接近 50%（图 67-5）

专家点评

- USPSTF 不建议对年轻女性（40 ～ 49 岁）进行"常规"筛查，建议对中年女性（50 ～ 74 岁）每 2 年进行 1 次乳腺钼靶检查。USPSTF 同时指出目前的证据不足以评估老年女性（75 岁以上）进行乳腺钼靶筛查的获益和风险。USPSTF 也不建议进行乳腺自我检查。但是，多个美国医学组织（如 ACOG）仍建议从 40 岁开始每年进行筛查。表 67-10 总结了不同组织关于乳腺癌筛查的建议
- 美国癌症协会关于乳腺癌筛查的指南如下：
  1. 中等风险的女性定期接受钼靶筛查的推荐如下：
     a. 女性应在 40 ～ 44 岁选择开始进行钼靶筛查（有限推荐）
     b. 45 ～ 54 岁的女性每年进行 1 次钼靶筛查（有限推荐）
     c. 55 岁及以上的女性可以选择每 2 年进行 1 次钼靶筛查或继续每年进行筛查（有限推荐）
  2. 对于整体健康状况良好、未来预期寿命在 10 年或更长的女性应持续进行乳腺癌筛查（有限推荐）
  3. 对于有特定高危因素的女性应在 30 岁以后每年进行 MRI 和乳腺钼靶检查，包括：
     a. 基于家族史的风险评估工具，终生罹患乳腺癌的风险为 20% ～ 25% 或更高
     b. 已知的 BRCA1 或 BRCA2 基因突变（基于基因检测）
     c. 一级亲属（父母、亲兄弟姐妹或子女）具有 BRCA1 或 BRCA2 基因突变，但自身没有进行基因检测
     d. 10 ～ 30 岁接受过胸部放疗
     e. Li-Fraumeni 综合征、Cowden 综合征或者 Bannayan-Riley-

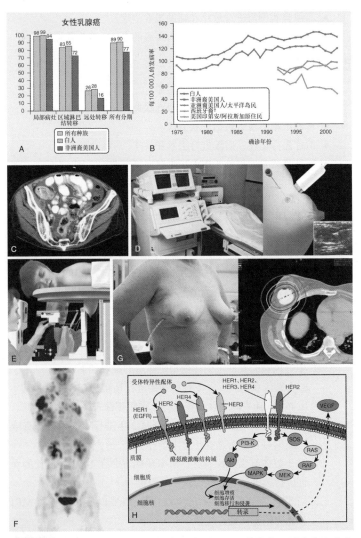

扫本章二维
码看彩图

图 67-5 （扫本章二维码看彩图）A. 乳腺癌不同种族和分期的 5 年生存率（SEER 数据，1996—2002 年）。**B.** 不同人种和种族的女性乳腺癌发病率（SEER 数据）。**C.** 当小叶乳腺癌转移时，常可浸润卵巢浆膜表面，易与卵巢癌混淆。该例 I 期乳腺癌患者 9 年后出现腹胀、腹痛和大便变细。CT 可见直肠和结肠壁弥漫性增厚、腹膜癌结节和腹水。结肠镜活检证实肠道广泛受累，病理提示转移性乳腺癌符合乳腺癌转移。在重新评估分期时，还发现有多处骨转移。**D.** 超声引导下针刺活检，超声探头可用于定位体格检查或

乳腺钼靶检查发现的病灶，活检针穿过病变数次以获取组织。与立体定向活检相比，超声引导下活检更省时且大多数患者耐受性更好。然而，并非所有病变都适合超声引导下活检。**E.** 精确的立体定向活检的前提是通过评估病灶在一系列位置上的变化对病灶进行准确的 3D 定位。首先利用钼靶定位可疑区域，然后采集病变两侧 15° 的钼靶图像。计算机计算出病变在每个角度视图上的变化，利用这些数据来估计病变在 3D 空间内的位置。随着数字钼靶技术的出现，这些图像通常以数字化方式获取。**F.** PET 通过注射被正电子发射同位素标记的底物［通常将氟 -18 与 D- 葡萄糖结合，形成 2-（^{18} 氟 -2- 脱氧 -D- 葡萄糖），即 FDG］，与非肿瘤组织相比，代谢活性细胞（特别是恶性肿瘤细胞）能优先摄取葡萄糖，因此 FDG 更多地被肿瘤细胞摄取。PET 的敏感性因肿瘤类型和大小而有显著差异，炎症或感染区域可能出现假阳性结果。目前许多设备可同时获得 PET 图像和 CT 图像，然后将之融合在一起，CT 提供解剖相关信息，PET 提供代谢活动信息。图中该患者表现为可触及的腋窝淋巴结肿大和明显的乳腺红肿包块、皮肤水肿和乳头回缩。可见右侧乳腺和腋窝内极强的放射摄取区域，这也符合患者局部晚期乳腺癌的诊断。同时可见明显的右锁骨上淋巴结、气管旁淋巴结、血管前淋巴结、直肠前淋巴结和肺门淋巴结的可疑转移。肾、膀胱和输尿管的摄取为生理性，主要与 FDG 排泄有关。FDG 在右侧附件和下颌的摄取很可能是生理性和良性的。**G.** 加速部分乳腺放疗（accelerated partial breast irradiation，APBI）包括腔内和间质内近距离放射治疗、三维适形放射调强术中体外放射治疗。在美国，MammoSite 近距离放射治疗系统（Hologic，Massachusetts）是其中比较常用的近距离放射治疗方法，在术中或术后不久将带有球囊尖端的导管插入乳腺肿瘤切除术后形成的空腔中（左图）。使球囊装满生理盐水，每日 2 次引入高剂量放射源，使高度适形的剂量照射到剩余乳腺组织切缘 1 cm 处，避免照射剩余组织和附近其他器官（右图）。完成放疗后取出球囊导管。APBI 仅适用于特定患者，主要包括年龄较大、淋巴结阴性的"低风险"患者和切缘阴性的患者。**H.** *HER* 受体家族（人表皮生长因子受体，又称 ErbB）是一组跨膜酪氨酸激酶受体，可通过多种途径调节细胞生长、存活和分化，包括 RAS（大鼠肉瘤病毒）、RAF（受体激活因子）、MAPK（丝裂原活化的蛋白激酶）和 MEK（丝裂原细胞外信号激酶）。酪氨酸激酶结构域通过二聚化激活。目前针对 *HER* 的治疗方法包括酪氨酸激酶抑制剂（如拉帕替尼）及抗 *HER2* 蛋白和 VEGF（血管内皮生长因子）的抗体（如曲妥珠单抗和贝伐单抗）。Akt，蛋白质激酶 B；PI3-K，磷脂酰肌醇 3- 激酶。（Skarin AT：Atlas of diagnostic oncology，ed 4，Philadelphia，2010，Elsevier.）（Image courtesy of Drs. Pamela Dipiro and Wendy Chen，Dana Farber Cancer Institute，Boston，MA.）（Image courtesy of Robyn L. Birdwell，MD，Brigham and Women's Hospital，Boston，MA，and Diagnostic Imaging Breast，Amirsys，Inc.，Salt Lake City，UT，2006.）（Image courtesy of Robyn L. Birdwell，MD，Brigham and Women's Hospital，Boston，MA，and Diagnostic Imaging Breast，Amirsys，Inc.，Salt Lake City，UT，2006）.（Courtesy of Phillip M. Devlin，MD，Dana Farber/Brigham and Women's Cancer Center，Harvard Medical School，Boston，MA.）

表 67-10　各种组织对乳腺癌筛查的建议

组织	何时开始筛查	筛查频率	何时停止筛查
美国家庭医生学会（AAFP）	遵循 USPSTF 的建议	遵循 USPSTF 的建议	遵循 USPSTF 的建议
美国癌症协会（ACS）	40～44 岁可开始筛查，从 45 岁开始定期筛查	45～54 岁每年 1 次，55 岁以后每 2 年 1 次，或继续每年 1 次	整体健康状况良好、预期寿命≥10 年者，继续进行乳腺钼靶筛查
美国妇产科协会（ACOG）	40 岁起每年进行筛查	每年	未指明
美国医师学会（ACP）	40～49 岁女性个体化选择 50 岁开始定期筛查	每 2 年 1 次	年龄≥75 岁 任何年龄的预期寿命＜10 年
美国放射学会（ACR）	40 岁起每年进行筛查	每年	只要患者身体健康就应进行筛查；对于筛查异常的患者，应遵循患者意愿进行其他检查
国家综合癌症网络（NCCN）	40 岁起每年进行筛查	每年	年龄上限尚未确定，应考虑影响生存期（如≤10 年）的合并症情况以及是否计划进行治疗干预
美国预防医学工作组（USPSTF）	40～49 岁女性个体化选择 从 50 岁开始定期筛查	每 2 年 1 次	尚无充分证据推荐或反对≥75 岁者进行筛查

From Niederhuber JE：Abeloff's clinical oncology，ed 6，Philadelphia，2020，Elsevier.

　　Ruvalcaba 综合征，或有一级亲属患有上述综合征
- 医生应该熟悉不同指南建议的风险和获益，以便更好地为患者提供咨询服务
- 乳腺癌放疗会使心脏暴露于电离辐射，增加缺血性心脏病的风险。缺血性心脏病发病率的增加始于放疗后的数年，并持续至少 20 年，相关风险的增加和心脏的平均辐射剂量有关

降低风险的策略
- 预防性双侧乳腺切除术可使浸润性乳腺癌的风险降低超过 90%

- 中等风险女性行对侧乳腺预防性切除（contralateral prophylactic mastectomy，CPM）的建议见框 67-3

框 67-3　中等风险女性行对侧预防性乳腺切除术（CPM）的建议

- 无高危因素的女性对侧乳腺患癌的年度风险较低
- 随着辅助治疗的应用，对侧乳腺癌的风险逐步降低
- 切除对侧乳腺不会降低发生远处转移的风险
- 乳腺癌通常不会从一个乳腺转移到另一个乳腺
- CPM 不会改善乳腺癌患者的肿瘤特异性生存率
- CPM 不会减少局部复发
- 对侧乳腺癌往往比初始乳腺癌分期更早
- CPM 会增加手术并发症的风险
- CPM 的选择可能会影响乳腺重建
- CPM 还有其他替代方案，包括化学预防和密切随访

From Cameron JL，Cameron AM：Current surgical therapy，ed 12，Philadelphia，2017，Elsevier.

- SERM 可降低超过 50% 激素受体阳性的浸润性乳腺癌的发生
- 卵巢衰竭是常见的化疗毒性作用，使用 GnRH 激动剂戈舍瑞林可预防卵巢衰竭，降低更年期提前的风险并改善生育力

相关内容

乳腺脓肿（相关重点专题）

纤维囊性乳腺疾病（相关重点专题）

推荐阅读

Buchholz T: Radiation therapy for early-stage breast cancer after breast conserving surgery, *N Engl J Med* 360:63-70, 2009.

Ellis H, Ma CX: PI3K Inhibitors in breast cancer therapy, *Curr Oncol Rep* 21(12):110, 2019.

Giuliano AE et al: Axillary dissection vs no axillary dissection in women with invasive breast cancer and sentinel node metastasis, *JAMA* 305(6):569-575, 2011.

Gradishar WJ: Treatment of metastatic breast cancer, *J Natl Compr Canc Netw* 12(5 Suppl):759-761, 2014.

Modi S et al: Trastuzumab deruxtecan in previously treated *HER2*-positive breast cancer, *N Engl J Med* 382(7):610-621, 2020.

Morrow M et al: MRI for breast cancer screening, diagnosis, and treatment, *Lancet* 378:1804-1811, 2011.

Moyer VA: Risk assessment, genetic counseling, and genetic testing for *BRCA*-related cancer in women: U.S. Preventive Services Task Force recommendation statement, *Ann Intern Med* 160:271-281, 2014.

Oeffinger KC et al: Breast cancer screening for women at average risk, 2015 guideline update from the American Cancer Society, *JAMA* 314(15):1599-1614, 2015.

Pan H et al: 20-year risks of breast-cancer recurrence after stopping endocrine therapy at 5 years, *N Engl J Med* 377(19):1836-1846, 2017.

Reis-Filho J, Pusztai L: Gene expression profiling in breast cancer: classification, prognostication, and prediction, *Lancet* 378:1820-1823, 2011.

Siegel RL et al: Cancer statistics, *CA Cancer J Clin* 69(1):7-34, 2019.

Sparano JA et al: Adjuvant chemotherapy guided by a 21-gene expression assay in breast cancer, *N Engl J Med* 379(2):111-121, 2018.

Swain SM et al: Pertuzumab, trastuzumab, and docetaxel in *HER2*-positive metastatic breast cancer, *N Engl J Med* 372(8):724-734, 2015.

Turk AA, Wisinski KB: PARP inhibitors in breast cancer: bringing synthetic lethality to the bedside, *Cancer* 124(12):2498-2506, 2018.

Woolf SH: The 2009 breast cancer screening recommendations of the US Preventive Services Task Force, *JAMA* 303:162, 2010.

Gina Ranieri，Anthony Sciscione

王行雁　译　梁华茂　审校

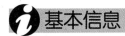 基本信息

定义

乳腺佩吉特病是一种恶性疾病，表现为乳头鳞屑样皮疹、疼痛、糜烂和出血性溃疡，一般认为是乳腺导管腺癌的延续。显微镜下可见表皮层典型的大透明细胞（Paget 细胞），细胞质丰富淡染，细胞核深染，可见明显的核仁。佩吉特病通常伴有原发性浸润性乳腺癌或原位癌。

ICD-10CM 编码
C50.0　乳头和乳晕恶性肿瘤
C50.011　女性右侧乳头和乳晕恶性肿瘤
C50.012　女性左侧乳头和乳晕恶性肿瘤
C50.019　未指明左右侧的女性乳头和乳晕恶性肿瘤
C50.021　男性右侧乳头和乳晕恶性肿瘤
C50.022　男性左侧乳头和乳晕恶性肿瘤
C50.029　未指明左右侧的男性乳头和乳晕恶性肿瘤

流行病学和人口统计学

- 占女性乳腺癌病例的 1% ～ 3%
- 发病高峰年龄为 50 ～ 60 岁

体格检查和临床表现

- 多变；通常表现为边缘不规则的红斑，从乳头扩散到乳晕
- 乳头瘙痒或烧灼感和（或）腺体肿块。瘙痒和烧灼感是疾病的早期表现
- 极微小的鳞屑状痂皮，脱落后可能出血
- 典型的乳头溃疡伴浆液性液体渗出或少量出血（图 68-1），偶

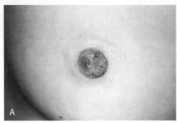 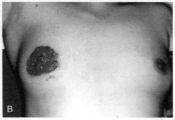

图 68-1 （扫本章二维码看彩图）A ～ B. 乳头 Paget 病。（Courtesy Sehwan Han，MD）

扫本章二维码看彩图

可见血性分泌物

- 部分患者可触及明显肿块
- 20% 未触及的肿块可在乳腺钼靶检查中发现

病因学

- 确切病因尚不明确
- 可能是原位癌或浸润性乳腺癌的细胞扩散到乳头皮肤，从而导致佩吉特病

Dx 诊断

鉴别诊断

- 慢性皮炎
- 乳头腺瘤或菜花状乳头状瘤病
- 湿疹
- 皮肤癌

评估

- 临床表现
- 仔细的乳房检查，并警惕该病的存在
- 50% 的患者存在可触及的肿块或钼靶可见病变

实验室检查

乳头病变活检。

影像学研究

乳腺钼靶检查用以明确是否伴有原发性乳腺癌。

Rx 治疗

非药物治疗

未触及肿块且钼靶无阳性发现的佩吉特病：

    1. 考虑乳头广泛切除和放疗

    2. 也可选择乳腺切除

- 可触及肿块且钼靶有异常发现的佩吉特病：

    1. 乳腺切除术

    2. 保乳手术、全乳放疗

大多数乳腺切除标本可以检出术前未发现的原位癌或浸润性乳腺癌。腋窝淋巴结的评估与其他乳腺癌相似，并取决于乳腺癌的类型。

常规治疗

全身辅助治疗的选择取决于浸润性癌的类型和分期。

预后

- 与不合并佩吉特病的乳腺癌患者预后相同
- 无可触及肿块的佩吉特病预后更好
- 规律随访与乳腺浸润性或原位癌患者相同

转诊

所有可疑的乳头病变均应转诊至乳腺专科医师处进行评估和治疗。

相关内容

乳腺癌（相关重点专题）

推荐阅读

Helme S et al: Breast conserving surgery in patients with Paget's disease, *Br J Surg* 102(10):1167-1174, 2015.

Caliskan M et al: Paget's disease of the breast: the experience of the European Institute of Oncology and review of the literature, *Breast Cancer Res Treat* 112:513, 2008.